KAGOMEの管理栄養士さんに聞く

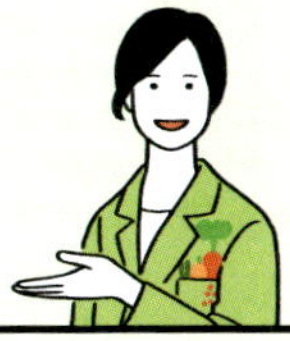

野菜の賢い食べ方

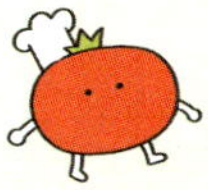

監修
カゴメ株式会社

KADOKAWA

野菜の賢い食べ方を知ろう!

野菜がもっと食べたくなる
毎日の食卓がもっと楽しくなる

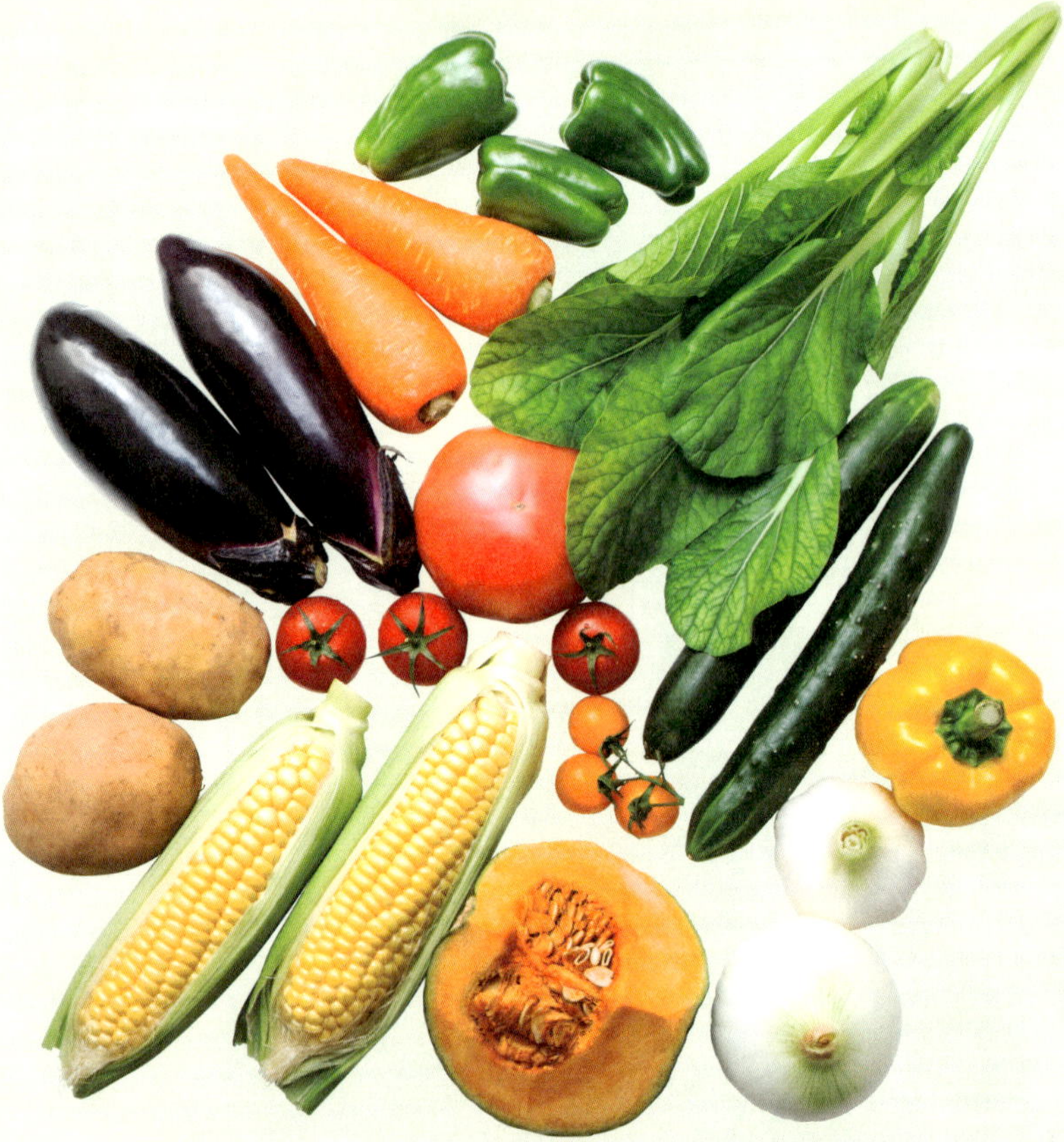

VEGETABLES

野菜は体にいい食べ物。
これはあたりまえのことかもしれません。
でもなぜ体にいいのか、どう食べるといいのかふと考えてみると、
こんなに身近なのに野菜について知らないことも多いもの。

野菜って、じつはちょっとした工夫ですごくおいしくなったり、
下ごしらえがラクになったり、
栄養がもっと摂れるようになったりするものなんです。

カゴメの創業は1899年。
以来、品種づくりから栽培、加工、おいしく食べるレシピにいたるまで、
野菜のことをずっと見続けてきました。

本書は、そんなカゴメの管理栄養士チーム「野菜と生活 管理栄養士ラボ®」と、
カゴメが運営する野菜の情報サイト「VEGEDAY」より、
野菜の賢い食べ方をあらゆる角度から紹介する一冊です。

野菜をもっと楽しんでもらえるように。
もっと好きになってもらえるように。
そして、みなさんがずっと健康でいられるように。

本書を通して、
読者のみなさんの毎日が笑顔で満たされることを
心より願っています。

野菜と生活 管理栄養士ラボ®とは

「野菜と生活 管理栄養士ラボ®」は、カゴメの管理栄養士による専門チームです。「野菜の彩りで、毎日のカラダとココロを笑顔にHappy Wellness」をミッションに掲げ、野菜に関する研究やお客様とのコミュニケーションで得た知見を活かし、健康的な生活に向けた行動変容をサポート。野菜摂取の重要性や上手な摂り方を伝えるセミナー、特定保健指導、レシピ・コラムの監修など、多岐にわたる活動を行っています。

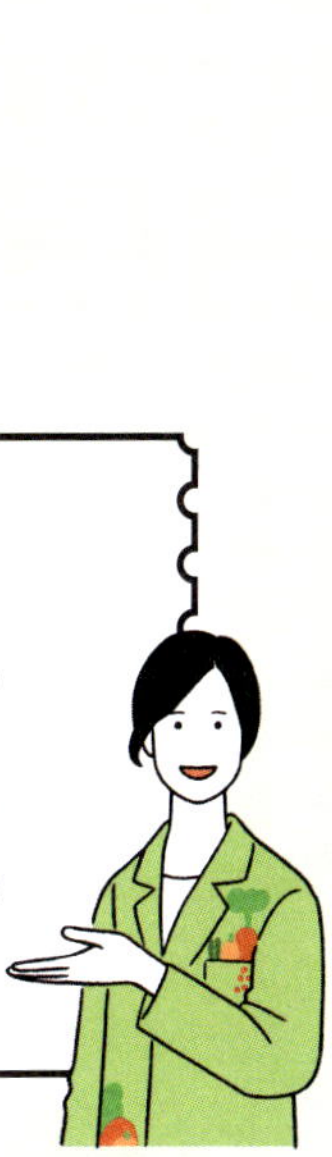

ご存じですか？ 現代人は野菜が足りていません！

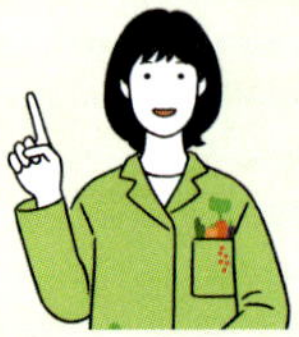

〈野菜の摂取目標〉

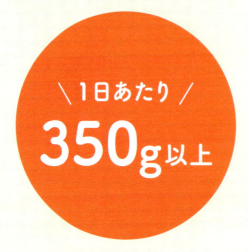

＼1日あたり／
350g以上

なぜ「350g以上」なのか知っていますか？

1日の野菜摂取目標量の「350g以上」という数字は、聞いたことがあるという人もいるかもしれません。この数字は厚生労働省が「健康日本21」で設定したもの。国内外の文献を精査し、野菜からの摂取寄与度が高い栄養素の状況もふまえ、350g以上という目標値を設定しました。ちゃんと根拠のある数字なのです。

約7割の人が「野菜をちゃんと食べている！」と回答

2020年にカゴメが全国の男女4680人（15～69歳）に行った調査によると、67.2％の人が健康のためになるべく野菜を食べるようにしていると明らかになっています。野菜の摂取は意識している。だけど、その量は足りていないのが現状です。

「栄養を摂るため（健康のため）になるべく野菜を食べるようにしている」と回答

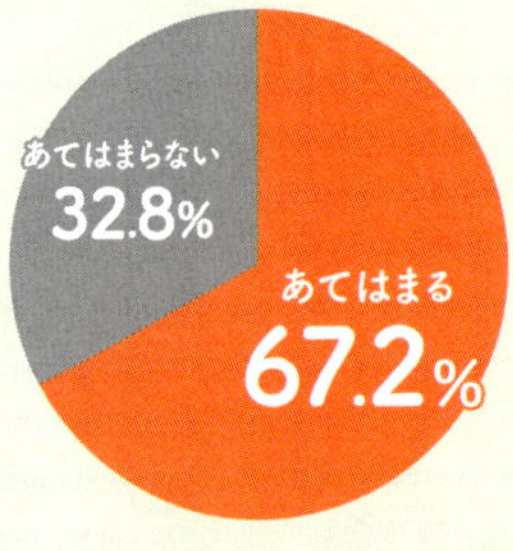

カゴメ野菜調査隊「野菜定点調査2020」より

実際の調査では
100g近く不足しています

厚生労働省が発表した令和５年「国民健康・栄養調査」によると、野菜摂取量の平均値は256.0g（男性262.2g、女性250.6g）。つまり、男女ともに100g近く不足しているのです。

このような認識のギャップは、おそらく日々摂取する野菜の種類にありそうです。レタスや千切りキャベツなどのかさ高い生野菜に偏ると、見た目に反して意外と重量が少ないのです。ぜひ、P10で紹介するベジハンドを参照ください。

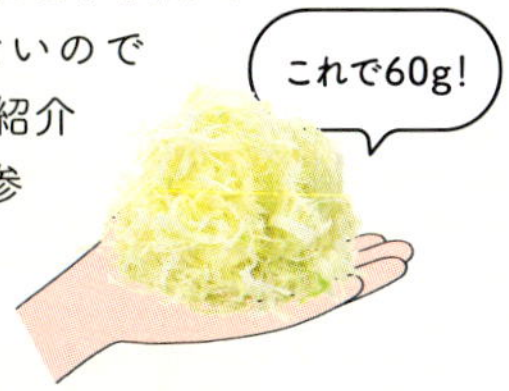

野菜摂取量の平均値の年次推移（20歳以上）

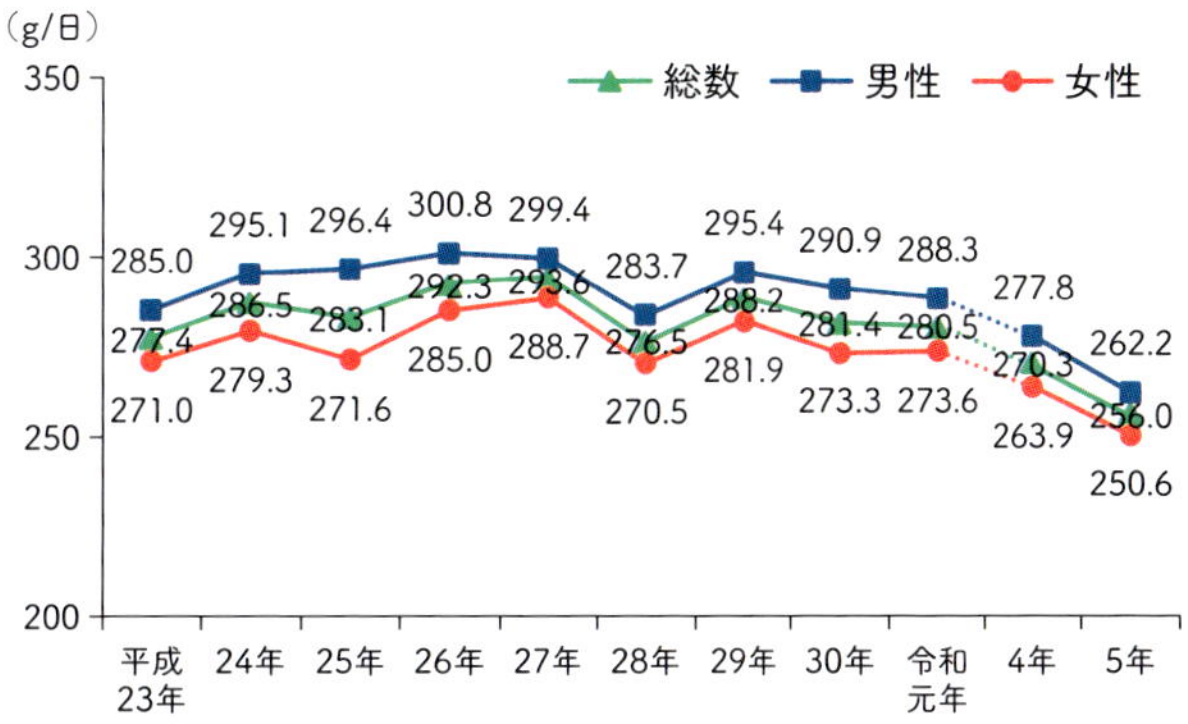

（令和２年および３年は調査中止）
厚生労働省『令和５年国民健康・栄養調査結果の概要』より

健康のために野菜を摂ろう。三大栄養素はもちろん、バランスよく※

人間の身体になくてはならない栄養素のうち、エネルギー源となる「たんぱく質・脂質・炭水化物」の３つは三大栄養素ともいわれます。ですが、これらの栄養素が身体でスムーズに使われるには、ビタミンのサポートが必要になります。たんぱく質の代謝にはビタミン B_6 が、脂質にはビタミン B_2 が、そして炭水化物にはビタミン B_1 が不可欠なのです。それらのビタミンの大事な供給源のひとつが、まさに野菜です。加えて、野菜に含まれるミネラルは身体の機能の維持・調整に欠かせない存在。350gをしっかり摂取することで、健康維持に必要なビタミン、ミネラルを十分に満たすことができます。

〈 三大栄養素 〉

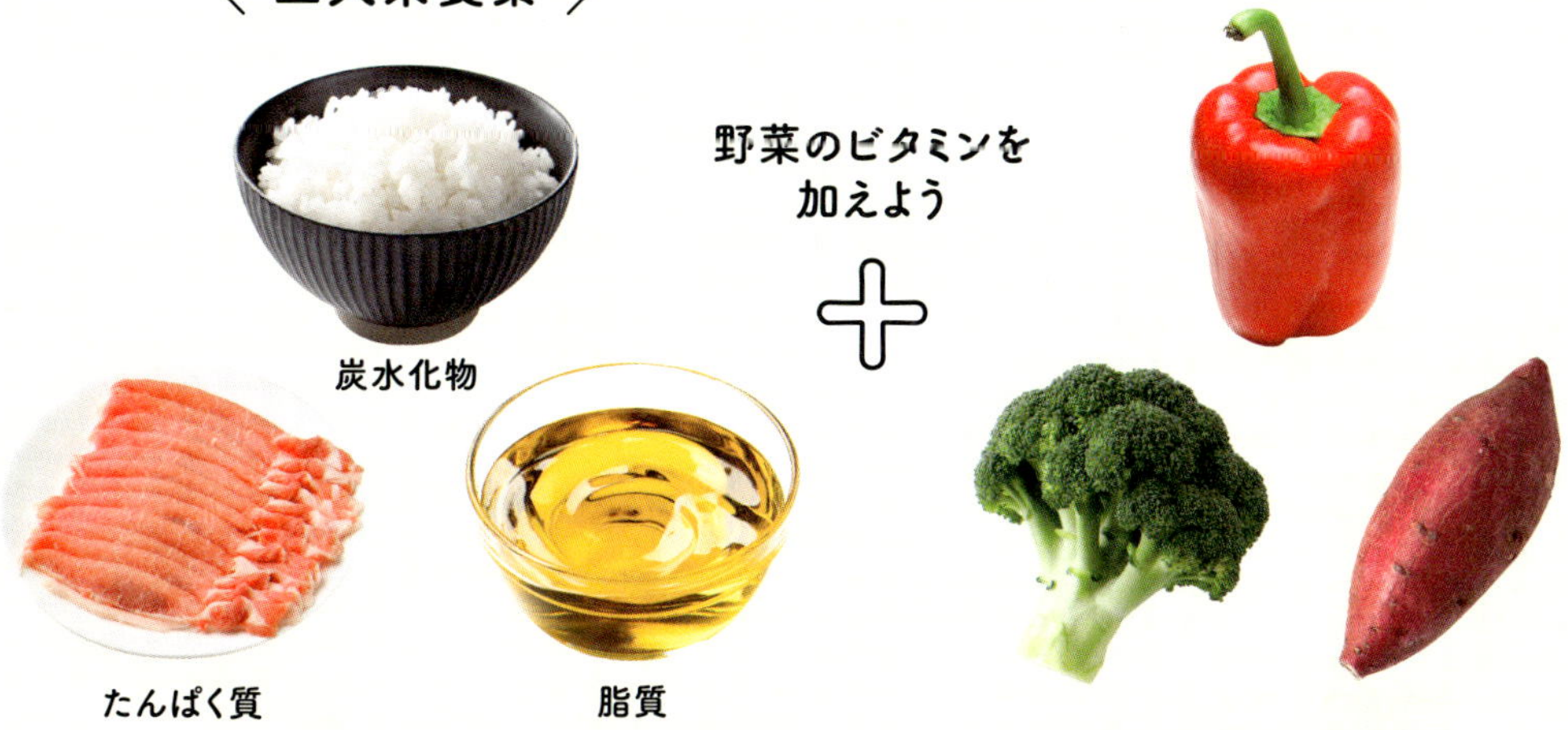

※参考：独立行政法人 農畜産業振興機構
【alicセミナー】「国際果実野菜年2021」～新型コロナ禍の野菜消費と健康～
https://www.alic.go.jp/koho/kikaku03_001314.html

知ると納得！

塩分過多な現代人には野菜のカリウムが必要です

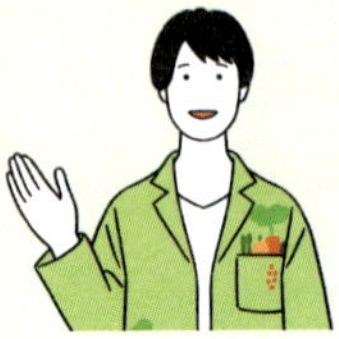

こういうこと、ありませんか？

- 外食や市販のお惣菜に頼ってしまうときもある
- 野菜や果物が足りていないかも
- 減塩以外に、ほかにも何か取り組みたい

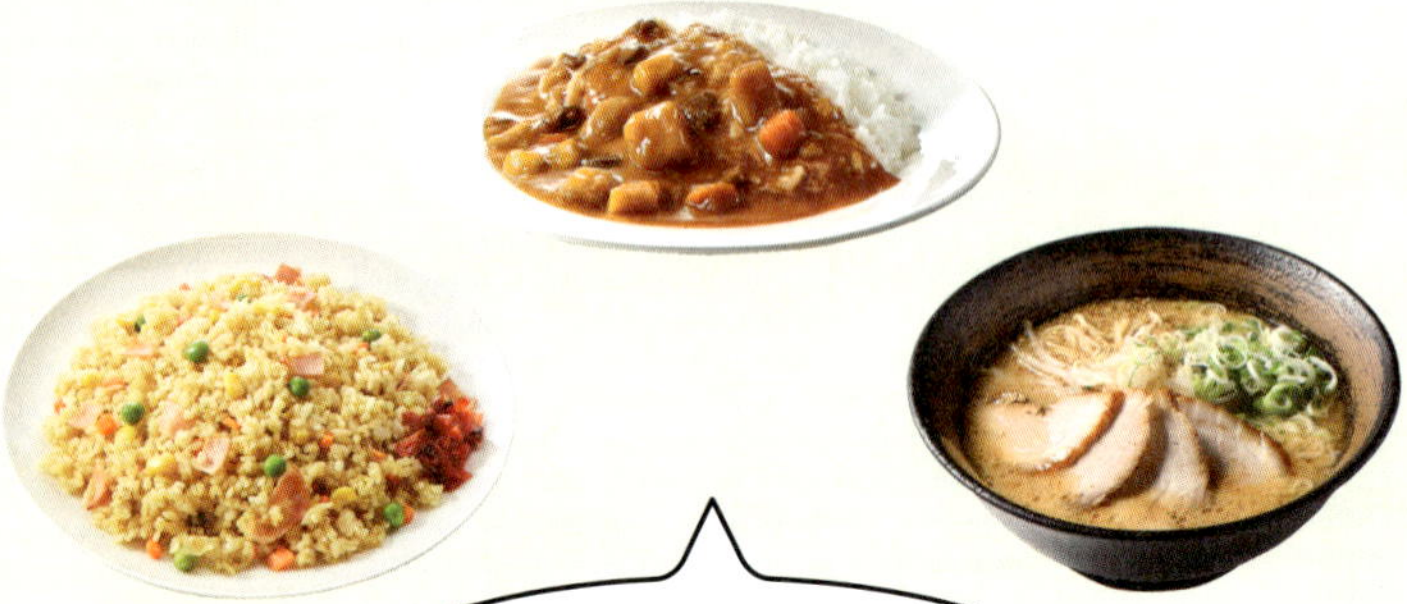

（食塩）
ナトリウムの摂りすぎに！

余分な塩分の排出を促す カリウムを意識しましょう

外食の機会や加工食品の摂取が多い現代人の食生活は、塩分を摂りすぎる傾向にあります。厚生労働省が「健康日本21（第三次）」で推奨する１日の食塩摂取量の目標量は7g未満。ですが、令和５年の国民健康・栄養調査（令和５年）では男性が10.7g、女性が9.1gの食塩を摂取しているという結果が出ています。まず大事なのは、食塩の摂取量に気をつけること。その上でぜひ意識してほしいのが、体内で増えすぎたナトリウム（食塩）の排出を促す、カリウムを摂ること。だからこそ、ぜひカリウムを多く含む野菜を普段の食事にプラスしてほしいのです。

ナトカリバランスのよい食生活を目指そう

「ナトカリバランスのよい食生活」とは、塩分の摂りすぎに気をつけながら、カリウムを含む野菜や果物を積極的に摂ること。塩分の高い食事を摂るときには特に、野菜のサラダや野菜のトッピングなどを足してください。野菜ジュースをプラスすることもおすすめですよ。

**料理を組み合わせて
献立全体のバランスを意識しましょう!**

メイン料理	サブ料理	バランス
ごはん、塩鮭の焼物	味噌汁	
ごはん、塩鮭の焼物	具だくさん味噌汁	
ごはん、塩鮭の焼物	豚汁、茹でブロッコリー	

いつもの料理に野菜でカリウムをプラス! 目安は野菜60g(1ベジハンド)

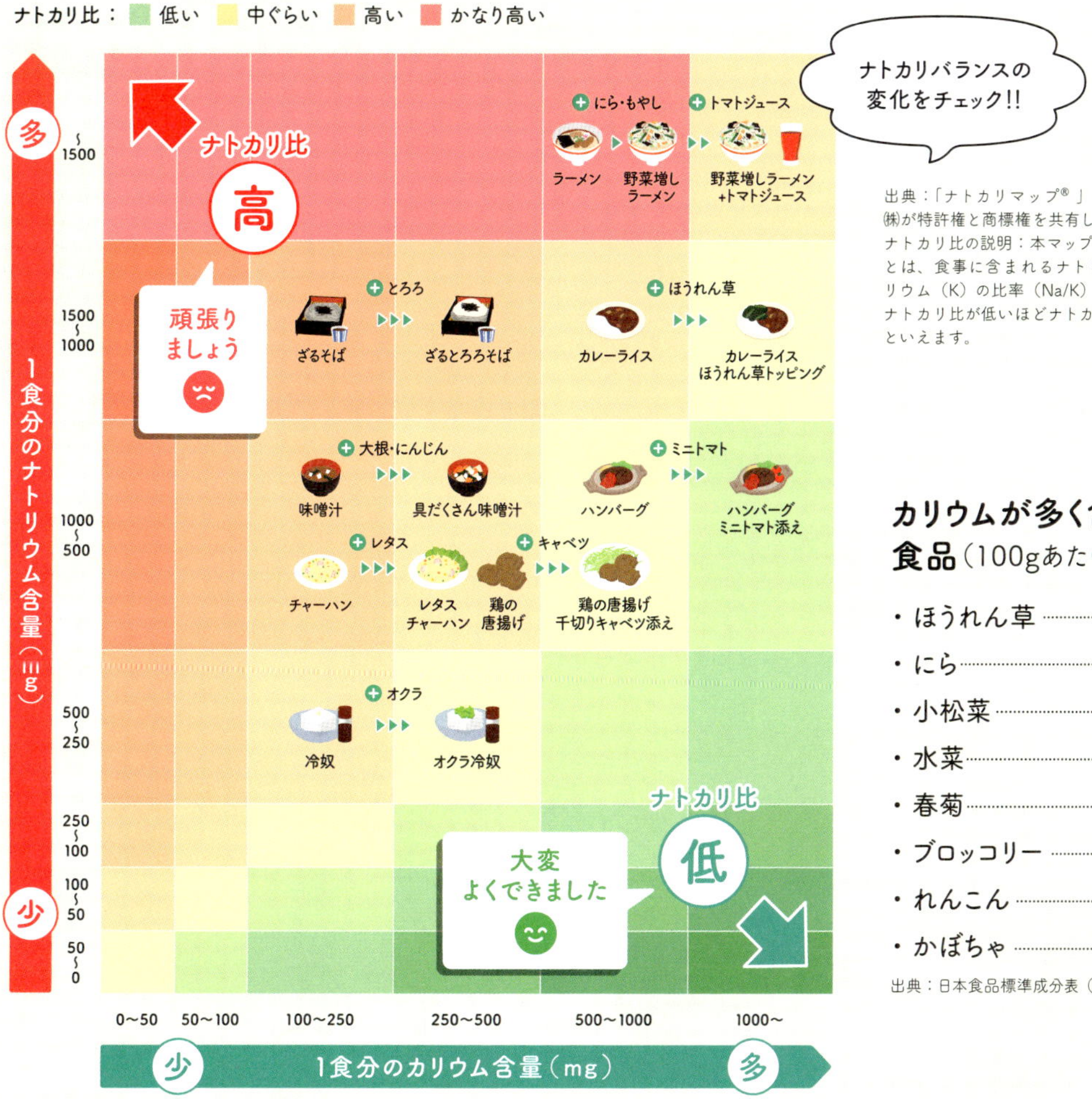

出典：「ナトカリマップ®」は東北大とカゴメ㈱が特許権と商標権を共有しています。
ナトカリ比の説明：本マップ上の「ナトカリ比」とは、食事に含まれるナトリウム(Na)とカリウム(K)の比率(Na/K)を示しています。ナトカリ比が低いほどナトカリバランスがよいといえます。

カリウムが多く含まれる食品(100gあたり、生)

- ほうれん草……690mg
- にら……510mg
- 小松菜……500mg
- 水菜……480mg
- 春菊……460mg
- ブロッコリー……460mg
- れんこん……440mg
- かぼちゃ……430mg

出典：日本食品標準成分表(八訂)増補2023年

ほかにもあります！

野菜を摂ってほしい大事な理由

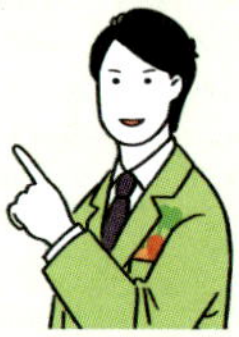

野菜が不足すると食物繊維も不足しがちです

野菜は、健康維持に役立つ食物繊維の大事な供給源。野菜が不足すると、食物繊維も不足しがちです。食物繊維は、水に溶ける「水溶性食物繊維」と水に溶けない「不溶性食物繊維」に分けられ、これらを偏らずに両方とも摂取することが大切です。食物繊維はさまざまな野菜に含まれており、たとえば根菜類のごぼうやにんじんのほか、モロヘイヤやおくら、とうもろこし、カリフラワーなどの種類が挙げられます。

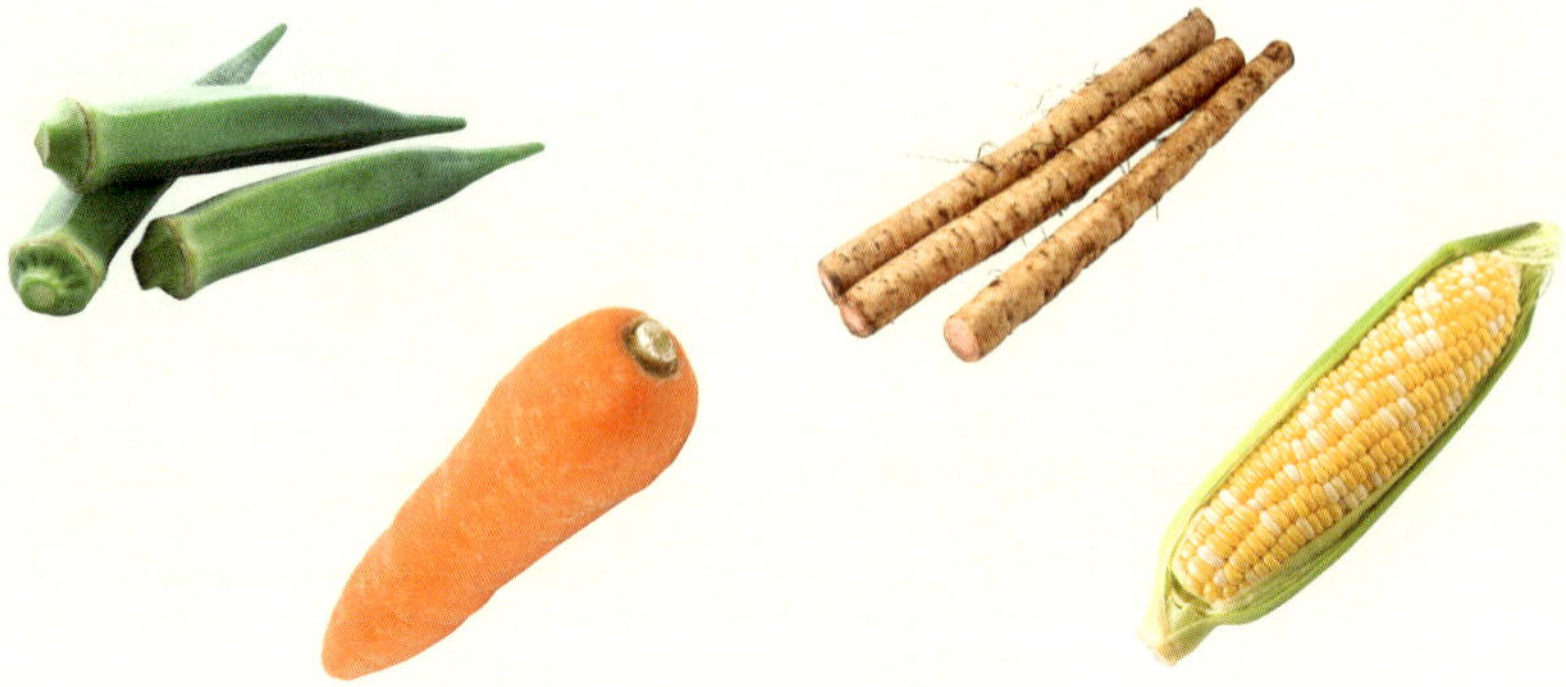

野菜の抗酸化作用で活性酸素から体を守ろう

野菜のメリットとして忘れてはならないのが「抗酸化作用」。野菜に含まれる抗酸化物質が、体内で発生する「活性酸素」から体を守ってくれるのです。野菜に含まれる抗酸化物質には、β-カロテンやビタミンC、ビタミンEのほか、リコピンやポリフェノール、グルタチオンなどがあります。活性酸素は体のメカニズムに必須の物質ですが、悪い生活習慣やストレスなどから発生する過剰な活性酸素は、体の細胞を傷つけることも。しっかり野菜を摂取して、過剰な活性酸素から体を守りましょう。

抗酸化作用が期待できる成分と野菜

カロテン	にんじん、ほうれん草、ピーマン、かぼちゃなど
ビタミンC	赤・黄ピーマン、ブロッコリーなど
ビタミンE	かぼちゃ、モロヘイヤなど
ポリフェノール	赤しそ、玉ねぎなど
リコピン	トマト、すいか、金時にんじんなど

参考：独立行政法人 農畜産業振興機構
【alicセミナー】「国際果実野菜年2021」～新型コロナ禍の野菜消費と健康～
https://www.alic.go.jp/koho/kikaku03_001314.html

カルシウム 閉経後の女性に欠かせない栄養素

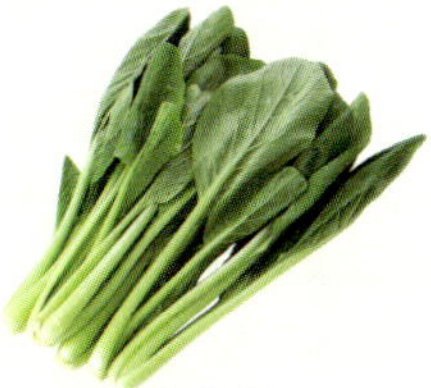
小松菜

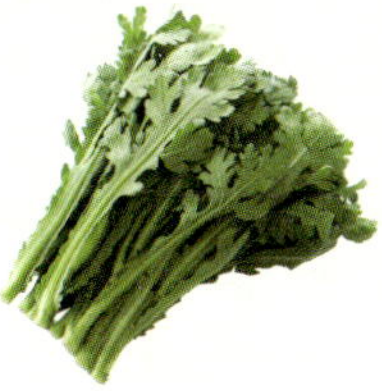
春菊

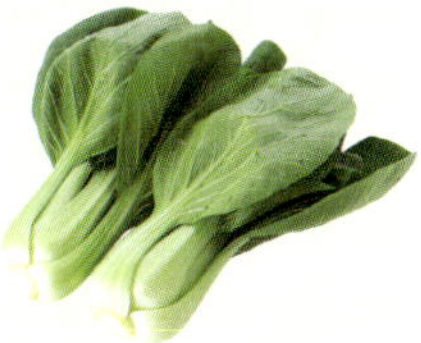
チンゲン菜

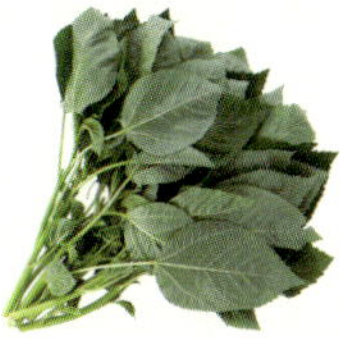
モロヘイヤ

鉄 月経のある女性はとくに意識したい

非ヘム鉄＋ビタミンCを含む野菜

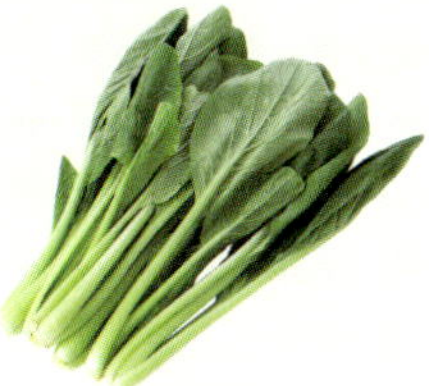
小松菜

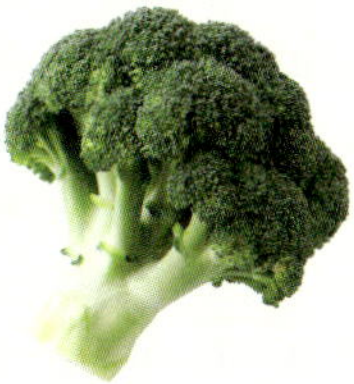
ブロッコリー

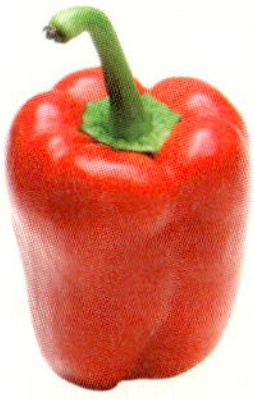
パプリカ

肉や魚など、ヘム鉄の食材と摂るとさらに吸収アップ！
ヘム鉄も、ビタミンCを含む野菜といっしょに摂ると吸収が高まります。

ビタミンB_6 女性にうれしい栄養素

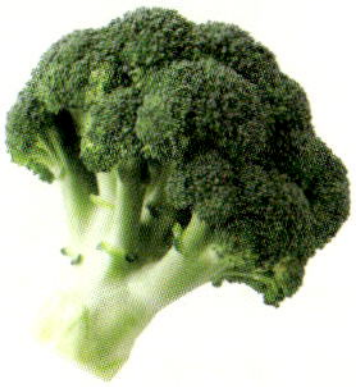
ブロッコリー

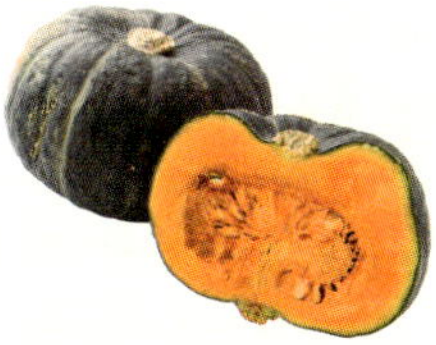
かぼちゃ

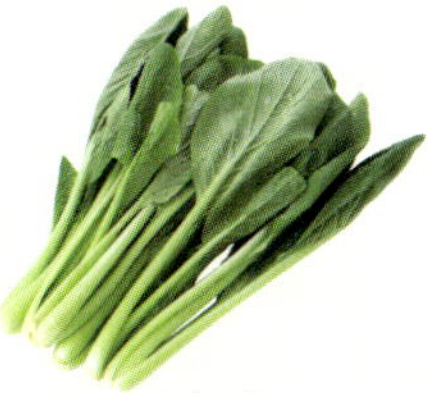
小松菜

女性の健康維持にも野菜が大活躍

野菜は、女性ならではの健康維持にも役立つ存在です。たとえば、年齢を重ねた女性の健康に欠かせない「カルシウム」。カルシウムというと乳製品を思い浮かべる人は多いと思いますが、野菜もれっきとしたカルシウムの供給源。特に小松菜や春菊、チンゲン菜、菜の花などの葉物野菜に多く含まれています。切り干し大根もおすすめですよ。

参考：公益財団法人 骨粗鬆症財団
https://www.jpof.or.jp/osteoporosis/tabid249.html

そして、「鉄」も野菜から摂取できます。特に月経のある女性は意識したい栄養素です。鉄には肉や魚に含まれるヘム鉄と、野菜に含まれる非ヘム鉄があります。身体に吸収されやすいのはヘム鉄ですが、非ヘム鉄も動物性たんぱく質やビタミンCといっしょに摂ることで吸収が高まります。非ヘム鉄を含む野菜には、小松菜やブロッコリー、パプリカ、ほうれん草などがありますが、これらはビタミンCもともに含む野菜たち。これらの野菜を、肉や魚とともに調理すれば鉄補給は万全ですね。

参考：女性の健康推進室　ヘルスケアラボ
https://w-health.jp/monthly/anemia

さらに野菜は、中高年の女性に役立つ「ビタミンB_6」の供給源にもなります。ビタミンB_6を含む野菜は、ブロッコリーやかぼちゃ、小松菜など。こうして見ると女性の健康維持には小松菜がとても役立ちそうだとわかりますね。小松菜は、アク抜き不要でとても使いやすい野菜。ぜひ日々の食卓での摂取を意識してみてください。

参考：Odai T, et al.: Nutrients 2020; 12: 3437.、Odai T, et al.: Climacteric. 2019; 22: 617-621.

350gなら6ベジハンド

ベジハンドを覚えれば350gを簡単に把握できる

ベジハンドって？

「350gと言われても、どのくらいかわからない！」という声に応え、「野菜と生活 管理栄養士ラボ」が考案した、食事中の野菜の量を知るための新しい単位です。野菜片手1杯分（約60g）＝1ベジハンド。1日に6ベジハンド(約360g)の野菜摂取を目指しましょう。1食あたり2ベジハンドが目安です。

1ベジハンド＝約60g

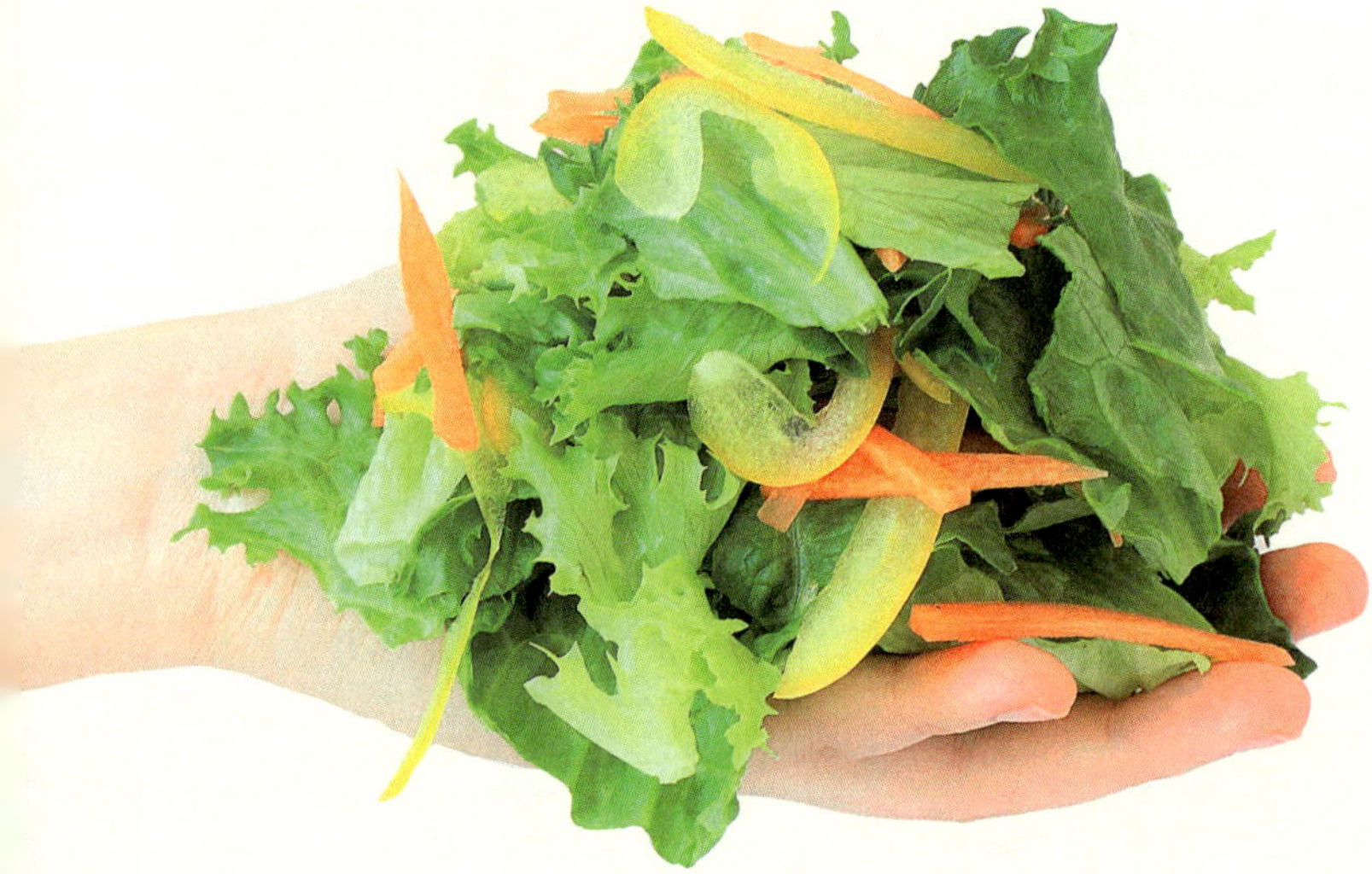

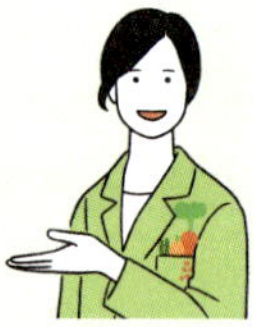

「6ベジハンドも食べられないかも！」と、思いましたか？

生野菜のサラダなら、上写真のように山盛りで60g。思ったよりたくさん食べないと達成できなさそう、と思う人もいるかもしれませんね。でも大丈夫です。生野菜だとかさ高くてたくさんの量を食べられませんが、左ページのように多様なチョイスを組み合わせれば案外簡単に達成できるはずです。

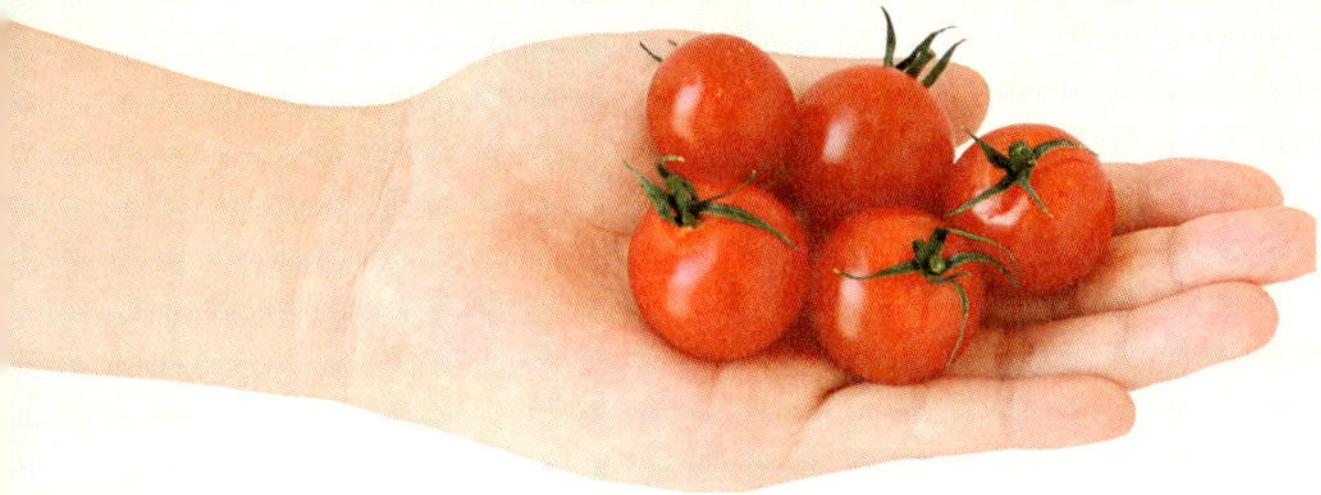

ミニトマトなら

かさ高いキャベツやレタスと異なり、ミニトマトならたった5個で1ベジハンドになります。包丁もまな板も不要で、調理いらず。洗うだけですぐに食べられるので、冷蔵庫にストックしておくと野菜摂取の味方になってくれるはず！

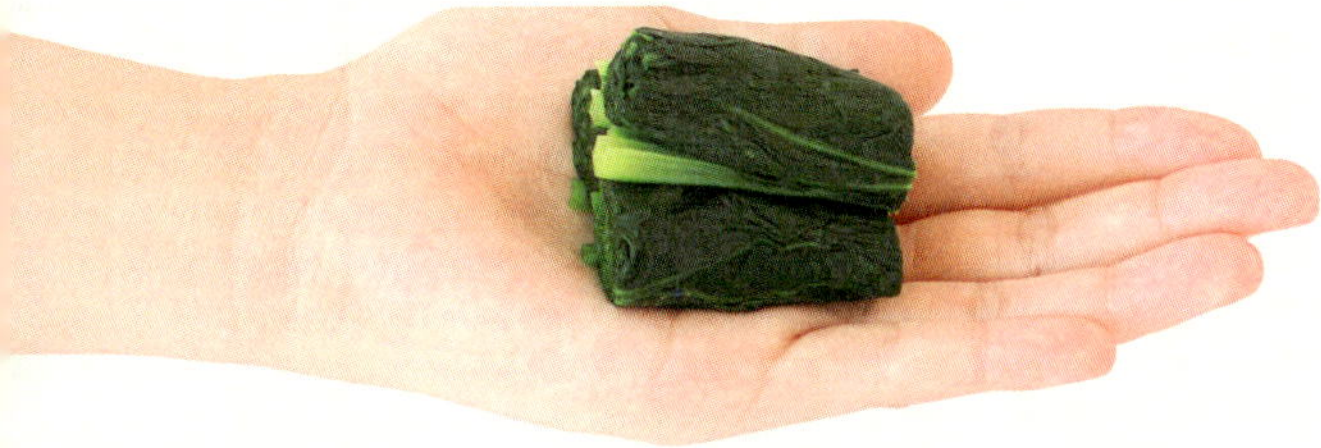

おひたしなら

おひたしの定番、ほうれん草も生のままだとP54のようにかさ高いのですが、茹でると一気にかさが減って食べやすくなります。1袋分、一気に茹でて冷蔵庫で保存しておけば忙しい日の食事でも気軽に野菜をちょい足しできますよ。

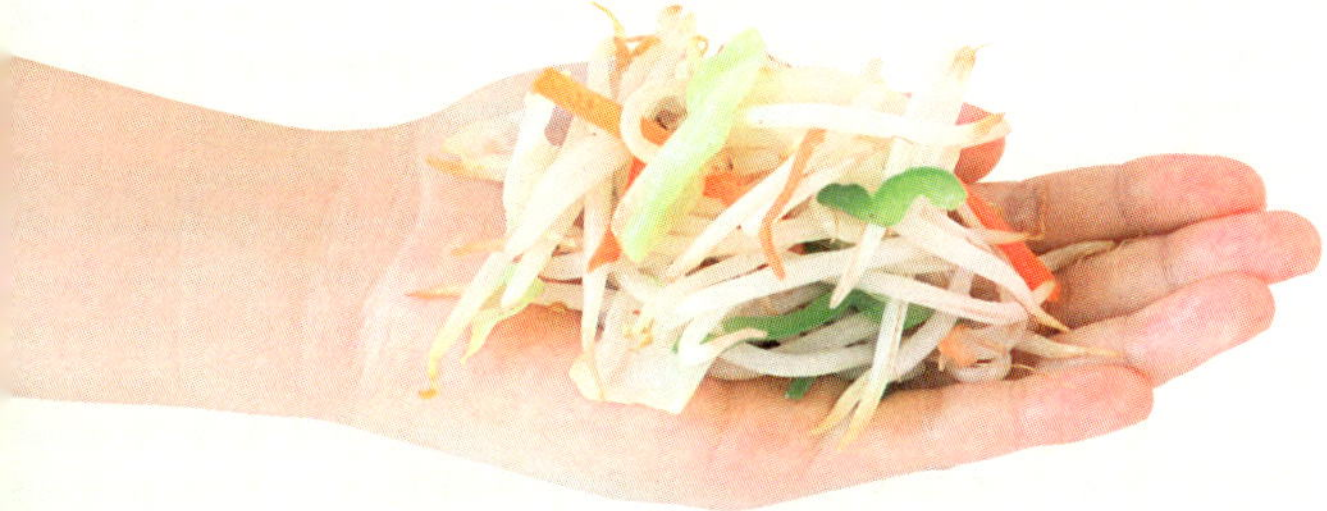

野菜炒めなら

よくある野菜炒め用のカット野菜を60g分使って調理すると、写真程度の量で1ベジハンドを達成できます。このくらいの量ならばランチや夕食で2ベジハンド分摂取できそうではないでしょうか？　生のサラダだとかさ高いキャベツも、しんなり食べやすくなります。

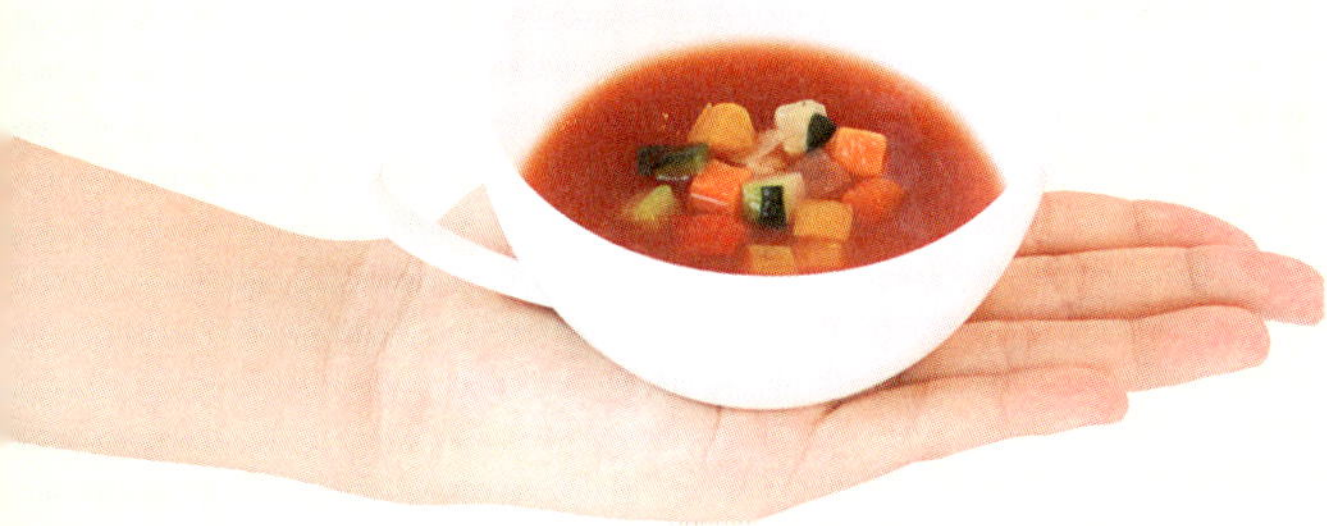

野菜スープなら

たとえば写真のようなミネストローネなら、スープカップに半分程度で1ベジハンドを摂取できます。カップ1杯たっぷり食べれば、1食分の野菜摂取目標、2ベジハンドを達成できますね。P47で紹介した電子レンジで作る時短スープなら、朝食にもぴったりです。

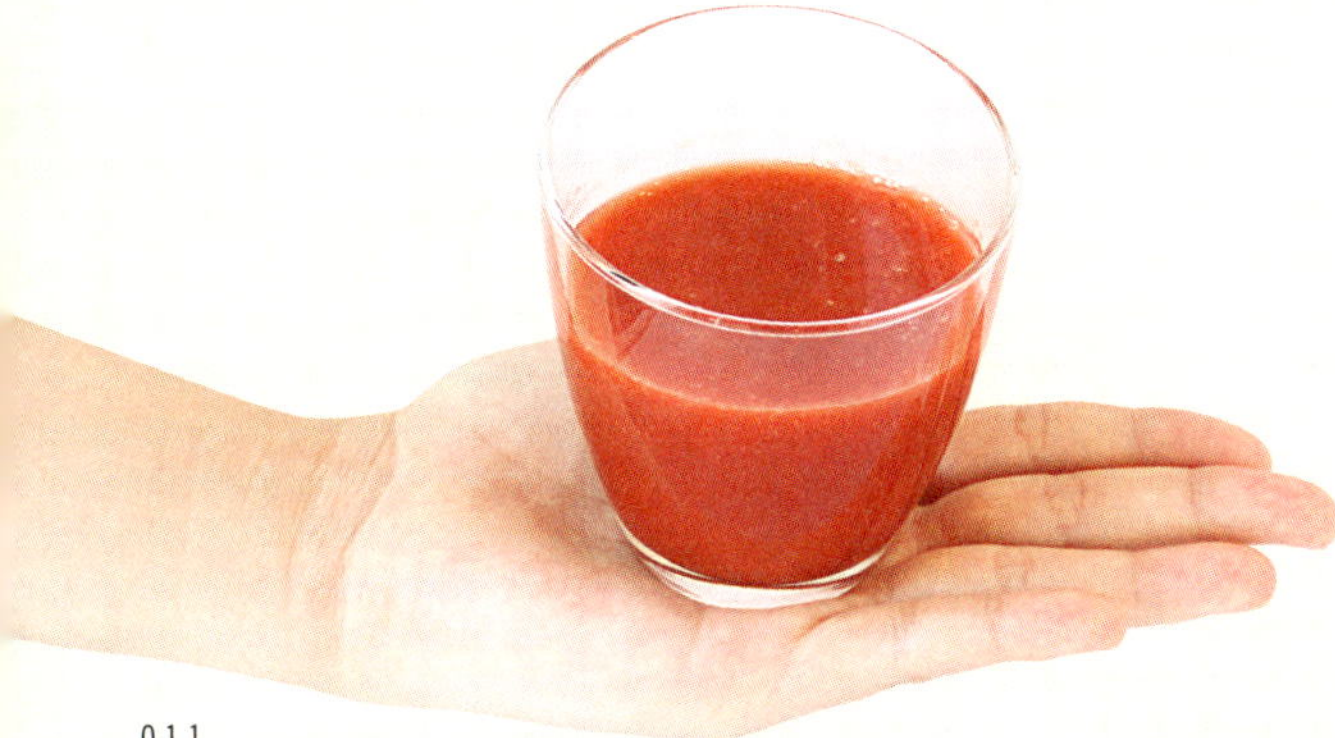

野菜ジュースなら

トマトジュースや野菜ジュースといった100%野菜の飲み物であれば、200g（コップ1杯）で約1.5ベジハンドに相当します。外食でどうしても野菜をプラスできないときなどにぜひ活用してください。

※野菜飲料は、原料野菜の全成分を含むものではありませんが、不足しがちな野菜を補うためにお役立てください

出典：北田 他、日本健康教育学会誌、31、2023
https://www.jstage.jst.go.jp/article/kenkokyoiku/31/4/31_310408/_pdf/-char/ja

野菜摂取のハードルを下げましょう

ベジファイブでおいしく、楽しく野菜不足の解消をサポート

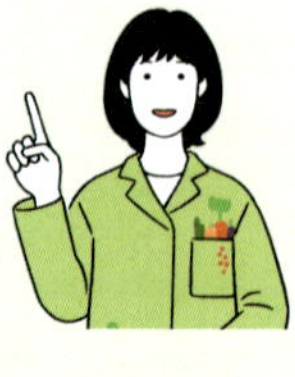

「ベジファイブ」とは？

5つの野菜カテゴリー、❶生鮮野菜、❷カット野菜、❸冷凍野菜、❹缶詰野菜、❺野菜ジュースなどの加工品のこと。どれか1つに偏ることなく、自身の都合に合わせて5つを上手に組み合わせましょう！

❶ 生鮮野菜

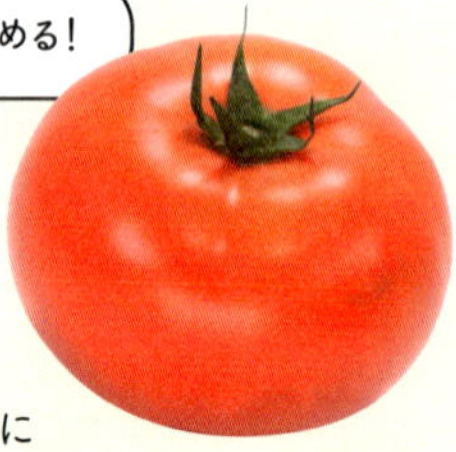
旬を楽しめる！

みなさんご存じの通り、生の野菜にはさまざまな魅力があります。四季ごとに旬のおいしさを楽しむことができたり、調理して多様なレシピに活用できたりします。生の野菜だけでたくさんの野菜を摂ることが難しい場合は、ライフスタイルに合わせて❷〜❺の方法も上手に組み合わせて、野菜を摂っていけるとよいですね。

---

❷ カット野菜

食べやすい大きさにカットされているので、手間を省くことができます。また、複数の野菜がミックスされたものもあり、サラダや炒め物などさまざまなレシピに応用可能。使いやすいサイズを選べば、食品ロスを減らすこともできます。すでに洗ってあるものであれば、袋を開けて、ドレッシングをかけてそのまま食べるなんて技も。洗い物が減るので、野菜摂取のハードルがさらに下がりますね。

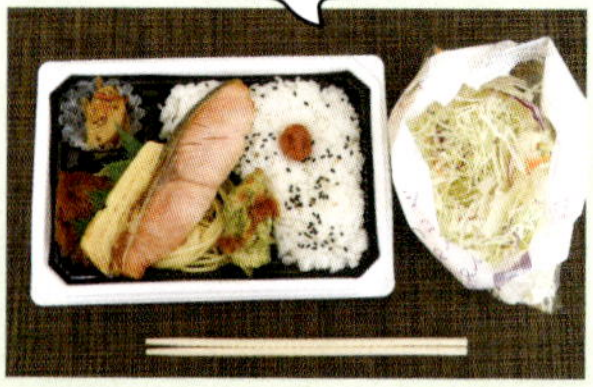
コンビニのお弁当と
組み合わせても◎

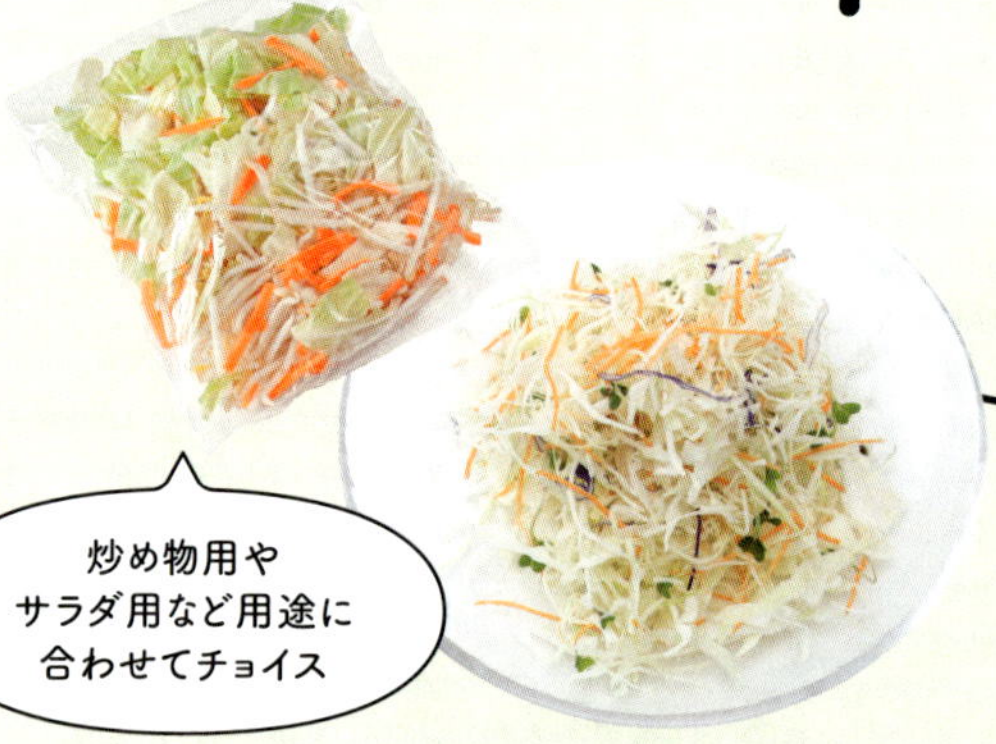
炒め物用や
サラダ用など用途に
合わせてチョイス

④ 缶詰野菜

缶詰野菜の代表格は、ホールトマトやカットトマト、トマトソースです。すでに加熱されているため調理時間をぐっと短縮できます。なかでもトマトソースは玉ねぎなどの野菜も入っていたり、調味されたりした商品もあって、とても便利。保存できるので災害時に備えてローリングストックしておきましょう。

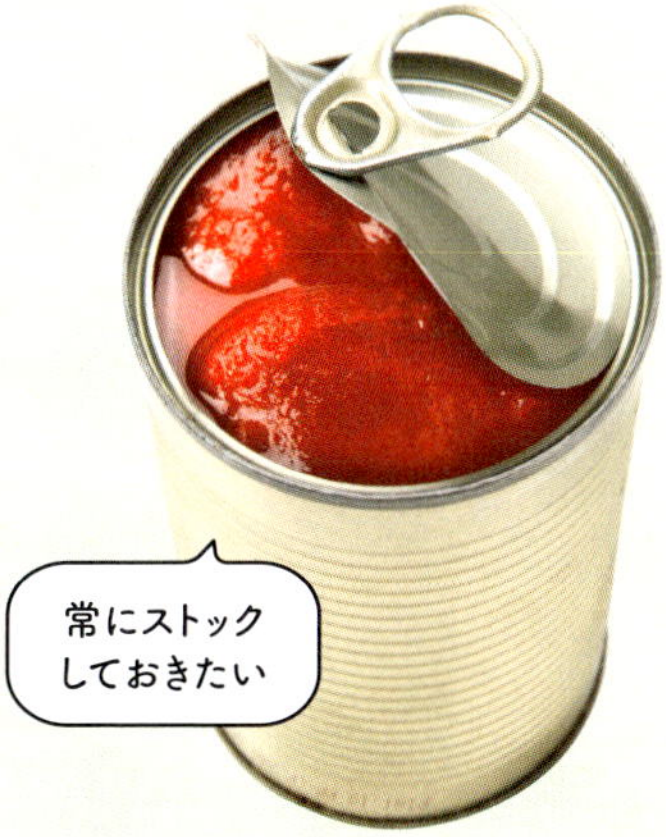
常にストック
しておきたい

③ 冷凍野菜

冷凍野菜は長期保存が可能。バラ凍結されているので、好みの量だけを調理に使いやすいところがメリット。手間も時間も節約できるので忙しい朝には特に頼もしい存在です。食品ロスを減らせるのもよいですね。最近では定番のほうれん草、ブロッコリー以外にもさまざまな種類が手に入りますよ。

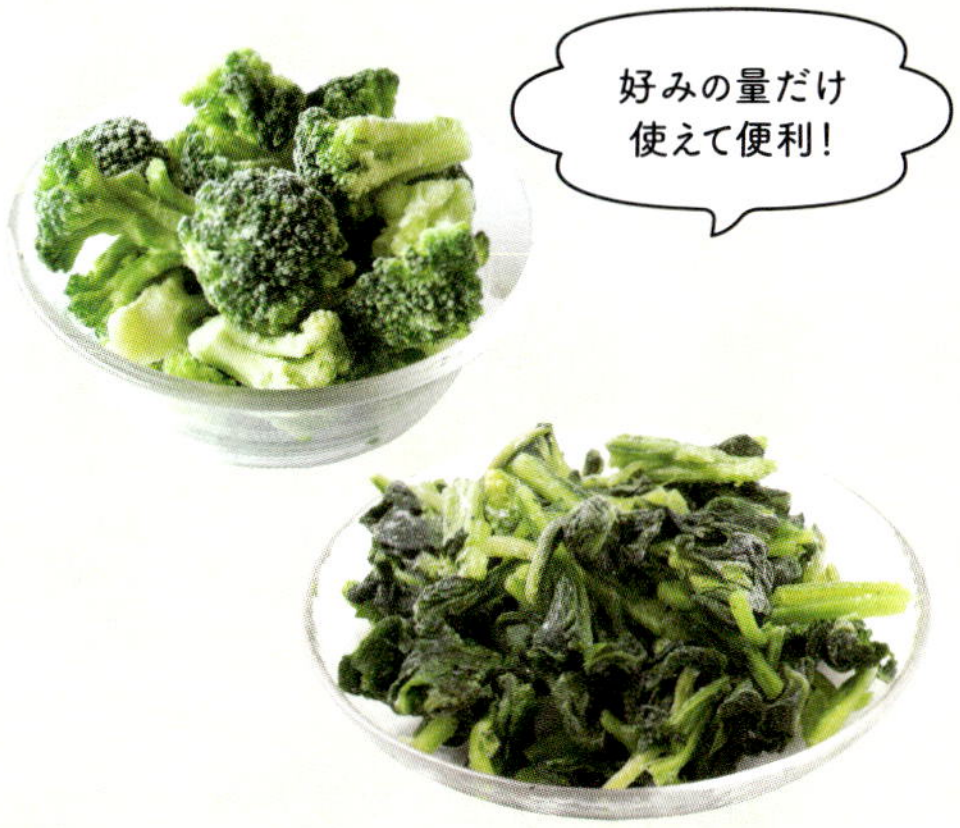
好みの量だけ
使えて便利！

⑤ 野菜ジュースなどの加工品

野菜ジュースなどの加工品では野菜摂取にならないと思っていませんか？　そんなことはありません。実は、野菜ジュースは生の野菜を食べるより、リコピンやβ-カロテンの吸収率がアップするのです（右グラフ参照）。理由は、製造過程で加熱、破砕されることにより野菜の細胞壁が壊れるため。もちろん、野菜ジュースは生のままと比べて食物繊維が少ない、熱処理によってビタミンCが減少する、などの欠点もあります。ですが、その点はぜひ、別の野菜摂取方法で補ってください。ベジファイブのなかでは最も手軽な方法ですから、取り入れない手はありません！

栄養吸収率の比較

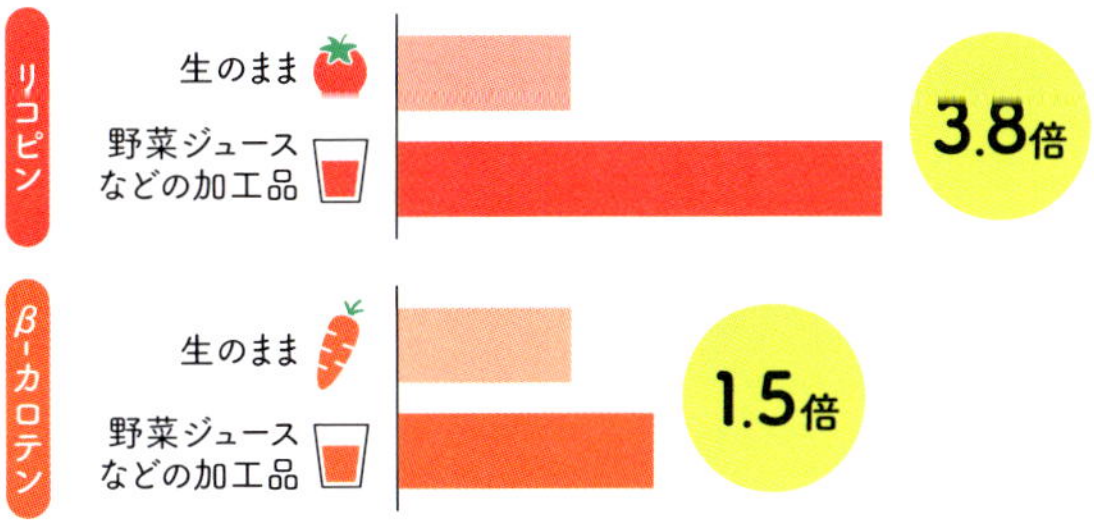

・ジュースにすることで吸収率が上がる栄養素には、リコピン、β - カロテン等があります。
・野菜は加工によって失われる成分もあります。
・リコピンとβ - カロテンで評価方法は異なります。

出典：リコピン　Gartnerら（Am.J.Clin.Nutr., 1997）、β-カロテン　Livnyら（Eur.J.Nutr., 2003）
※野菜加工品は原料野菜の全成分を含むものではありません
※評価方法は異なる（リコピンは血中リコピン量を示す数値、β-カロテンは吸収率で比較）

「野菜のある生活」のプロが実践

野菜を毎日に取り入れるマイルール

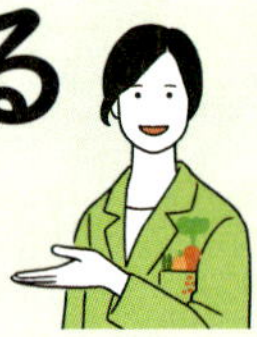

「野菜と生活 管理栄養士ラボ」のメンバーは、仕事や家事、育児で忙しい日々のなか、
どうやって野菜を取り入れているのか。リアルなマイルールをご紹介します。
ぜひ参考にしてみてください。

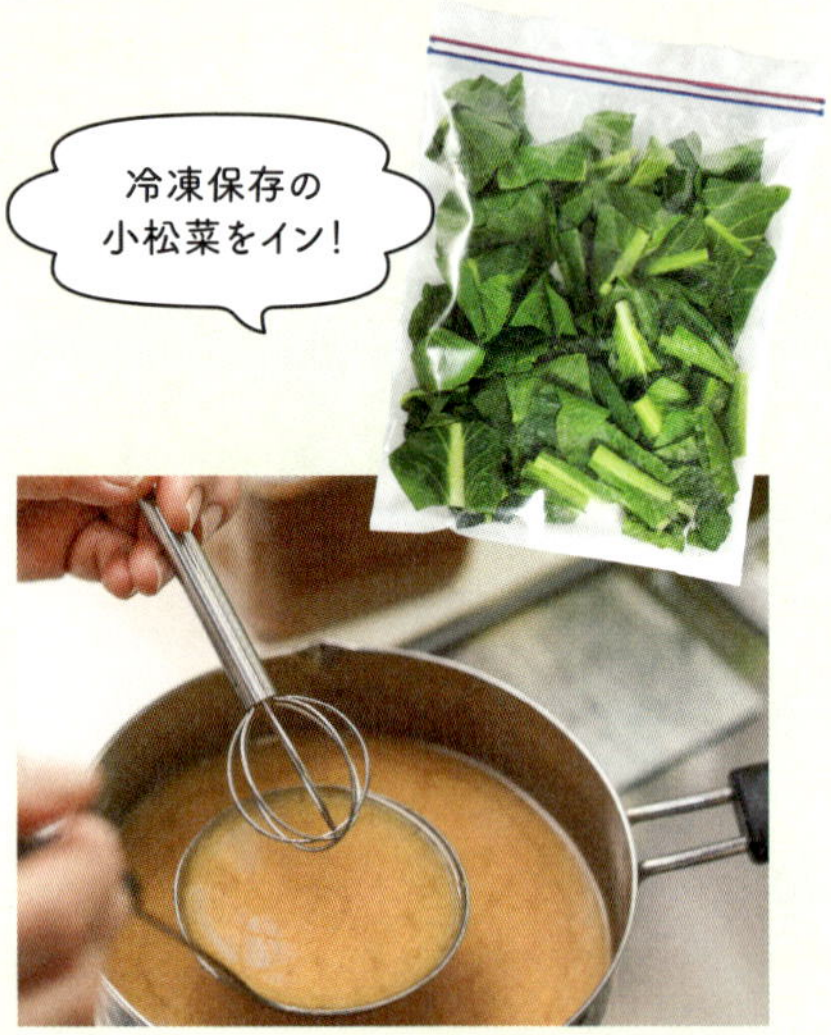

朝 包丁とまな板は出しません

カゴメの調査によると、朝食・昼食・夕食で野菜の摂取量が少ないのは朝食でした※。朝は忙しくて、調理する時間がないことや手間がかかることが関係しているようです。忙しい朝に、どうすれば野菜を食べられるか。たとえば、味噌汁などの汁物に野菜を入れるのはいかがでしょう。余裕があるときに切って冷凍保存しておいた小松菜を、鍋に入れて味噌汁を作るだけです。ほかにも、ブロッコリーやほうれん草をあらかじめ茹でて冷蔵庫に入れておけば、野菜摂取のハードルがぐっと下がります。

ちなみに、スライサーだけは使うことも。味噌汁鍋の上で長ねぎをスライスして直接入れる、フライパンの上でキャベツをスライスして卵を割り入れ、巣ごもり卵にするなどして活用しています。野菜ジュースも朝の野菜摂取をサポートしてくれるので毎朝飲んでいます。

※出典：カゴメ調べ（8月31日は「野菜の日」野菜摂取実態に関する調査より）
https://www.kagome.co.jp/statement/health/yasaiwotorou/asavege/

昼 平日ランチは大抵、時短お弁当

外食のランチはどうしても野菜が不足しがちです。そのため、ランチミーティングなどの約束がない日は、お弁当を作って持っていきます。といっても、時短でできる簡単なもの。赤、黄、緑の3色を揃えることさえ意識すれば簡単な弁当でも彩りよくおいしそうに仕上がります。

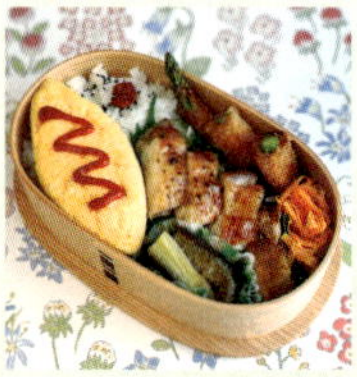

メインはミニオムレツと鶏の照り焼き。野菜おかずは、アスパラの肉巻きフライ、キャロットラペ、なすの辛子じょうゆ和え。なすは電子レンジ加熱で時短調理。

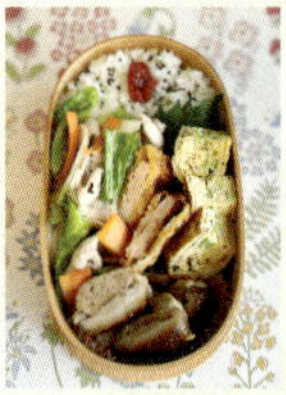

肉野菜炒めの野菜は、キャベツとにんじん。卵焼きは、小松菜入り。しいたけの肉詰めの肉だねには、冷凍しておいた玉ねぎを使用。

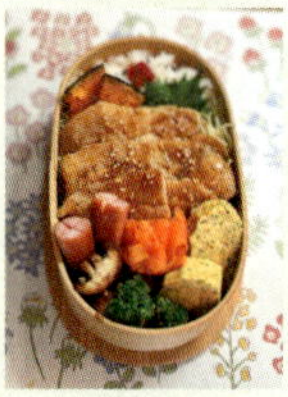

豚肉しょうが焼きに、かぼちゃの素焼き、肉の下に、電子レンジ加熱のキャベツの千切り、ブロッコリーとマッシュルームの粉チーズ焼き、ピーラーにんじんの甘酢などを。

夜 帰って15分で野菜たっぷりごはん完成

家に帰ったら15分で完成できるよう、あらかじめ仕込んだ食材を冷蔵庫や冷凍庫にスタンバイさせておきます。たとえば今夜が親子丼なら、冷凍保存してある薄切りの玉ねぎ、前日に買っておいた鶏もも肉、ミツバで完成。加えて、朝に山ほど野菜を入れた豚汁を作っておきます。もちろん豚汁の野菜は、あらかじめ切って保存しておいたものを入れるだけ！ ちなみに肉や魚も下味をつけて冷凍ストックしておくと、平日の助けになりますよ。

週末 平日にラクするための野菜ストック作り

毎週土曜日は根菜などの日持ちする野菜をまとめ買いし、洗って切って保存しておきます。仕込み時間は1時間もかかりません。葉物などの日持ちしない野菜は平日の仕事帰りに買うようにしています。

〈冷蔵庫の定番ストック〉

- **にんじん**（P31の方法で3種類に切って保存）
- **ほうれん草**（P55の方法で立てて保存。余裕がない日は、買ったときの袋に直接水を少々入れ、それをさらに袋に入れて口を閉じ、立てて置いておきます！）
- **にら**（P69の方法で保存）
- **ミニトマト**（洗ってヘタを取り、保存容器に）
- **もやし**（P117の方法で保存）

〈冷凍庫の定番ストック〉

- **ブロッコリー**（小房に分けて茹でる）
- **小松菜**（3cm幅に切る）
- **長ねぎ**（小口切り、3cm幅の斜め切り）
- **玉ねぎ**（みじん切り、薄切り、くし形切りの3種）
- **にんじん**（拍子木切りか薄いイチョウ切り）

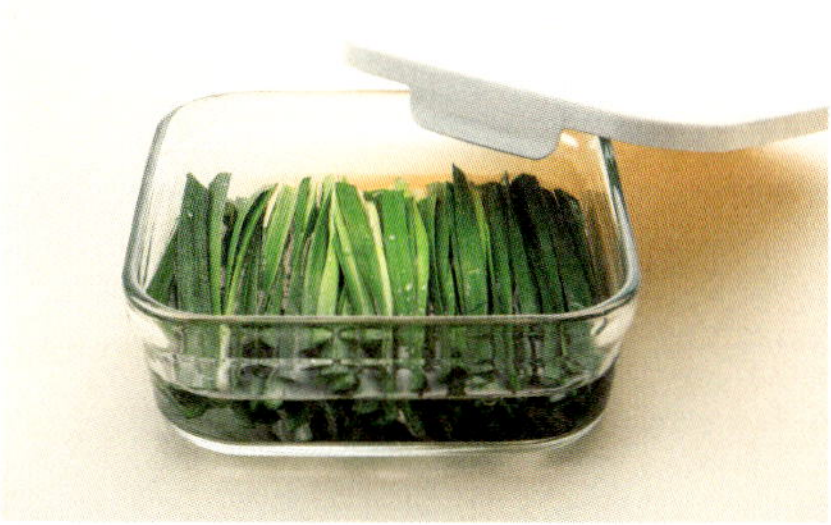

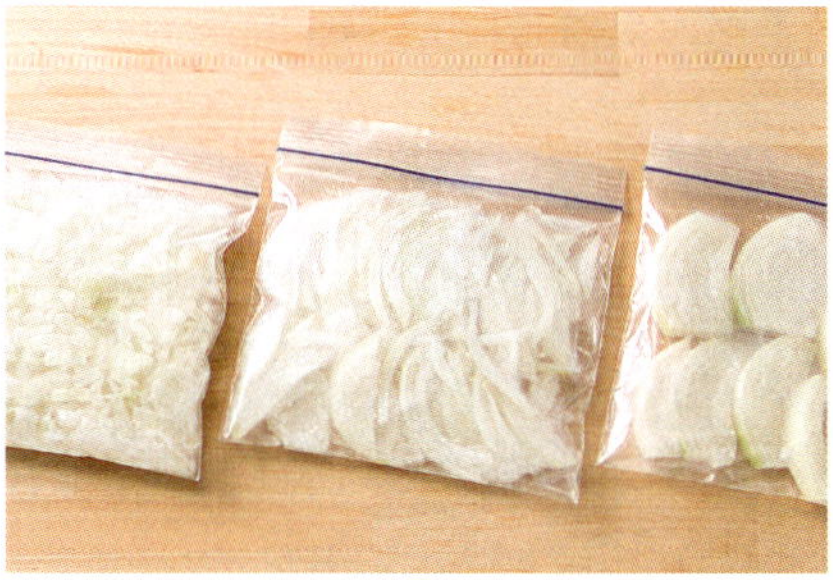

本書の使い方

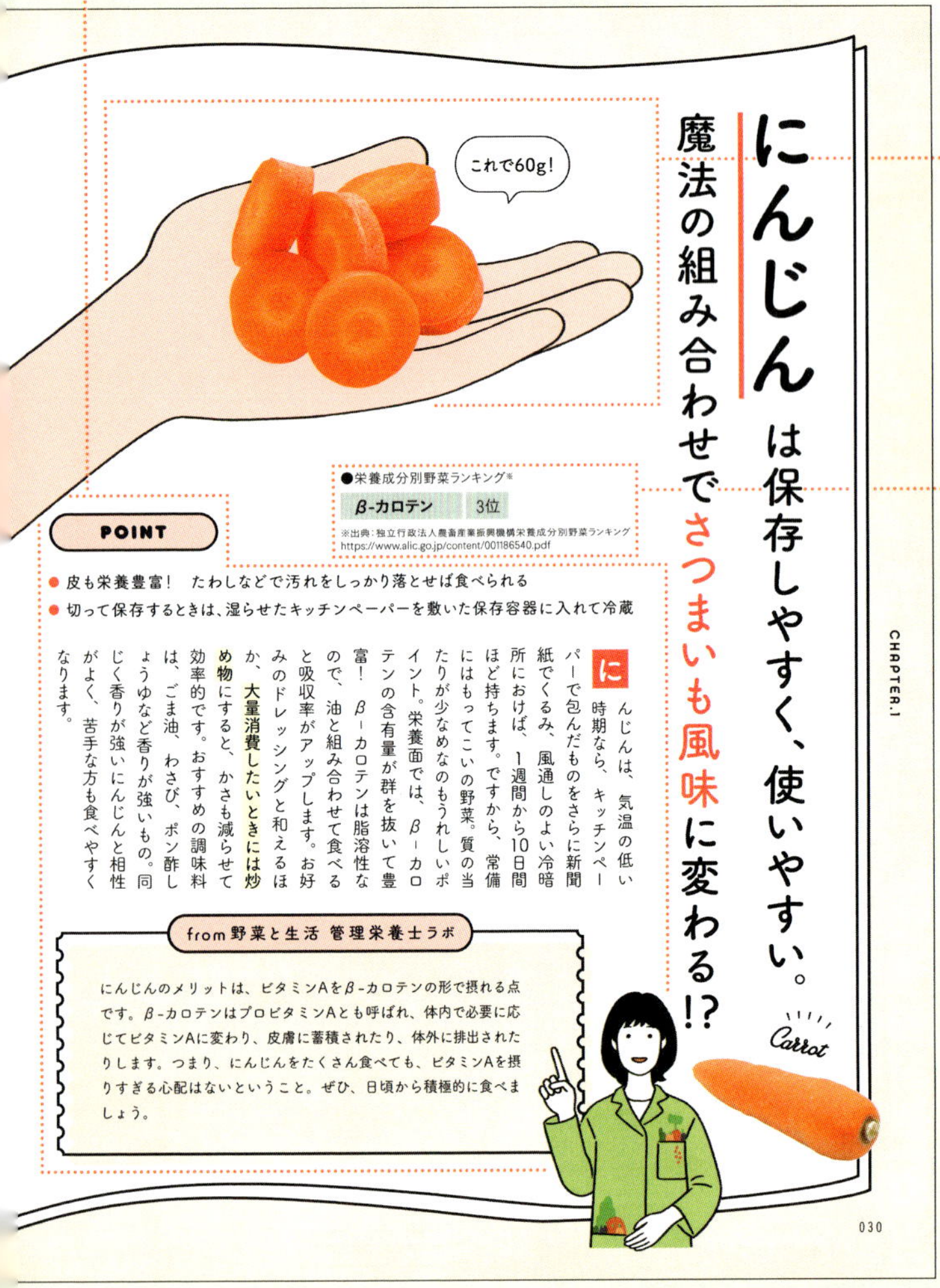

ベジハンド

P10でご紹介したベジハンドを各野菜ごとに計算しました。片手1杯あたり60g。1食あたり2ベジハンド、1日で6ベジハンドを目指しましょう。

栄養成分別野菜ランキング

独立行政法人 農畜産業振興機構による「栄養成分別野菜ランキングトップ10」にランクインした野菜については、こちらに栄養成分別の順位を表示しています。このランキングは、可食部100gあたりの含有量（日本食品標準成分表2020年版（八訂）により）が基準です。

VEGEDAYとは？

毎日の生活を、野菜でたのしく。

『VEGEDAY』は、「毎日の生活を、野菜でたのしく。」をテーマにカゴメが運営するオウンドメディアです。みなさんの野菜にまつわるお悩みや疑問を解決し、野菜をもっとおいしく、たのしく食べてほしいという思いで、2017年にスタートしました。日本人の野菜不足を解消したいという使命も抱いています。

720本を超える記事（2025年3月時点）のなかで、特に人気が高いのは、P69でも紹介した「ふんわりにら玉」の作り方を掲載した記事。そのほか、たけのこや山菜など季節ごとの旬野菜の下ごしらえや調理の方

「野菜と生活 管理栄養士ラボ®」メンバーが語る、野菜の魅力

「野菜と生活 管理栄養士ラボ」のメンバーが、各野菜の個性あふれる魅力、すぐに真似できる食べ方のアイデアや簡単なレシピ、野菜を長持ちさせる保存方法などを紹介しています。

野菜と生活 管理栄養士ラボ®

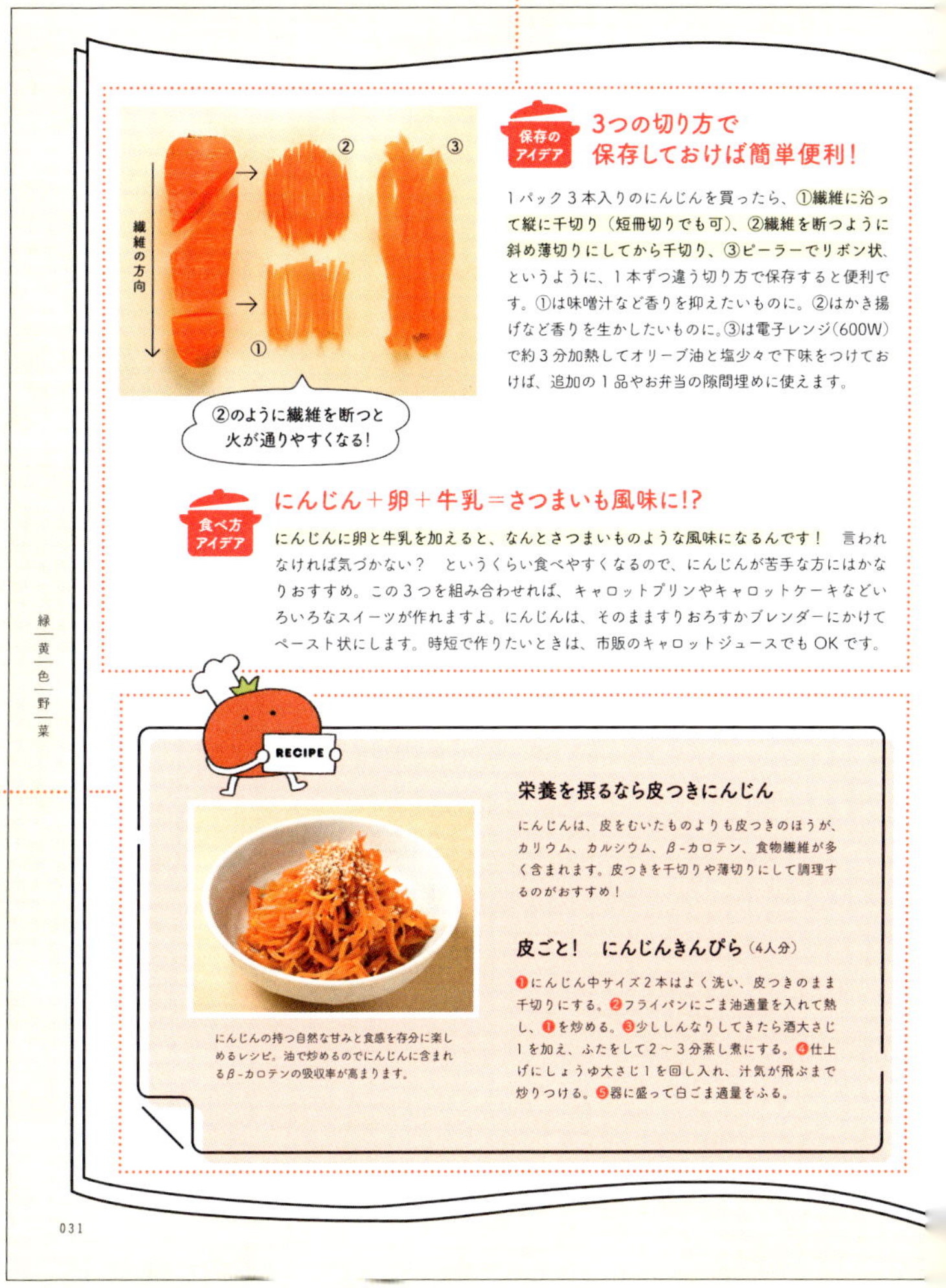

緑黄色野菜

保存のアイデア 3つの切り方で保存しておけば簡単便利！

1パック3本入りのにんじんを買ったら、①繊維に沿って縦に千切り（短冊切りでも可）、②繊維を断つように斜め薄切りにしてから千切り、③ピーラーでリボン状、というように、1本ずつ違う切り方で保存すると便利です。①は味噌汁など香りを抑えたいものに。②はかき揚げなど香りを生かしたいものに。③は電子レンジ（600W）で約3分加熱してオリーブ油と塩少々で下味をつけておけば、追加の1品やお弁当の隙間埋めに使えます。

繊維の方向
①
②
③
②のように繊維を断つと火が通りやすくなる！

食べ方アイデア にんじん＋卵＋牛乳＝さつまいも風味に!?

にんじんに卵と牛乳を加えると、なんとさつまいものような風味になるんです！　言われなければ気づかない？　というくらい食べやすくなるので、にんじんが苦手な方にはかなりおすすめ。この3つを組み合わせれば、キャロットプリンやキャロットケーキなどいろいろなスイーツが作れますよ。にんじんは、そのまますりおろすかブレンダーにかけてペースト状にします。時短で作りたいときは、市販のキャロットジュースでもOKです。

RECIPE

栄養を摂るなら皮つきにんじん

にんじんは、皮をむいたものよりも皮つきのほうが、カリウム、カルシウム、β-カロテン、食物繊維が多く含まれます。皮つきを千切りや薄切りにして調理するのがおすすめ！

にんじんの持つ自然な甘みと食感を存分に楽しめるレシピ。油で炒めるのでにんじんに含まれるβ-カロテンの吸収率が高まります。

皮ごと！　にんじんきんぴら（4人分）

❶にんじん中サイズ2本はよく洗い、皮つきのまま千切りにする。❷フライパンにごま油適量を入れて熱し、❶を炒める。❸少ししんなりしてきたら酒大さじ1を加え、ふたをして2〜3分蒸し煮にする。❹仕上げにしょうゆ大さじ1を回し入れ、汁気が飛ぶまで炒りつける。❺器に盛って白ごま適量をふる。

031

VEGEDAYコラム

カゴメが運営する野菜の情報サイト『VEGEDAY』のなかから人気の高い記事や、ぜひ注目してほしい記事を厳選！再編集して掲載しています。『VEGEDAY』発のコラムは、トマトのキャラクターが目印です。一部の野菜には、VEGEDAYコラムの拡大版ページ（下）も。

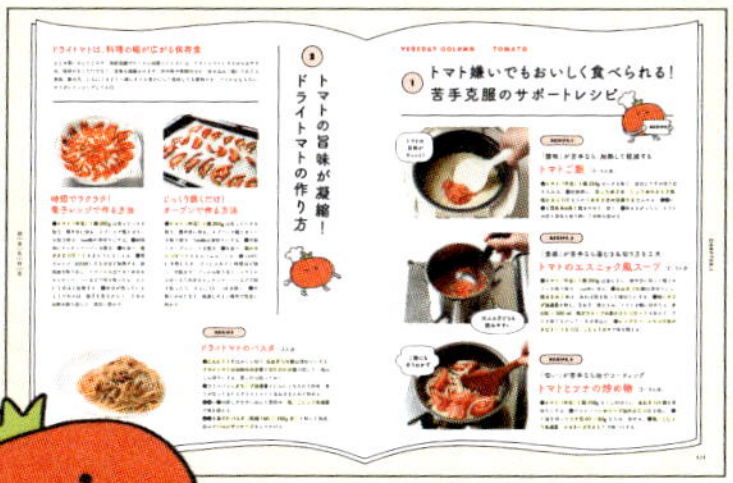

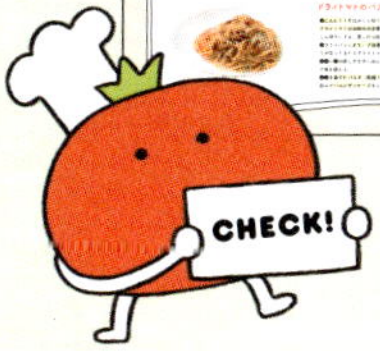

VEGEDAY
毎日の生活を、野菜でたのしく。

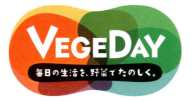

https://www.kagome.co.jp/vegeday/

法を伝える記事もよくアクセスされています。『VEGEDAY』では、にら玉や里いもの煮っころがしなどの定番レシピはもちろん、みなさんに「この野菜に、こんな食べ方があるんだ！」という新たな視点を提供できるような、変化球のレシピも掲載しています。ぜひ本書とともにサイトも遊びにきてみてくださいね。

もくじ

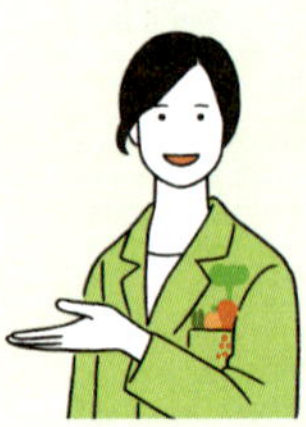

ご存じですか？ 現代人は野菜が足りていません！ …… 4

知ると納得！ 塩分過多な現代人には野菜のカリウムが必要です …… 6

ほかにもあります！ 野菜を摂ってほしい大事な理由 …… 8

350gなら6ベジハンド ベジハンドを覚えれば350gを簡単に把握できる …… 10

野菜摂取のハードルを下げましょう ベジファイブでおいしく、楽しく野菜不足の解消をサポート …… 12

「野菜のある生活」のプロが実践 野菜を毎日に取り入れるマイルール …… 14

本書の使い方 …… 16

CHAPTER.1 緑黄色野菜

体にいいのは知っているけど…… **緑黄色野菜**って、あらためてどんな野菜？ …… 24

トマトの赤はリコピンの色！ **皮をむくひと手間**で食感が大きく変わる …… 26

にんじんは保存しやすく、使いやすい。 魔法の組み合わせで**さつまいも風味**に変わる!? …… 30

ピーマンは日持ちしやすく ビタミンC豊富！ 苦みは**2つのテクニックでカバー** …… 34

かぼちゃは**β-カロテンの含有量がトップクラス！** ホクホク食感と甘みを楽しんで …… 38

ズッキーニは見た目によらず**かぼちゃの仲間！** 淡白な味わいで幅広く活用できる …… 42

オクラのネバネバの正体は食物繊維など。ネットをそのまま使えば下ごしらえも簡単 …… 44
ブロッコリーは日常的に使う野菜のなかではたんぱく質の優等生。茎や葉まで使って …… 46
小松菜のカルシウムはほうれん草の3倍！アクが少なく応用がききやすい便利な葉物 …… 50
ほうれん草には、鉄&その吸収を助けるビタミンCがセットに！和洋中のアレンジも自在 …… 54
水菜のピリッとした辛みは大人好み。火が通りやすくスピーディに調理できる …… 56
チンゲン菜はわさびと同じ辛み成分を含む中国野菜。冬のあったかメニューに大活躍 …… 58
春菊は独特のさわやかな香りがポイント。鍋物やすき焼きだけでなく生でもおいしい！ …… 60
菜の花は春の訪れを味わえる特別な野菜。鮮やかな彩りとほろ苦さを楽しんで …… 62
ねぎの香りが強いのは白い部分。青い部分も栄養があるのでぜひ食べて …… 64
にらの独特の香りは肉の臭み消しにも役立つ！生で刻んで調味料に入れても …… 68
ベビーリーフはいろいろな幼葉の個性を楽しめる。サラダ以外の使い道も豊富 …… 70
パセリは、料理では脇役になりがち？でも栄養価は主役級！積極的に取り入れて …… 72
アスパラガスはアスパラギン酸による旨味たっぷり。茹でても炒めても濃厚なおいしさ …… 74
さやいんげんは、さやごと食べられる若採りの豆。彩りと食感が料理のアクセントに …… 76

枝豆は
たんぱく質が豊富な野菜。
買ったらその日のうちに茹でて …… 78

CHAPTER.2
淡色野菜

「たくさん食べても意味がない？」
と思っていませんか
もっと知りたい！ 淡色野菜のこと …… 84

キャベツは
使い勝手のいい葉物野菜。
生食から炒め物、スープまで …… 86

白菜は冬の食卓で大活躍！
あっさりした味わいで
たくさん食べても低カロリー …… 90

大根は葉まで丸ごと食べられる！
部位ごとに違う
風味と食感を使い分けて …… 92

レタスはみずみずしさと
クセの少ない味わいが魅力。
種類によって異なる栄養あり …… 96

きゅうりには「栄養がない」は誤解！
実は加熱してもおいしい、
可能性広がる野菜 …… 98

玉ねぎはどんな料理とも相性がよく
食べやすい！ いろいろな切り方で
保存しておくと時短に …… 100

なすは料理のだしや
旨味を吸うとトロトロに！
特に、油を使った料理との相性が◎ …… 104

カリフラワーは真っ白で
やさしい味わい。下茹では
手早く硬めに済ませるのがコツ …… 108

れんこんは
調理法によって食感が変化！
シャキシャキもホクホクも
楽しめる野菜 …… 110

ごぼうは和食だけじゃない！ 素朴な風味はパスタやポタージュなどとも相性バッチリ……112
かぶは煮込むとトロッとやわらかに。新鮮なものは皮ごとサラダにもおすすめ……114
もやしはちゃんと栄養もある家計の味方！ 炒める前のひと手間で水っぽさ回避……116
とうもろこしは甘くジューシーな夏の味！ 加熱してそのまま食べても料理に入れても……120
アボカドはクリーミーで濃厚な味わい。食べるタイミングに合わせて皮の色を見分けて……122
セロリは独特の香りとシャキシャキ食感が特徴。煮込み料理の風味を増す成分も……124
さつまいもは豊かな甘みが魅力の秋野菜。「低温でじっくり」がおいしさのコツ……126
じゃがいもは通年常備したい便利野菜。つぶして、煮込んでさまざまな料理にアレンジ可能……130
里いもは、ほかのいも類にないしっとり食感。煮物以外のバリエーションも豊富……134
にんにくは、食欲を刺激する独特の香りが魅力。調味料としても大活躍……136
しょうがの皮には強い香りがある。まとめて下ごしらえすると時短に……138

コラム

① 茹でたら栄養が減る？ 野菜の栄養ロスの考え方……80
② カゴメ野菜調査隊 なんでもランキング……140

本書について

・本書の野菜の栄養価は、日本食品標準成分表 2020 年版（八訂）に記載されている原材料『生』の成分値を用いて算出しています

・本書に記載するビタミン A の値は、レチノール活性当量です

・本書に記載するβ-カロテンの値は、β-カロテン当量を採用しています

・本書のレシピ等で記載している「はちみつ」は、1 歳未満の乳児には、与えないでください

・医師の指示のもと栄養指導を受けている方は、必ずその指示・指導に従ってください

・本書で使用している大さじ 1 は 15mℓ、小さじ 1 は 5mℓです。ひとつまみ、少々は親指と人さし指の 2 本でつまんだ量が目安ですが、個人差があるので味を見ながら調節してください

・電子レンジの加熱時間は目安です。
機種や食材の状況によって差が出る場合がありますので様子を見ながら行ってください

・本書に掲載の保存期間は目安です。調理器具の衛生状態や食材の状態、ご家庭の保存状態や季節などにより異なる場合があります。食べる前によくご確認ください

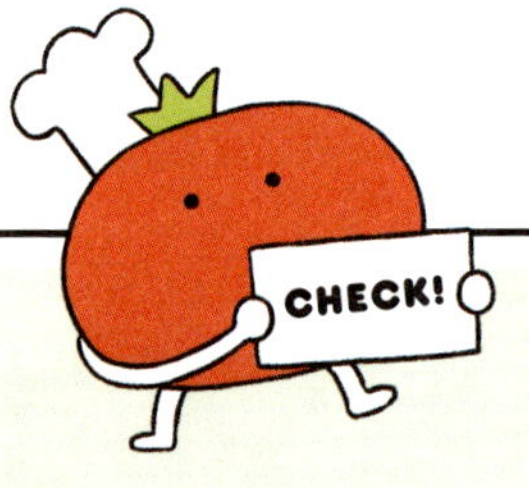

CHAPTER.1

緑黄色野菜

トマトやにんじん、ほうれん草、かぼちゃなど
おなじみの緑黄色野菜の食べ方について、
もっと知りたいと思いませんか？
日々の食卓に気軽に取り入れるコツが満載！

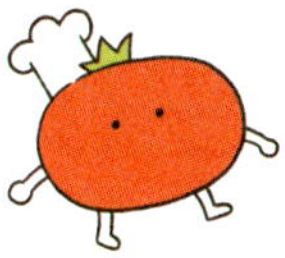

体にいいのは知っているけど……

緑黄色野菜って、あらためてどんな野菜？

緑黄色野菜というと「色の濃い野菜」と考える人は多いでしょう。実際の定義をご存知ですか？　厚生労働省が定めた緑黄色野菜の基準では「原則として可食部100gあたりβ-カロテン含量が600μg（マイクログラム）以上の野菜」のことなのです。ちなみにβ-カロテンとは、体内でビタミンAに変わる栄養素のこと。もちろん、野菜の種類によってβ-カロテン以外に、ビタミンCやK、葉酸、カリウム、鉄、カルシウムなどほかの栄養素もいろいろ含んでいます。

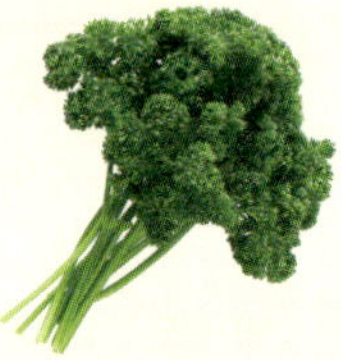
パセリ

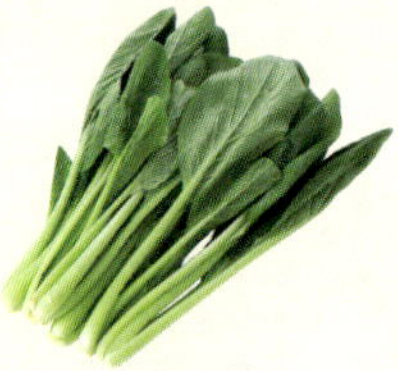
小松菜

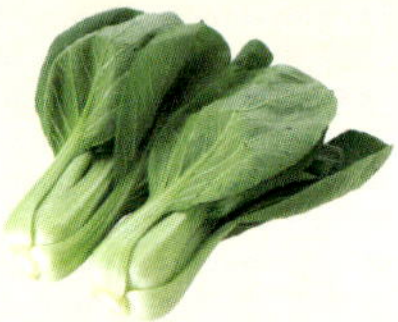
チンゲン菜

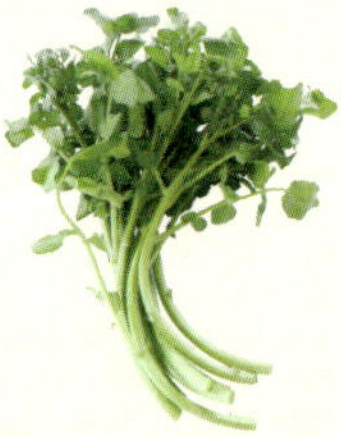
クレソン

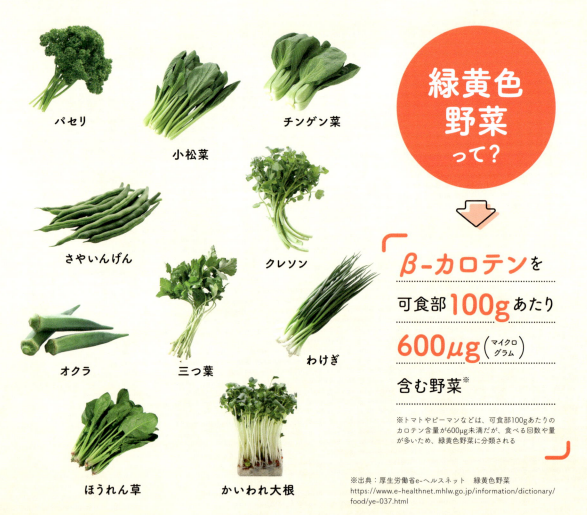

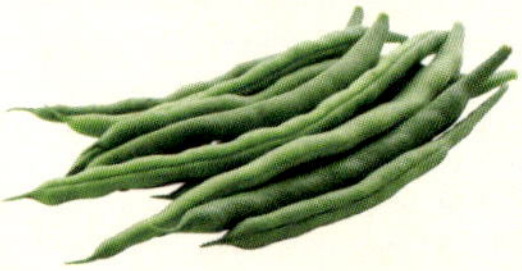
さやいんげん

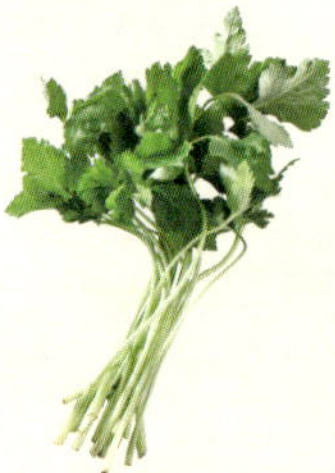
三つ葉

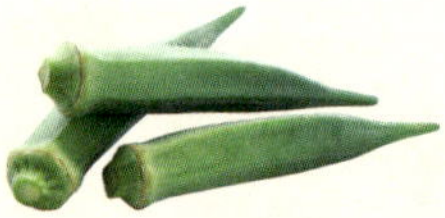
オクラ

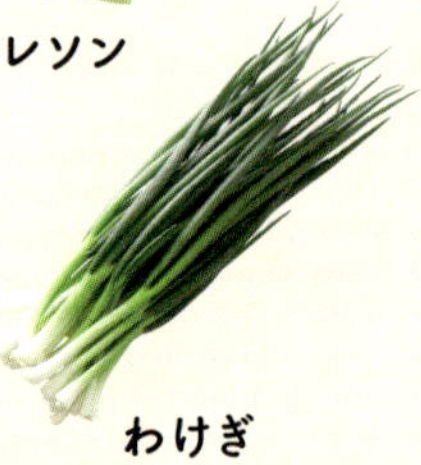
わけぎ

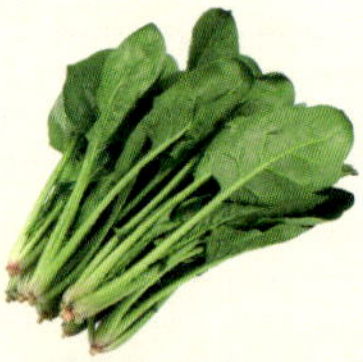
ほうれん草

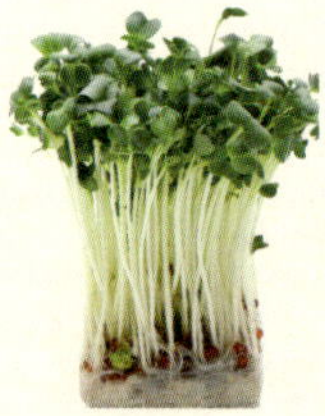
かいわれ大根

緑黄色野菜って？

β-カロテンを

可食部100gあたり

600μg（マイクログラム）

含む野菜※

※トマトやピーマンなどは、可食部100gあたりのカロテン含量が600μg未満だが、食べる回数や量が多いため、緑黄色野菜に分類される

※出典：厚生労働省e-ヘルスネット　緑黄色野菜
https://www.e-healthnet.mhlw.go.jp/information/dictionary/food/ye-037.html

緑黄色野菜と間違いやすい見た目の野菜

きゅうり、なす、とうもろこしなどは、「表皮の色の濃さ」で緑黄色野菜と思われがちですが、見た目の色だけでは判断できません。緑や紫、赤、黄など皮の色が濃い野菜の場合は、一部例外はありますが、切ったとき、「中身まで色がついているのが緑黄色野菜」「中身が白っぽいのが色の薄い淡色野菜」と覚えておくとわかりやすいでしょう。

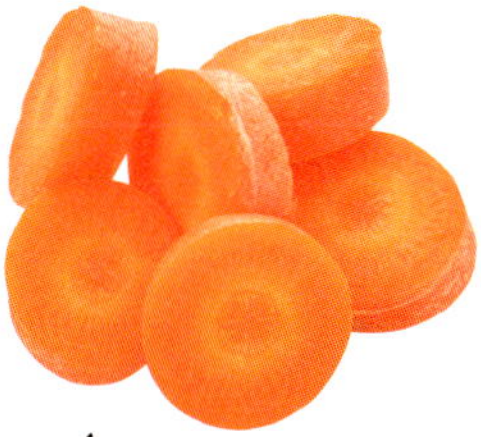

緑黄色野菜

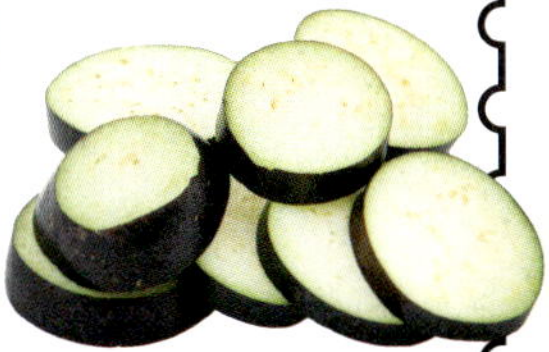

淡色野菜

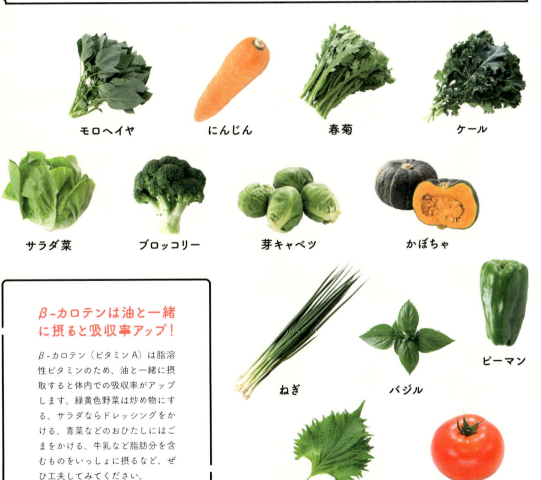

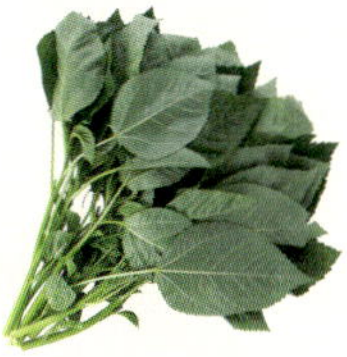

モロヘイヤ

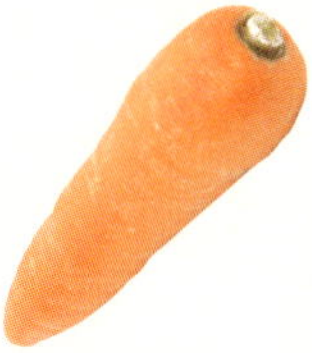

にんじん

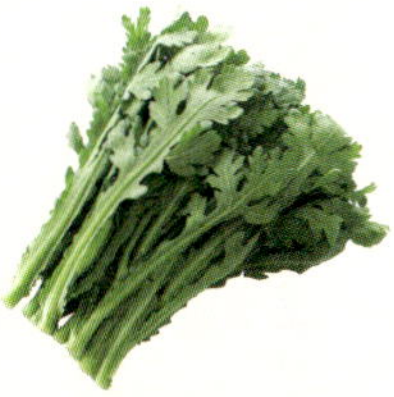

春菊

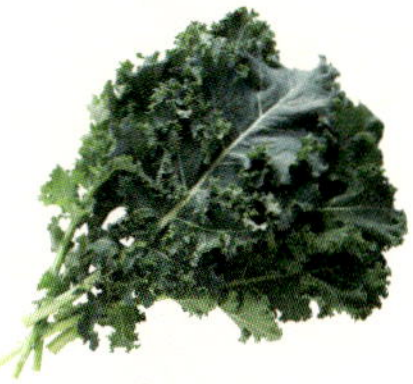

ケール

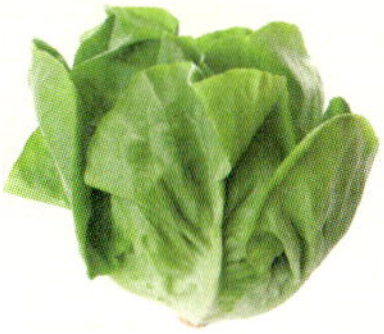

サラダ菜

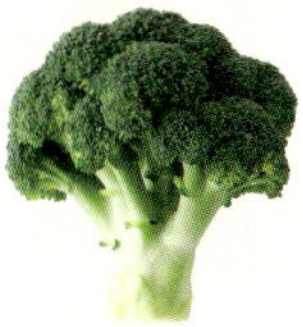

ブロッコリー

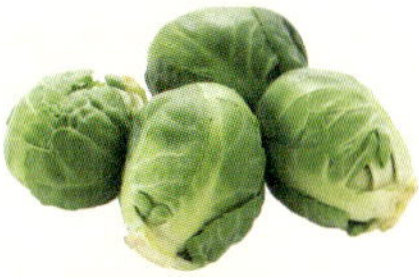

芽キャベツ

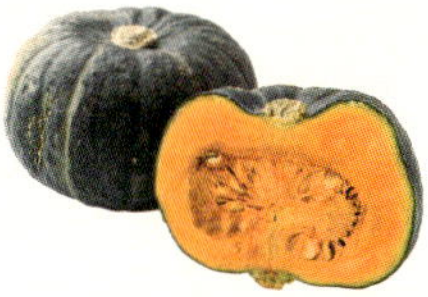

かぼちゃ

β-カロテンは油と一緒に摂ると吸収率アップ！

β-カロテン（ビタミンA）は脂溶性ビタミンのため、油と一緒に摂取すると体内での吸収率がアップします。緑黄色野菜は炒め物にする、サラダならドレッシングをかける、青菜などのおひたしにはごまをかける、牛乳など脂肪分を含むものをいっしょに摂るなど、ぜひ工夫してみてください。

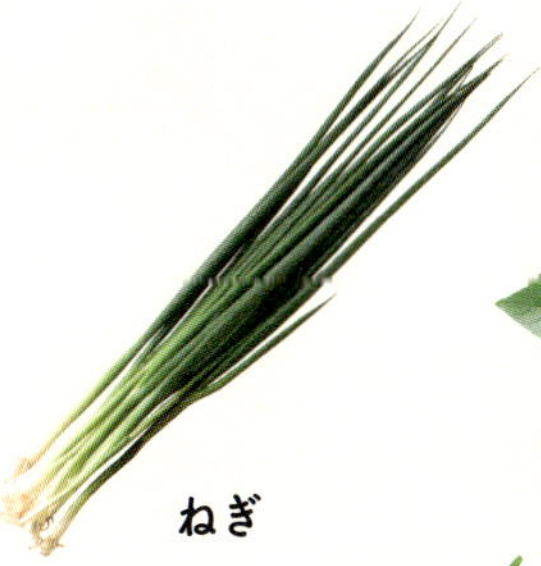

ねぎ

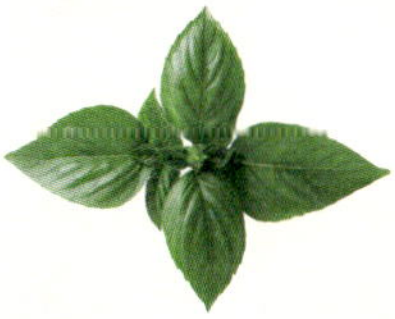

バジル

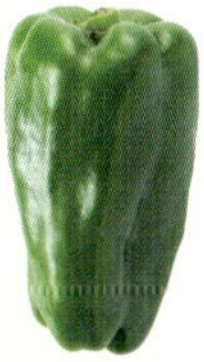

ピーマン

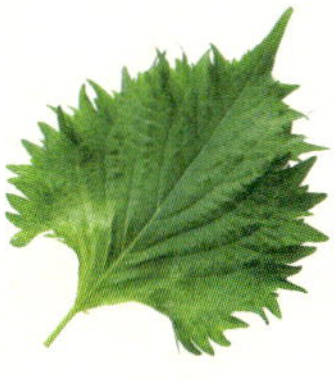

大葉

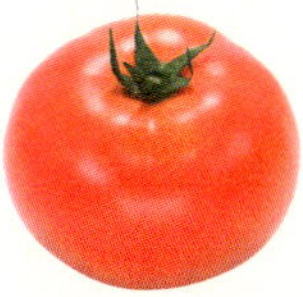

トマト

トマトの赤はリコピンの色！
皮をむくひと手間で食感が大きく変わる

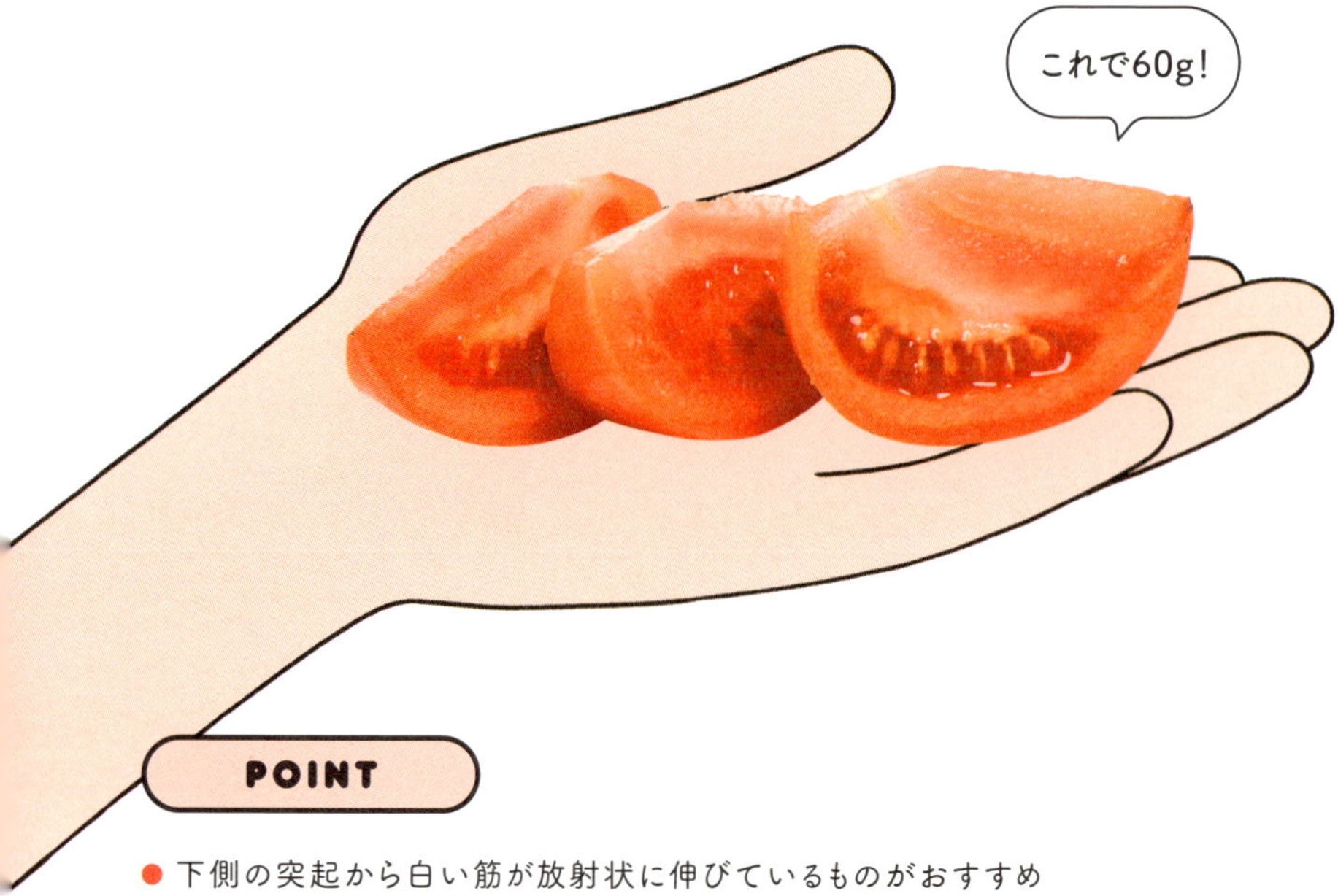

POINT

- 下側の突起から白い筋が放射状に伸びているものがおすすめ
- 買ったものは保存袋に入れ替え、ヘタを下にして冷蔵保存

トマトにはたくさんの種類があり、大玉・中玉・ミニトマトといった「大きさ」、さらに赤系・ピンク系などの「色」によって分類されています。トマトの赤色の成分として知られるリコピンがより多く含まれるのは、加工用のトマトやミニトマトに多い赤系のほう。一方、ピンク系は甘みが豊かで生で食べやすいという特徴があり、日本で流通している大玉の多くはピンク系です。トマトは食感が苦手という方も多いのですが、皮を湯むきすると、口当たりが変わって食べやすくなります。特におすすめなのが、皮を湯むきしたミニトマトをはちみつ※に漬けたもの。普段は苦手なお子さんもパクパク食べて、あっという間になくなるほど大人気の一品です。

※はちみつは、1歳未満の乳児には与えないでください

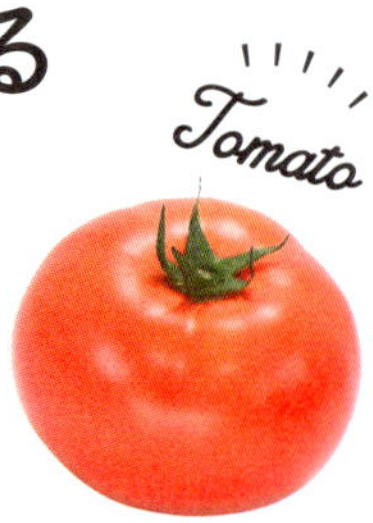

from 野菜と生活 管理栄養士ラボ

トマトの赤色はリコピンの色。なんと、ビタミンEの100倍以上も高い抗酸化力を持つといわれており※、ぜひ積極的に摂りたい成分です。一方、トマトのなかには黄色やオレンジ、紫など変わった色のものもありますが、これらにはβ-カロテンやアントシアニンといった別の栄養素が多く含まれています。パーティーの日のサラダやカプレーゼなどで、豊かな彩りを楽しんでみてくださいね。

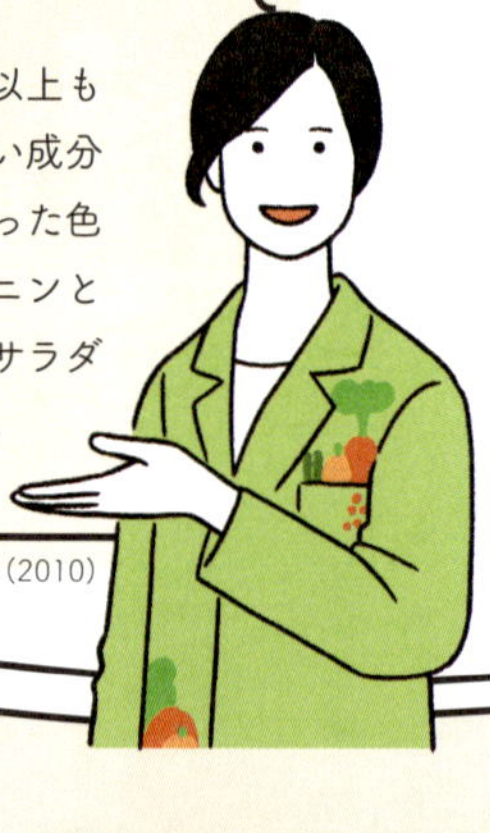

※出典：一重項酸素消去能での比較 Ouchi A. et al.,J. Agric. Food Chem., 58, 9967-9978 (2010)

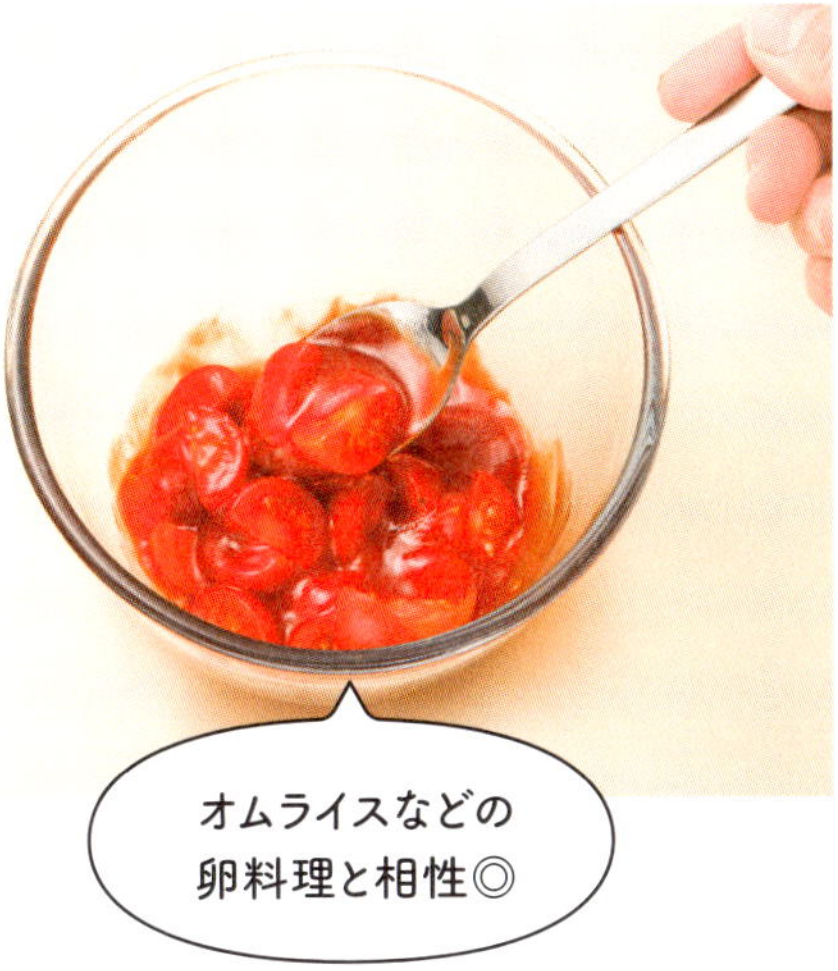

簡単レシピ

和えるだけ！ オリジナルフレッシュケチャップ

市販のトマトケチャップに細かく刻んだトマトを和えるだけで、オリジナルフレッシュケチャップに早変わり！ 分量の目安は、トマトケチャップ大さじ１杯につきミニトマト約２個分と、トマトをやや多めに入れるのがコツ。作ってすぐはフレッシュな食感、２～３日目にはトマトの水分が出てやわらかな食感を楽しめます。オムライスなど卵料理の上にかけるほか、生クリームを加えてトマトクリームケチャップにしてもおいしくいただけます。

食べ方アイデア

湯むきした皮は油でカラッと揚げてみて

湯むきしたトマトの皮を、捨てずに再利用するアイデアをご紹介！ 皮をキッチンペーパーなどに取っておき、ある程度水分が抜けるまで乾燥させたら油で揚げます。イタリアンレストランなどでは、この皮のフライをリゾットなどの上にトッピングするという使い方をしていますよ。高温で揚げると赤からオレンジ色に変わるのもかわいらしく、いつものメニューが華やかに。まとめて湯むきしたときにはぜひお試しください。

青いトマトを早く食べ頃にする方法

トマトとりんごを一緒に保存すると、トマトが早く熟します。その理由は、野菜や果物からガス状の植物ホルモンのエチレンが出るため。エチレンには野菜や果物の熟成を進める働きがあります。エチレン生成量の多いりんごが、エチレン感受性の高い、未熟なトマトの熟成を進めてくれるのです。

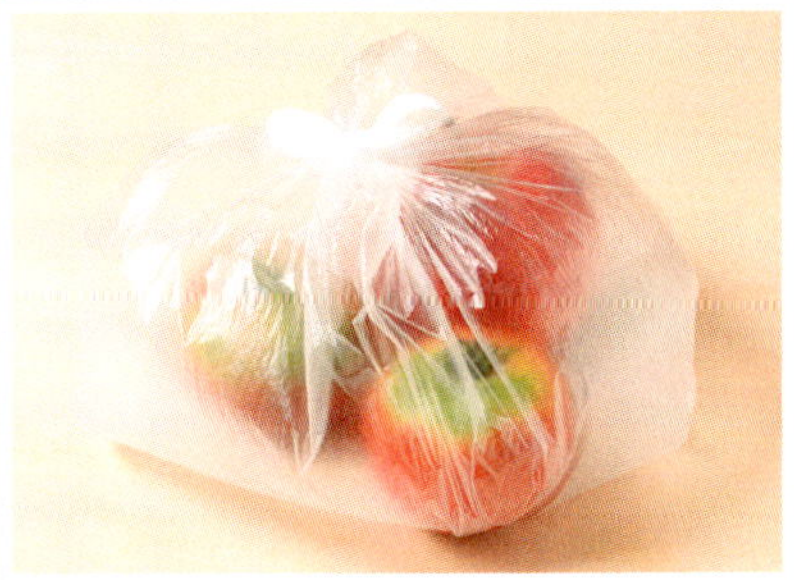

未熟なトマトとりんごを保存用ポリ袋に入れたら、袋がふんわりとなるように空気を入れて、しっかりと口を閉じておきましょう（上写真）。

りんごと保存すると傷みやすい野菜

キャベツ、にんじん、ブロッコリー、ほうれん草などもエチレンで熟成が進みやすい野菜。これらは「熟す」タイプの野菜ではないため、りんごと一緒に保存すると早く傷み始めてしまう可能性が。りんごとは別の保存用ポリ袋に入れて、保存しましょう。

① トマト嫌いでもおいしく食べられる! 苦手克服のサポートレシピ

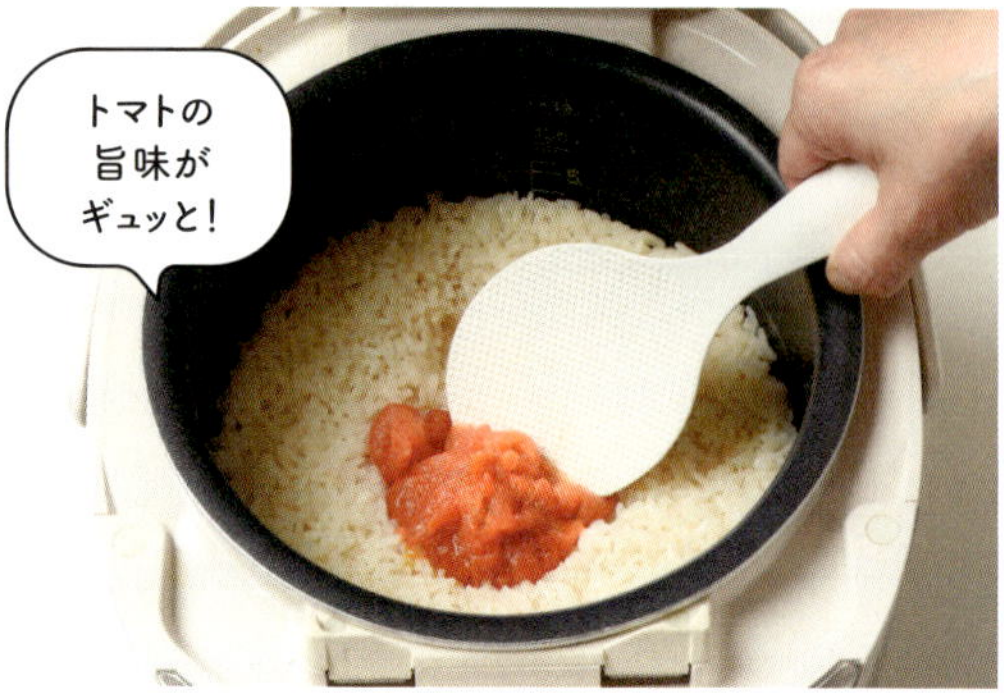

RECIPE.1

「酸味」が苦手なら、加熱して軽減する

トマトご飯(3〜4人分)

❶トマト(中玉)1個250gのヘタを取り、皮目に十字の切り目を入れる。❷炊飯器に、洗った米2合、しょうゆ小さじ2強、塩小さじ1/2を入れて水を2合の目盛りまで入れる。❸❷に、❶と昆布8cm角1枚をのせて、炊く。❹炊き上がったら、トマトの皮と昆布を取り除いて全体を混ぜる。

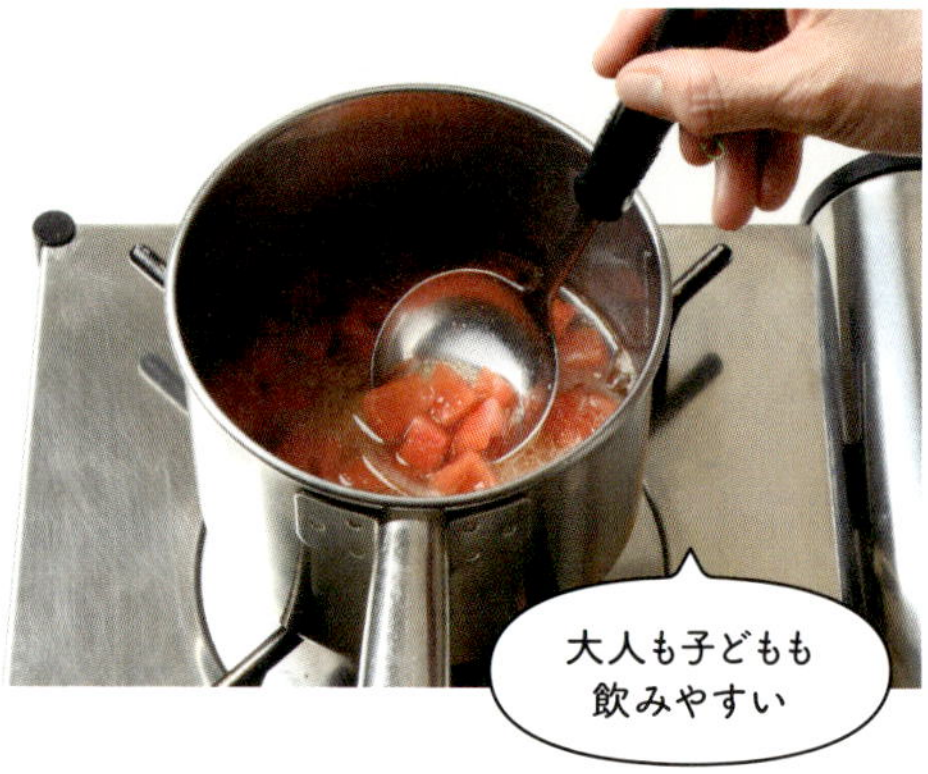

RECIPE.2

「食感」が苦手なら湯むき&切り方を工夫

トマトのエスニック風スープ(2〜3人分)

❶トマト(中玉)1個250gは湯むきし、横半分に切って種とゼリーを取り除き、1cm角に切る。❷玉ねぎ1/4個は薄切りにし、鶏ささみ1本は、あれば筋を取って細切りにする。❸鍋にサラダ油適量を熱し、玉ねぎ、鶏ささみ、トマトを順に炒めたら、水400〜500㎖、鶏ガラスープの素小さじ1/2〜1を加えて、アクを取りながら7〜8分煮込む。❹ナンプラー、レモン汁各小さじ1〜1と1/2、こしょう少々で味を調える。

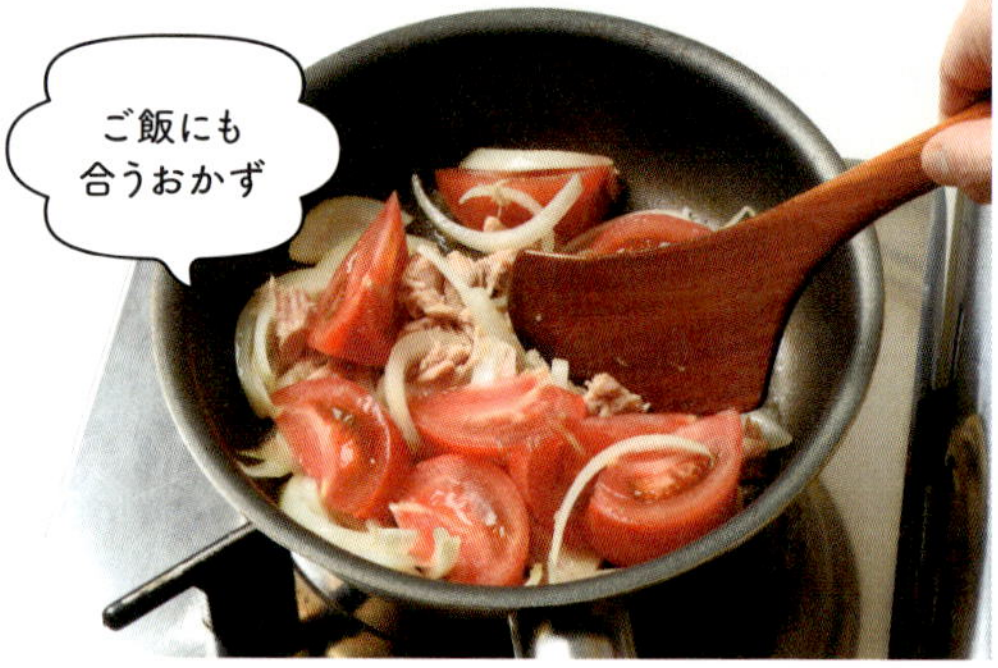

RECIPE.3

「匂い」が苦手なら油でコーティング

トマトとツナの炒め物(2〜3人分)

❶トマト(中玉)1個250gをくし形切りに、玉ねぎ1/4個を薄切りにする。❷フライパンにオリーブ油大さじ1/2を熱し、❶と油を切ったツナ缶60〜80gを入れ、炒める。❸塩、こしょう各適量、マヨネーズ大さじ1で味つけする。

②トマトの旨味が凝縮！ドライトマトの作り方

ドライトマトは、料理の幅が広がる保存食

まとめ買いをしたときや、家庭菜園でたくさん収穫したときには、ドライトマトにするのもおすすめ。保存がきくだけでなく、旨味も凝縮されます。炒め物や煮物のほか、炊き込みご飯に入れても美味。鷹の爪、にんにくなどと一緒にオイル漬けにして保存しても便利です。パスタはもちろん、サラダにトッピングしても◎。

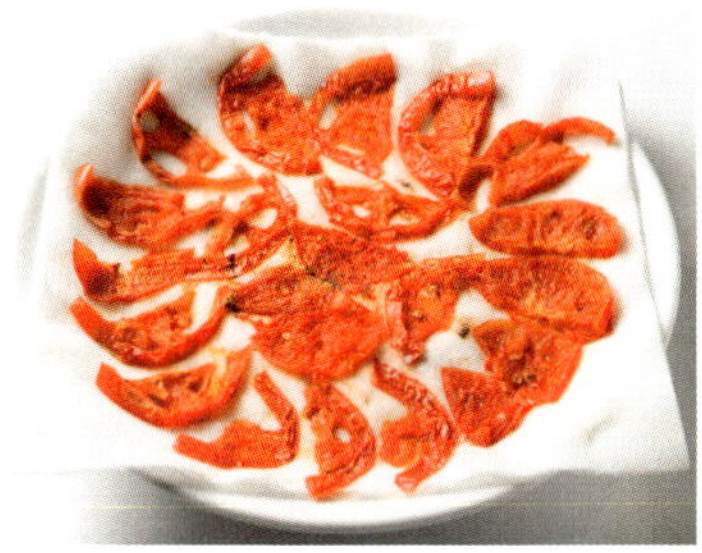

時短でラクラク！電子レンジで作る方法

❶トマト（中玉）1個250gは洗ってヘタを取り、横半分に切る。スプーンで種とゼリーを取り除き、5㎜幅の薄切りにする。❷耐熱皿にキッチンペーパーを敷き、❶を並べ、塩小さじ1/2～1をまんべんなくふる。❸電子レンジ（600W）で5分ほど加熱する。耐熱皿を取り出し、トマトから出てきた水分をキッチンペーパーなどで拭き取ったら、さらに5分ほど加熱する。❹水分が残っているようであれば、様子を見ながら1～2分の加熱を繰り返して、完全に乾かす。

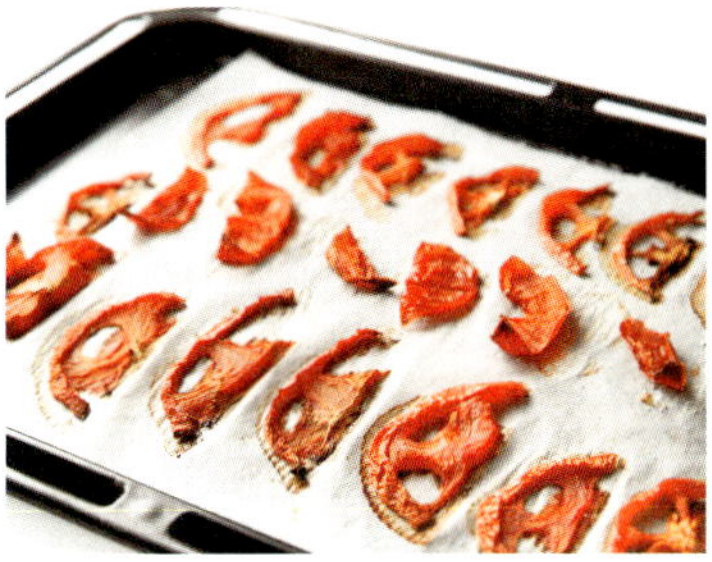

じっくり焼くだけ！オーブンで作る方法

❶トマト（中玉）1個250gは洗ってヘタを取り、横半分に切る。スプーンで種とゼリーを取り除き、5㎜幅の薄切りにする。❷天板にオーブンシートを敷き、❶を並べ、塩小さじ1/2～1をまんべんなくふる。❸140℃に予熱したオーブンに入れて1時間ほど焼く。天板をオーブンから取り出し、トマトから出てきた水分をキッチンペーパーなどで拭き取ったら、さらに15～30分焼く。❹天板にのせたまま、風通しのよい場所で完全に乾かす。

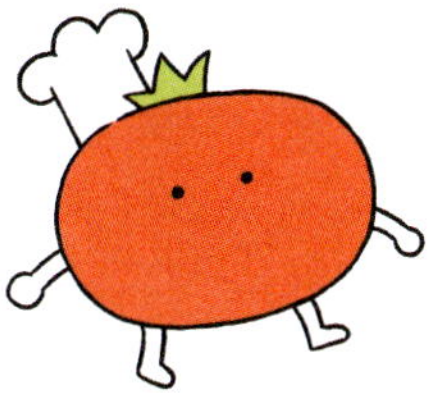

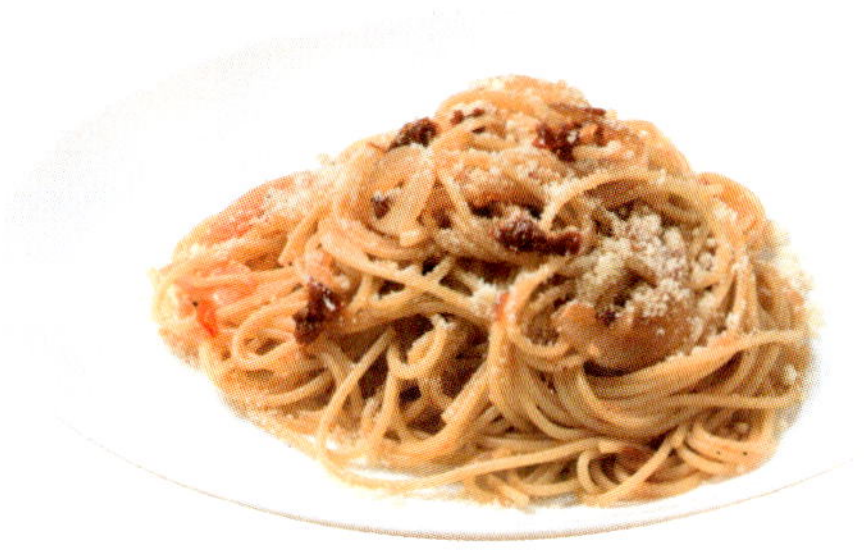

RECIPE

ドライトマトのパスタ（2人分）

❶にんにく1片はみじん切り、玉ねぎ1/4個は薄切りにする。ドライトマトはお好みの分量をひたひたの湯で戻して、粗みじん切りにする。戻し汁は取っておく。
❷フライパンにオリーブ油適量とにんにくを入れて炒め、香りが立ってきたらドライトマトと玉ねぎを入れて炒める。
❸❷に❶の戻し汁を少し加えて煮詰め、塩、こしょう各適量で味を調える。
❹❸を茹でたパスタ（乾麺160～180g分）と和えて完成。好みでパルメザンチーズをふりかける。

にんじんは保存しやすく、使いやすい。
魔法の組み合わせでさつまいも風味に変わる!?

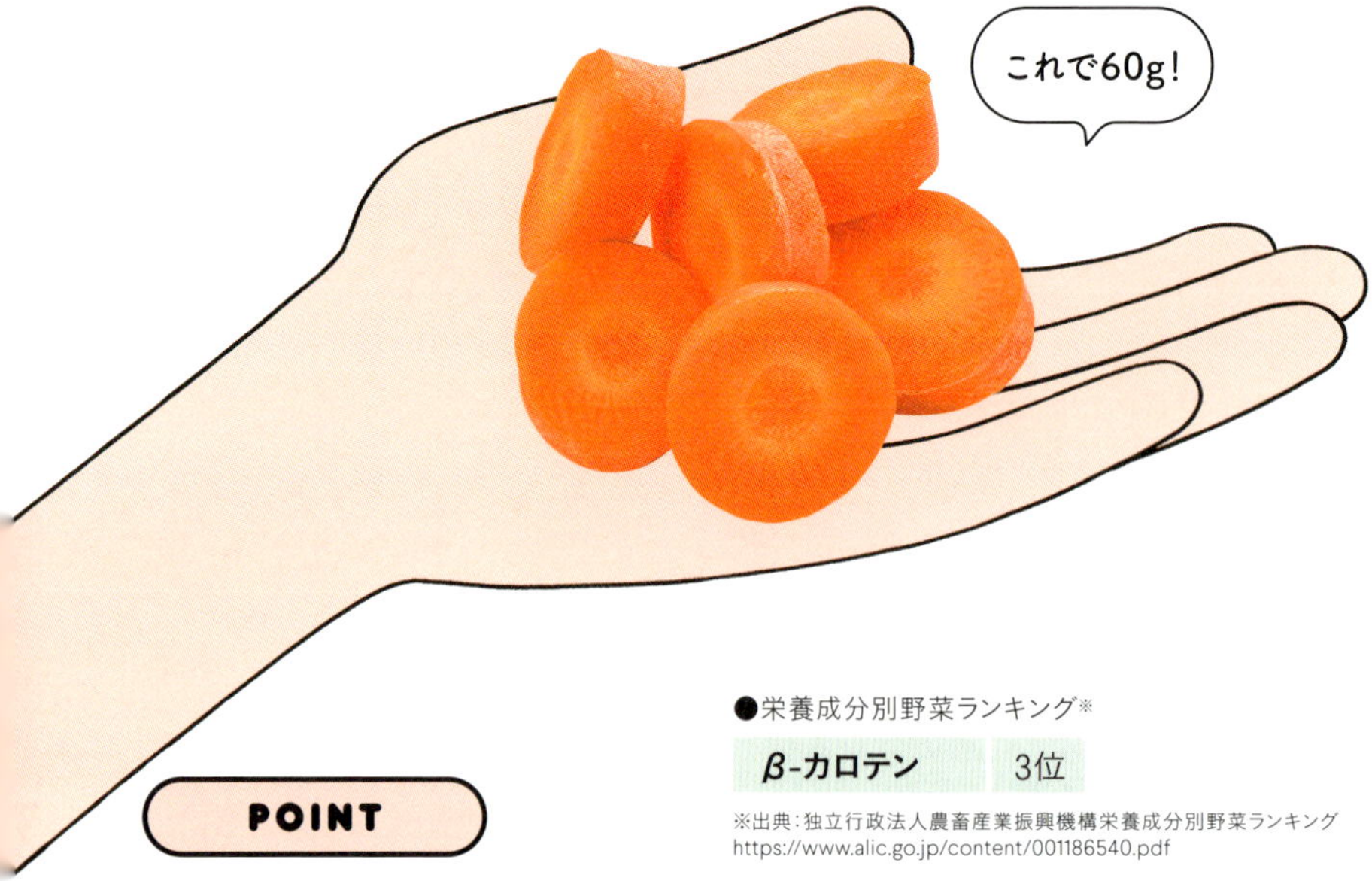

●栄養成分別野菜ランキング※

β-カロテン	3位

※出典：独立行政法人農畜産業振興機構栄養成分別野菜ランキング
https://www.alic.go.jp/content/001186540.pdf

POINT

- 皮も栄養豊富！　たわしなどで汚れをしっかり落とせば食べられる
- 切って保存するときは、湿らせたキッチンペーパーを敷いた保存容器に入れて冷蔵

にんじんは、気温の低い時期なら、キッチンペーパーで包んだものをさらに新聞紙でくるみ、風通しのよい冷暗所におけば、1週間から10日間ほど持ちます。ですから、常備にはもってこいの野菜。質の当たりが少なめなのもうれしいポイント。栄養面では、β-カロテンの含有量が群を抜いて豊富！　β-カロテンは脂溶性なので、油と組み合わせて食べると吸収率がアップします。お好みのドレッシングと和えるほか、大量消費したいときには炒め物にすると、かさも減らせて効率的です。おすすめの調味料は、ごま油、わさび、ポン酢しょうゆなど香りが強いもの。同じく香りが強いにんじんと相性がよく、苦手な方も食べやすくなります。

from 野菜と生活 管理栄養士ラボ

にんじんのメリットは、ビタミンAをβ-カロテンの形で摂れる点です。β-カロテンはプロビタミンAとも呼ばれ、体内で必要に応じてビタミンAに変わり、皮膚に蓄積されたり、体外に排出されたりします。つまり、にんじんをたくさん食べても、ビタミンAを摂りすぎる心配はないということ。ぜひ、日頃から積極的に食べましょう。

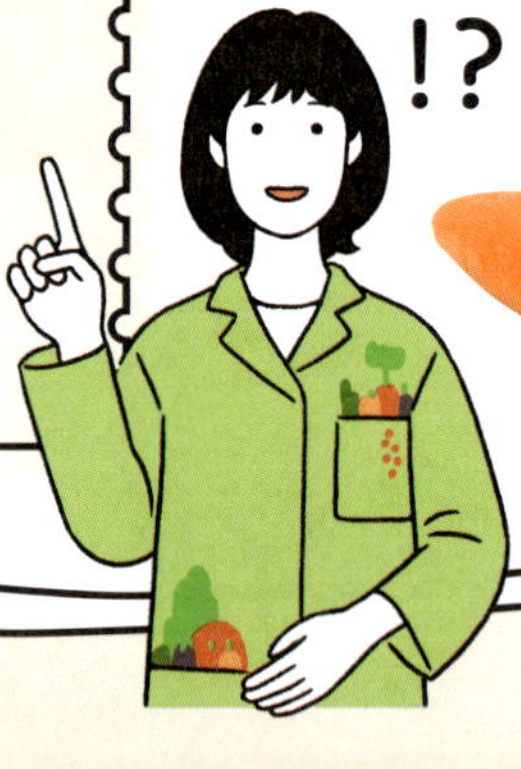

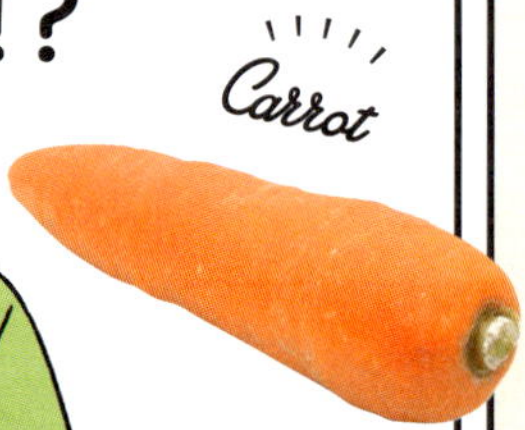

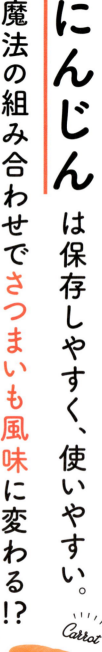

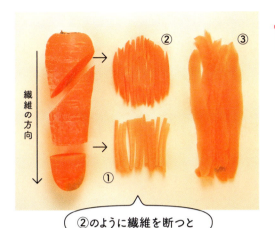

②のように繊維を断つと
火が通りやすくなる！

保存のアイデア

3つの切り方で保存しておけば簡単便利！

1パック3本入りのにんじんを買ったら、①繊維に沿って縦に千切り（短冊切りでも可）、②繊維を断つように斜め薄切りにしてから千切り、③ピーラーでリボン状、というように、1本ずつ違う切り方で保存すると便利です。①は味噌汁など香りを抑えたいものに。②はかき揚げなど香りを生かしたいものに。③は電子レンジ（600W）で約3分加熱してオリーブ油と塩少々で下味をつけておけば、追加の1品やお弁当の隙間埋めに使えます。

食べ方アイデア

にんじん＋卵＋牛乳＝さつまいも風味に!?

にんじんに卵と牛乳を加えると、なんとさつまいものような風味になるんです！　言われなければ気づかない？　というくらい食べやすくなるので、にんじんが苦手な方にはかなりおすすめ。この3つを組み合わせれば、キャロットプリンやキャロットケーキなどいろいろなスイーツが作れますよ。にんじんは、そのまますりおろすかブレンダーにかけてペースト状にします。時短で作りたいときは、市販のキャロットジュースでもOKです。

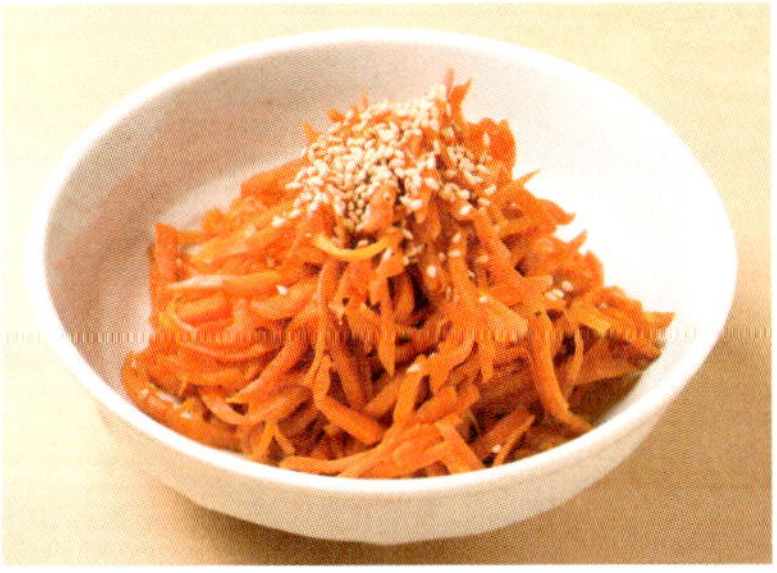

にんじんの持つ自然な甘みと食感を存分に楽しめるレシピ。油で炒めるのでにんじんに含まれるβ-カロテンの吸収率が高まります。

栄養を摂るなら皮つきにんじん

にんじんは、皮をむいたものよりも皮つきのほうが、カリウム、カルシウム、β-カロテン、食物繊維が多く含まれます。皮つきを千切りや薄切りにして調理するのがおすすめ！

皮ごと！　にんじんきんぴら（4人分）

❶にんじん中サイズ2本はよく洗い、皮つきのまま千切りにする。❷フライパンにごま油適量を入れて熱し、❶を炒める。❸少ししんなりしてきたら酒大さじ1を加え、ふたをして2～3分蒸し煮にする。❹仕上げにしょうゆ大さじ1を回し入れ、汁気が飛ぶまで炒りつける。❺器に盛って白ごま適量をふる。

VEGEDAY COLUMN — CARROT

① にんじんは正しく保存すると冷凍で1ヶ月、冷蔵で3週間持つ

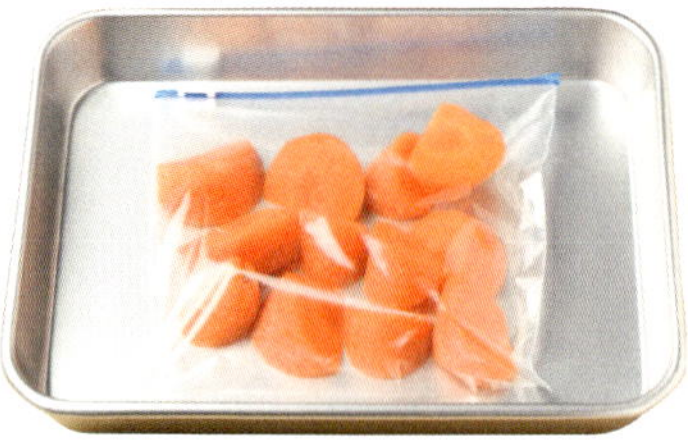

アルミやステンレスなど、熱伝導のよい金属製のバットにのせると早く凍るので、味や食感、おいしさを保つことができます。冷凍庫の扉を開閉しない時間帯（外出時や就寝時など）に冷凍するのがおすすめ。

冷凍保存なら1ヶ月長持ち

冷凍保存をする場合は、流水で洗い、料理しやすい大きさに切ってから保存しましょう。煮物用に乱切り・輪切りにする場合は、面取りをしておくと煮崩れを防ぐことができます。切ったにんじんはキッチンペーパーではさみ、手で軽く叩くようにして余分な水気を拭き取り、冷凍用保存袋に入れ、空気を抜いて平らにならします。アルミ製バットなど金属トレーにのせて冷凍庫へ。調理の際は解凍せず、凍ったまま使って。

冷蔵庫で長持ちさせるには？

丸ごとならキッチンペーパーなどで包んで保存用の袋に入れ、冷蔵庫の野菜室に立てて保存。使いかけならラップで包み、野菜室に保存して。保存期間の目安は1～3週間。にんじんは水気があると腐敗しやすいため、袋内に水気がたまっていたら拭いて、できるだけ早めに使い切りましょう。

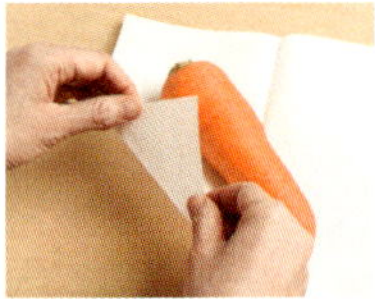

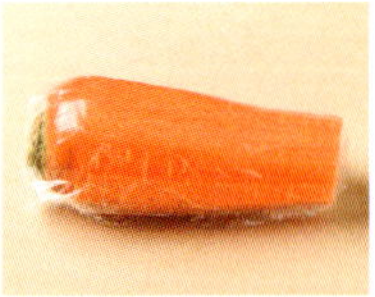

② にんじんの甘みを味わう炊き込みご飯

RECIPE

にんじんとツナの炊き込みご飯（2人分）

❶米1合は洗い、炊飯器に入れ、分量の水を加えて20～30分おく。
❷にんじん70gは皮をむいてすりおろす。
❸ツナ缶1缶（70g）は油を軽く切る。
❹❶に酒大さじ1、塩小さじ1/3を混ぜ、❷、❸、塩昆布4gをのせて混ぜずにそのまま炊く。ここで混ぜてしまうと、米が部分的に生煮えになることがあるので注意。
❺炊き上がったら全体を混ぜて盛りつけ、青ねぎ（小口切り）適量を散らす。トッピングに粉チーズをふると、にんじんが苦手な子どもでも食べやすい。味変にもおすすめ。

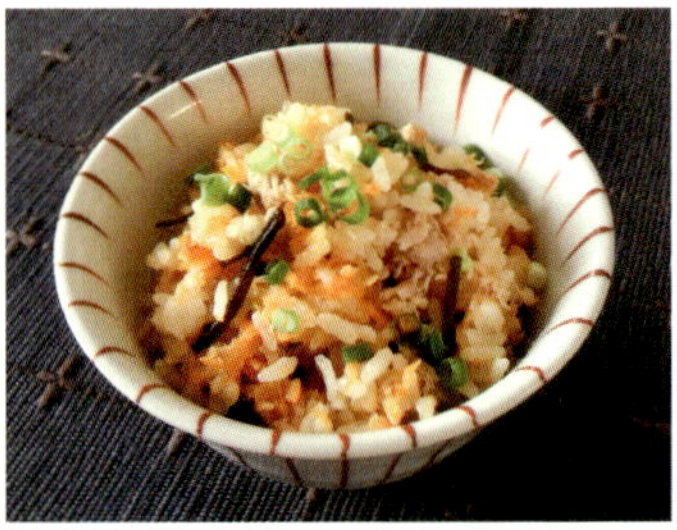

③

子どものにんじん嫌い克服のサポートは理由別に考えよう！

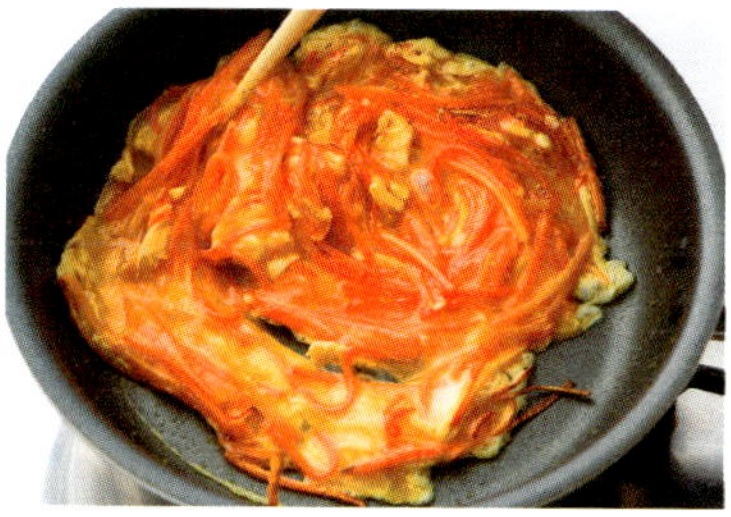

やわらかい食感が苦手なら

炒めて食感を変える

煮たにんじんのやわらかな「フニャッ」とした食感が苦手な場合は、炒め料理に。ピーマンやごぼうなど、食感の強いものと炒めるのがおすすめ。逆に食感がやわらかい卵と一緒に油で炒め合わせるのも◎。旨味の濃い卵のふんわりとした食感が、苦手なにんじんの存在感をカバー！

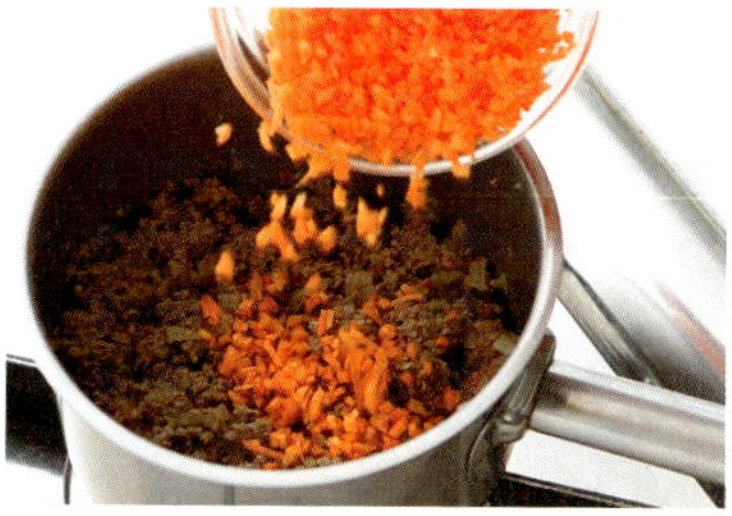

見た目が苦手なら

色がなじむものに入れる

にんじんの色を見ただけで嫌がる場合は、似た色合いの食材と合わせて、目立たなくして。色味が近いかぼちゃのポタージュにすりおろして加えて煮込んだり、ミートソースなどにみじん切りにして混ぜると◎。みじん切りは玉ねぎと肉を炒め、色が変わってきたタイミングで入れて。

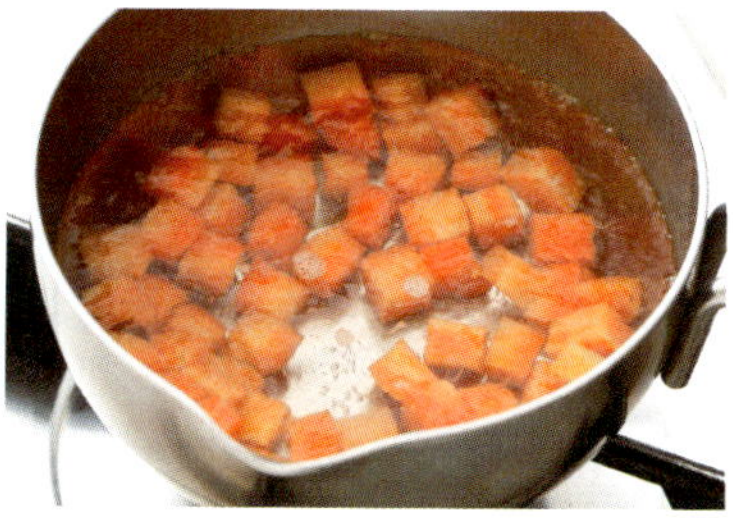

匂いが苦手なら

好きなものに混ぜる

油脂分を含むものと相性がよく、組み合わせると独特の青臭さがやわらぎます。すりおろしてカレーやケーキに混ぜるなど、「好きなもの」に入れるとよいでしょう。青臭さを軽減するには、下茹でも効果的。臭みがやわらぎ、調味料もしみ込みやすくなります。きんぴらもおすすめ。

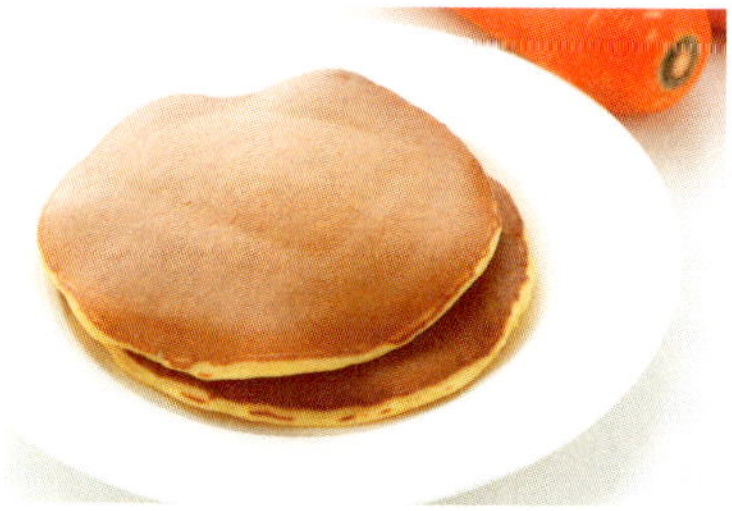

甘さが苦手なら

異なる甘みのある材料と合わせておやつに

おかずとして甘いのは苦手でも、異なる甘さと組み合わせておやつにすれば、グッと食べやすくなります。おすすめは、ホットケーキ。ミックス粉を加える前に、すりおろしたにんじんを混ぜるだけで、パクパクと食べられるおやつに！ にんじんへの苦手意識もきっとやわらぐはず。

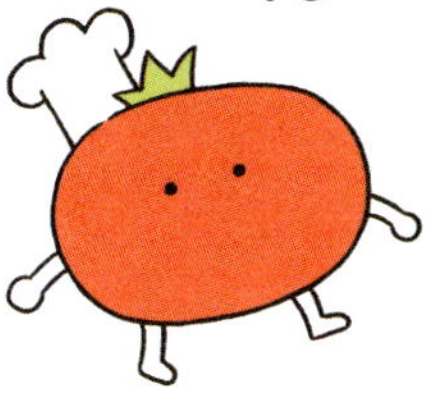

ピーマンは日持ちしやすくビタミンC豊富！

苦みは2つのテクニックでカバー

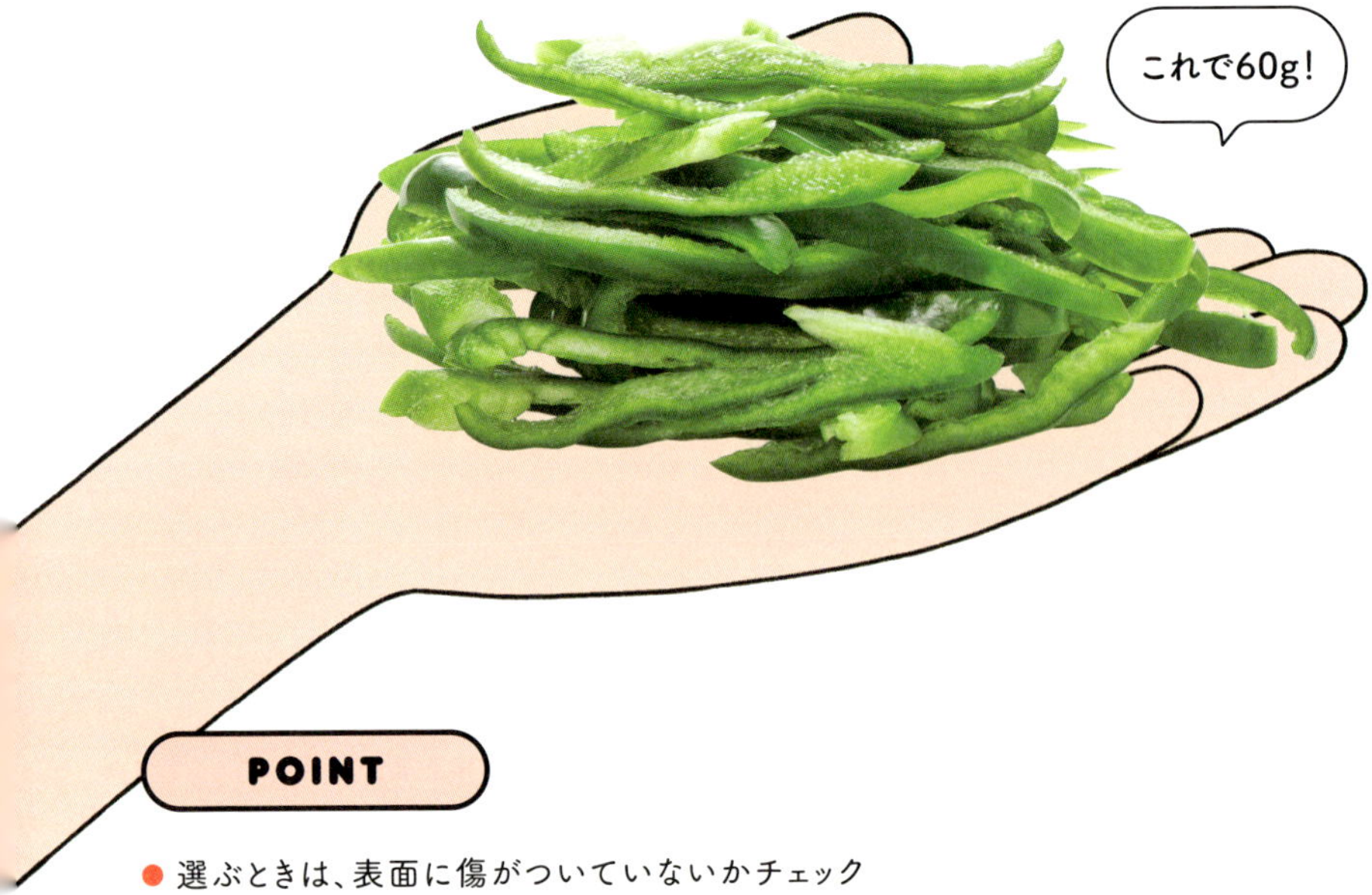

POINT

- 選ぶときは、表面に傷がついていないかチェック
- 緑ピーマンは種もワタも食べられる！　丸ごと煮がおすすめ

一般的に出回っている緑ピーマンは、青く未熟な状態のうちに出荷されるため、苦みが強いのが特徴です。完熟すると赤くなって甘みが増し、青臭さが抜けて食べやすくなります。一方、緑ピーマンは未熟だからこそ日持ちしやすいというメリットも。冷蔵庫で2週間ほど保存できる場合もあります。ピーマンの一種である肉厚で大きなパプリカは、赤や黄色、オレンジ色のものが一般的ですが、実は紫、茶、黒などの種類もあり多彩です。長く置いておくと皮が硬くなってしまうため、丸ごと保存するときは、1個ずつキッチンペーパーで包んで保存袋で冷蔵し、1週間を目安に使い切りましょう。

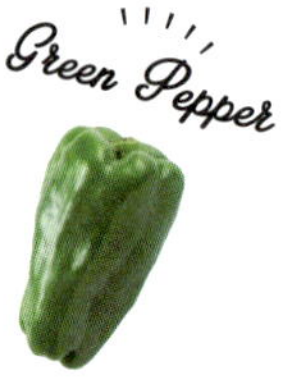

from 野菜と生活 管理栄養士ラボ

ビタミンCといえば、レモンやレタスをイメージする方が多いのではないでしょうか？　ですが、ピーマンのビタミンC含有量は、野菜のなかでもトップレベル。ほかに、β-カロテンやビタミンEなども豊富です。苦みがあるので苦手なお子さんは多いのですが、学校給食の献立を作る管理栄養士としては、健康のためになるべく使いたい食材のひとつ。ご家庭でも工夫して取り入れてみてくださいね。

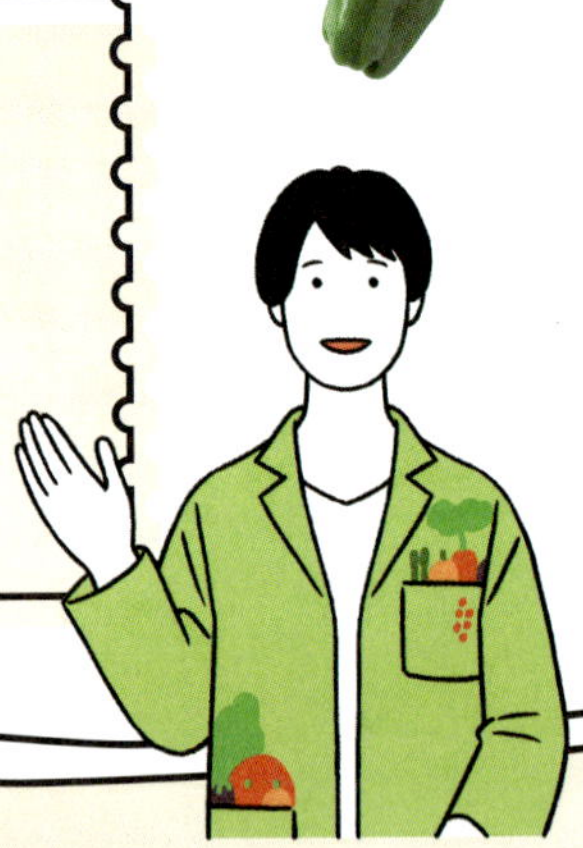

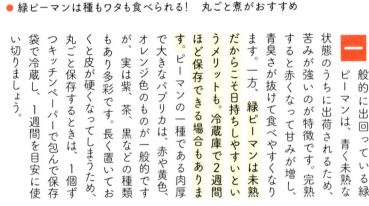

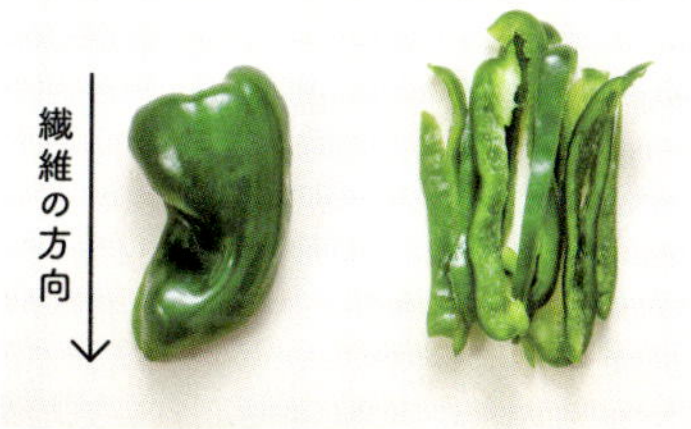

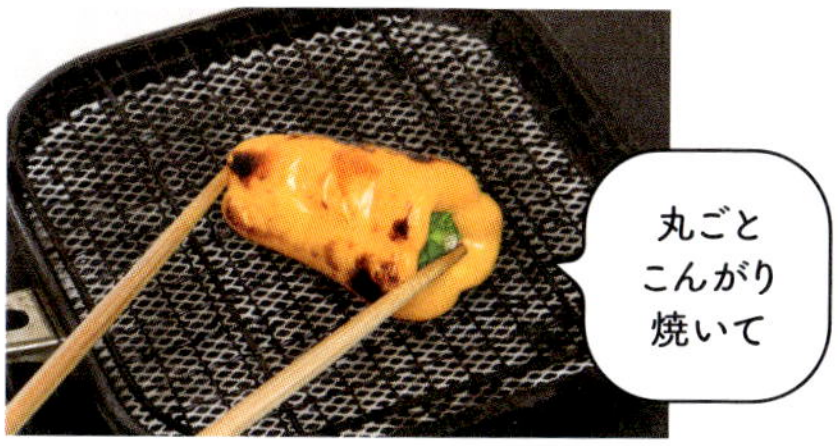

食べ方アイデア

ピーマンの苦みは切り方と油でカバー

ピーマン特有の苦みをカバーするコツのひとつは、**繊維に沿って縦方向に切ること**。逆に、**輪切りのように横方向に切ると、繊維が断たれて苦み成分が出やすくなって**しまうので注意しましょう。２つ目は、油と一緒に調理すること。周りが油でコーティングされることによって、苦みを感じにくくなります。加えて、お子さんの好きなトマトケチャップ味やカレー味などに調味してあげると、よりお箸が進みやすくなるでしょう。

簡単レシピ

パプリカはトロッと甘い丸ごと焼きに！

パプリカを簡単においしく食べるなら、丸ごと焼きがおすすめです。魚焼きグリルやトースターなどで皮が真っ黒に焦げるまで焼いたら、すぐ氷水に取って表面の皮をむきます。すると、甘みが増して食感もトロッと大変身！ オリーブ油と塩・こしょうなどをふっておつまみにしたり、肉を炒めるときに加えたりして楽しんで。まとめて数個焼き、裂いた状態で冷凍すれば、1ヶ月ほど活用できます。

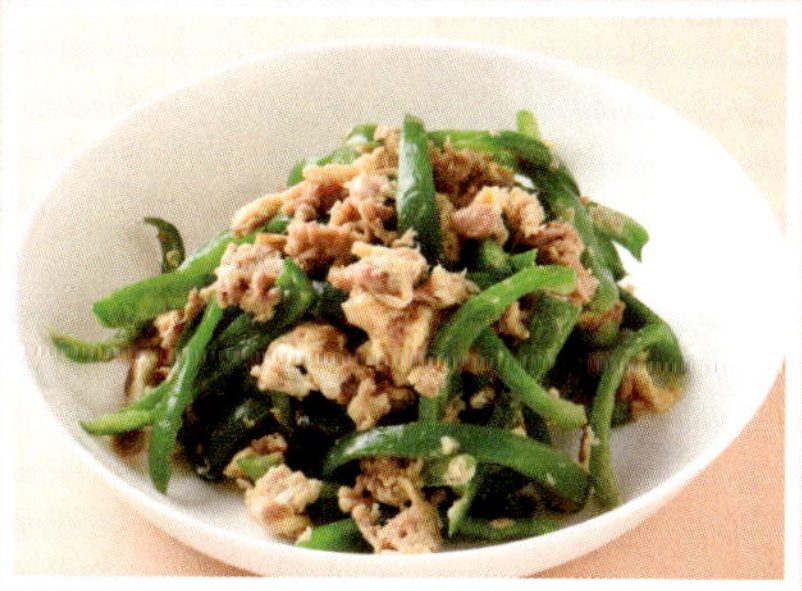

マヨネーズをかけて丼に、パンに溶けるチーズと一緒にのせて焼けばピザ風にアレンジすることもできます。

ピーマンの保存方法

保存するときは洗わずに、水気があれば拭き取ってから、ポリ袋に入れて口を閉め、冷蔵庫の野菜室へ。調理の際は、食べる分だけ袋から取り出して。ピーマンは切り口から傷んでいくので、できるだけ１個を使い切りたいものです。また、赤ピーマンはすでに完熟しているため、特に傷みやすいので気をつけて。

ピーマンのツナ卵炒め（2人分）

❶ピーマン５～６個は種とワタを取って縦に細切りにする。溶き卵２個分は粉チーズ小さじ１（お好みで）を混ぜて卵液を作っておく。❷ツナ缶の油（適量）をフライパンに入れて熱し、ツナ１缶（80～100g）とピーマンを炒める。❸めんつゆ（ストレート）大さじ１と砂糖小さじ１を合わせておく。❹❸を❷に入れ、ピーマンがしんなりとしてきたら❶の卵液を入れて炒める。

VEGEDAY COLUMN —— GREEN PEPPER

1 ピーマンは時期によって切り方を変えるとおいしい

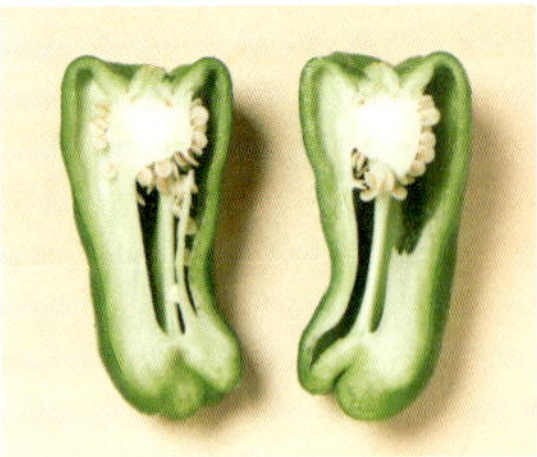

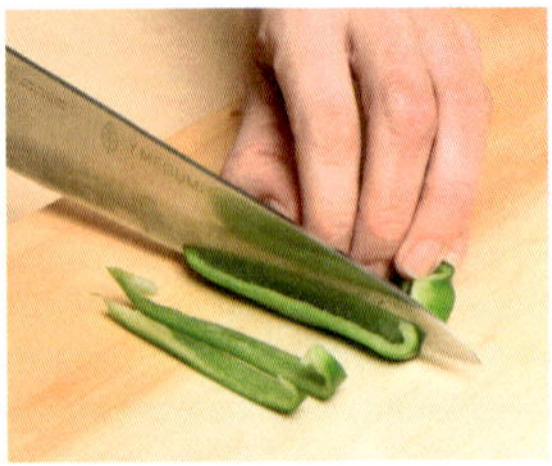

旬の出始めの時期

ピーマンの旬は6～9月。旬の出始めの時期は、全体がやわらかく種まで食べられます。丸ごと食べる場合は、種つきのまま半割りに（左写真）。細切りの場合は、繊維を断つとアクが出やすいので、繊維に沿って縦切りに。皮表面は滑りやすいため、切る際は必ず裏面を上にして、刃先で引いて（右写真）。

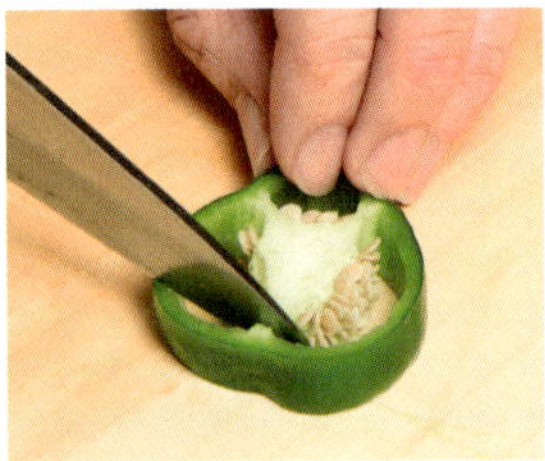

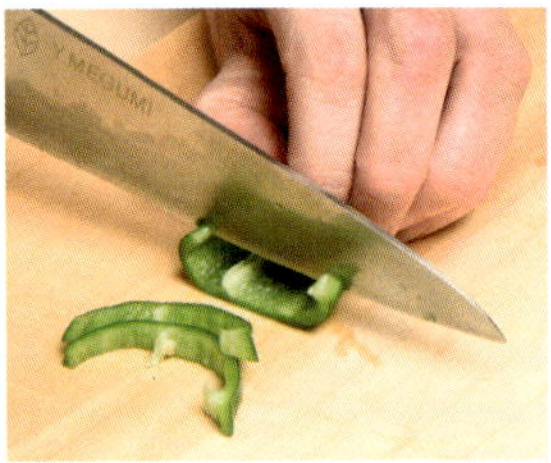

旬の終わりの時期

旬の終わりの時期のピーマンは皮が張って硬くなります。種も硬いため取り除きましょう。輪切りの場合は種つきのままのほうがつぶれにくく、切りやすくなります。そのあとに種を取りましょう（左写真）。細切りの場合は、口当たりと火の通りがよくなるよう、繊維を断って横切りに（右写真）。

2 ピーマン嫌いなら、これを試してみて

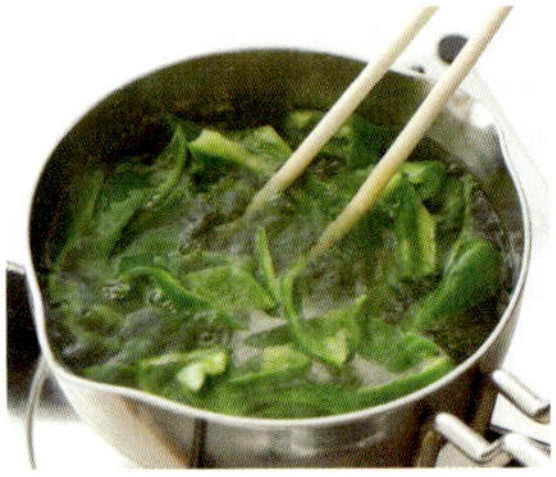

茹でて冷凍すると青臭さが軽減！

ピーマン特有の青臭さは、茹でると軽減します。その茹でたピーマンを冷凍保存すると、匂いや苦みがさらに弱まります。冷凍したものは細胞が壊れてやわらかくなるので、食べやすさもアップしますよ。

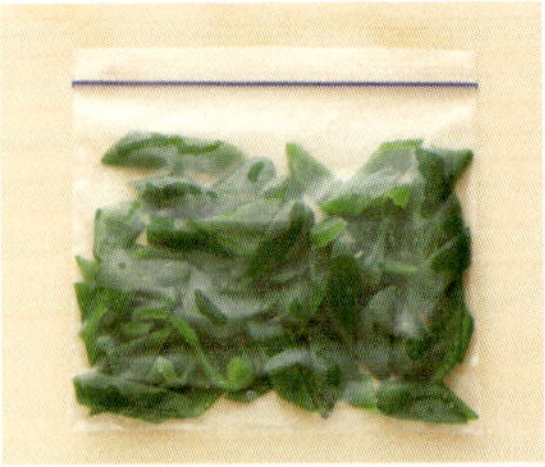

下茹でして冷凍保存する手順

水洗いし、ヘタと種を取り除いて使いやすい大きさに切ったピーマンを熱湯にくぐらせ、すぐにザルに上げて粗熱を取ります。完全に冷めたら、キッチンペーパーで水気をよく拭き取って。冷凍用保存袋に入れて平らにならし、空気を抜きながら密封を。冷凍庫で保存し、2週間を目安に使い切りましょう。

③ プロ直伝！ピーマンの肉詰めの作り方

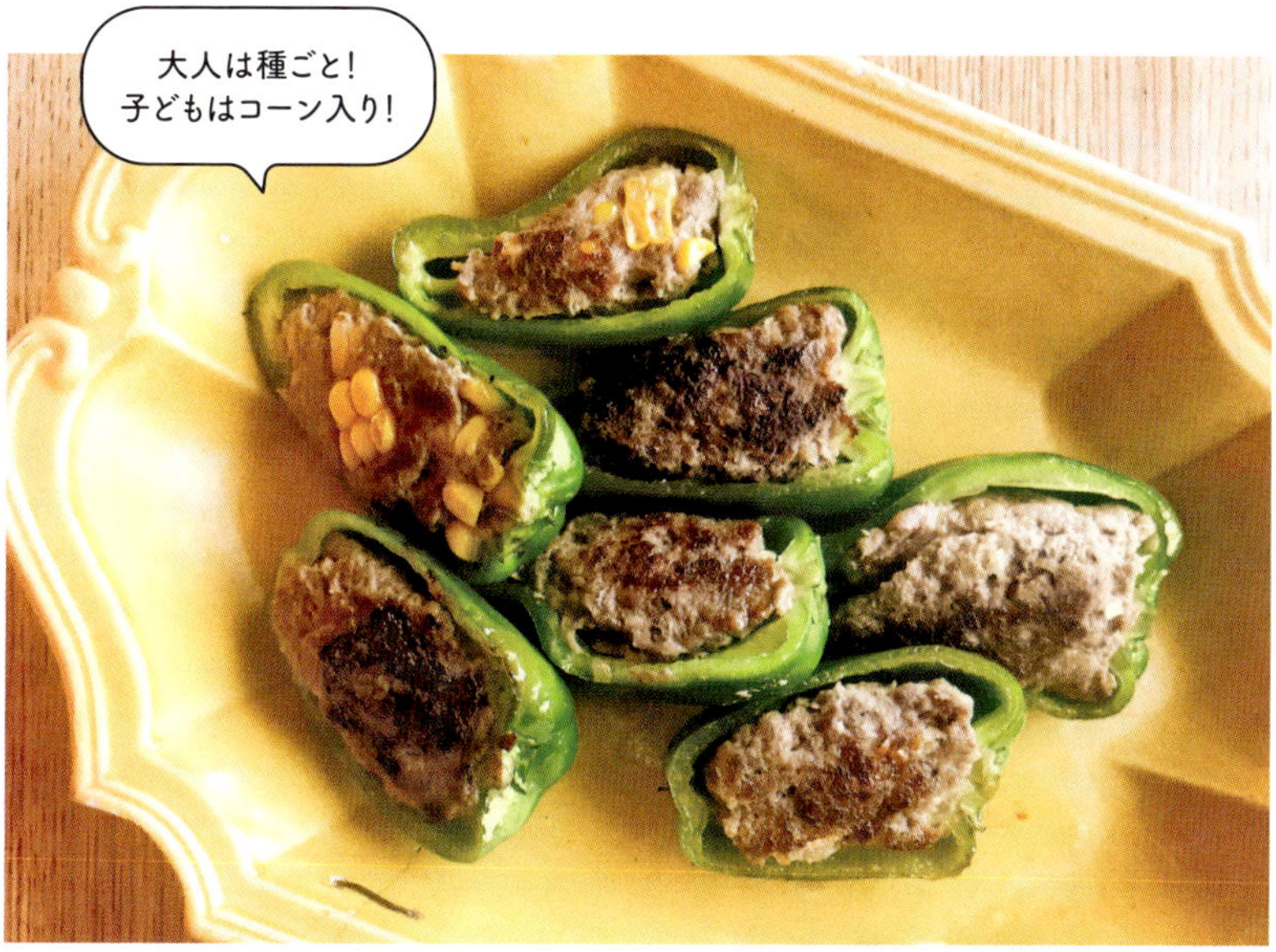

RECIPE **ピーマンの肉詰め**（4人分）

❶ピーマン7〜8個は縦半分に切る。大人用は種とワタをつけたまま、子ども用は種とワタを取り除く。

❷玉ねぎ1/2個をみじん切りにし、サラダ油少々を入れたフライパンで甘みが出るまで炒め、冷ましておく。

❸パン粉10gに牛乳大さじ3を加え、ふやかしておく。

❹ボウルに合いびき肉300gと塩小さじ1/2を入れ、よく練る。ナツメグ少々と❷、❸を加えて混ぜる。

❺子ども用に❹から適量分けて別のボウルに入れ、茹でたとうもろこし適量を加えて混ぜる。

❻ ❶のピーマンの内側に、茶こしなどで薄力粉適量を薄くふる。内側に薄力粉を薄くふることで、焼くときに肉が離れにくくなる。

❼大人用のピーマンには❹、子ども用のピーマンには❺を入れて表面を平らに整える。

❽サラダ油適量を引いたフライパンに❼を肉面を下にして入れ、弱火でじっくりと焼く。肉に火が通ったらひっくり返し、軽く焼く。

❾焼き上がったら皿に盛り、大人用にはサルサソースを、子ども用にはトマトケチャップを好みでつけて食べる。

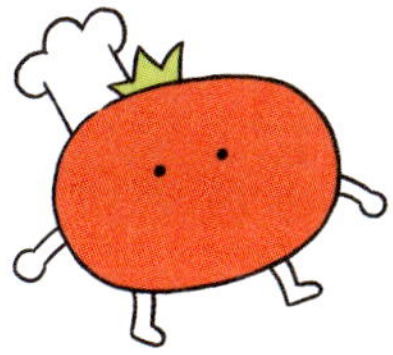

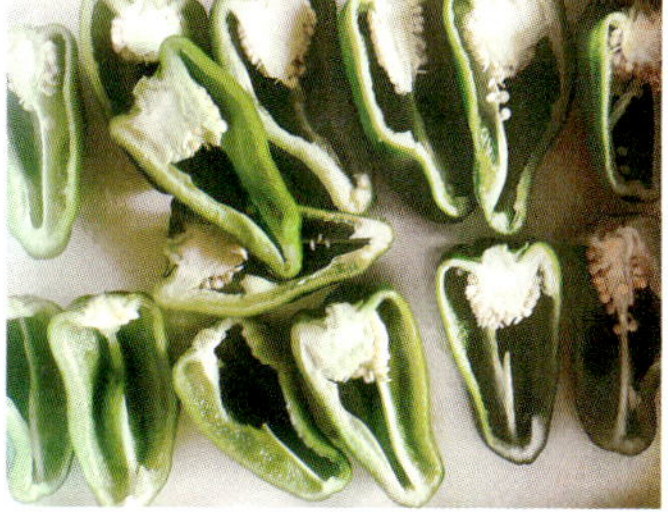

大人向けのピーマンの肉詰めのポイントは、種とワタを残すこと。ほんのりとした苦みが残り、おいしくいただけます。

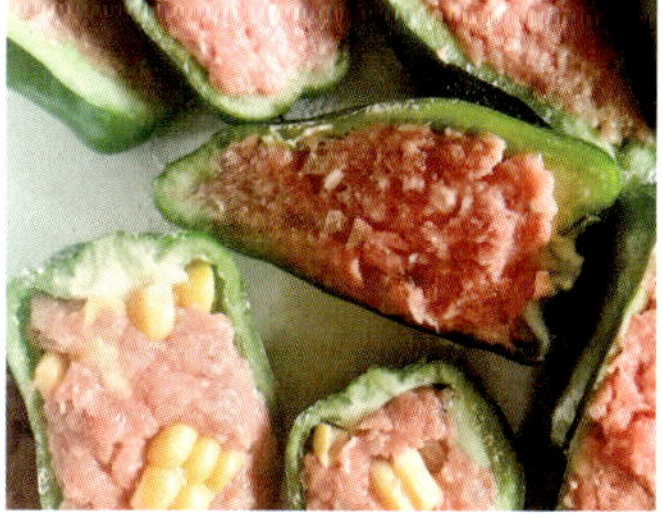

ピーマン嫌いの子どもでもおいしく食べられるようにするポイントは、肉だねにとうもろこしを混ぜること。とうもろこしの甘みで食べやすさがアップします。

かぼちゃはβ-カロテンの含有量がトップクラス！
ホクホク食感と甘みを楽しんで

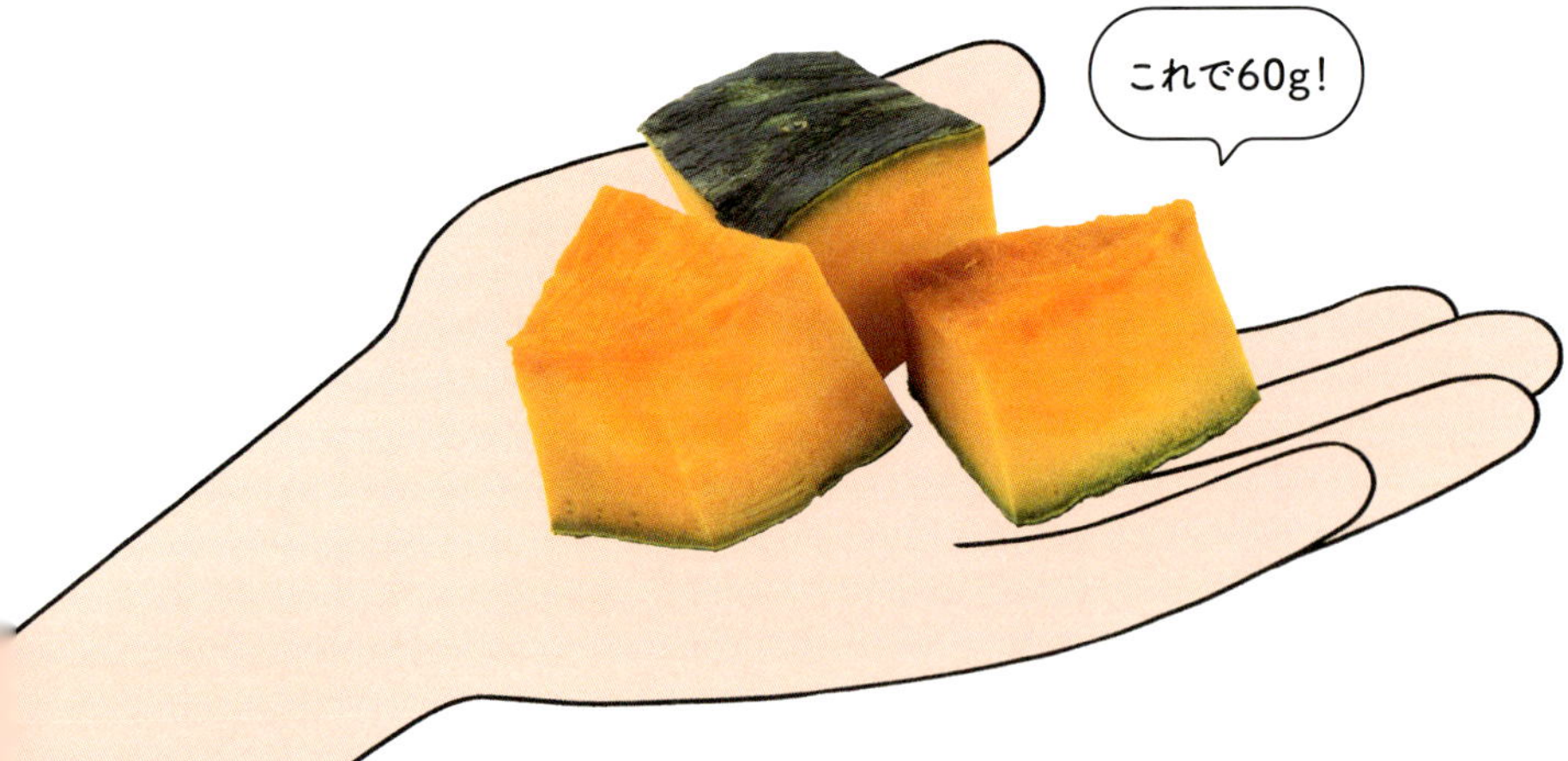

●栄養成分別野菜ランキング※

β-カロテン	10位

※出典：独立行政法人農畜産業振興機構栄養成分別野菜ランキング
https://www.alic.go.jp/content/001186540.pdf
※西洋かぼちゃが対象

POINT

- カットかぼちゃは黄色が濃いもの、丸ごとはヘタが乾いているものが◎
- 種も食べられる（P41参照）！　おつまみやマフィンのトッピングに

ホクホクした食感で甘みがあるかぼちゃは、おかずにもおやつにもなってくれる野菜。硬い皮を切りやすくするには、先に電子レンジで加熱するのがコツです。カットされてラップに包まれたものを買ってきたら、そのラップのまま600Wで約2分加熱します（1／4個の場合）。このとき、30秒ごとに裏返すのが加熱ムラを軽減するポイント。電子レンジから出したら、ラップを皮の部分だけ外し、皮を水に浸して洗いましょう。皮は食べられるので、むくか残すかはメニューに合わせて。ポタージュのようにきれいな色に仕上げたいときはすべてむくのがおすすめですが、煮物にするときはまだらに残してむくと煮崩れを防ぎやすくなります。

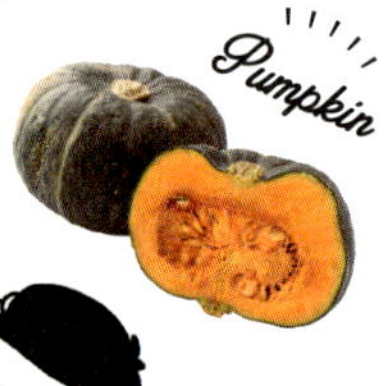

from 野菜と生活 管理栄養士ラボ

かぼちゃにはβ-カロテンのほかにも、抗酸化作用があるビタミンCやビタミンEが豊富に含まれています。かぼちゃを使った料理は、煮物やスープ、サラダ、デザートなどバリエーション豊かなので、上手に日常の食事に取り入れられるといいですね。さつまいもや栗とともに、女性に人気があると言われていますが、ぜひすべての人におすすめしたい野菜です。

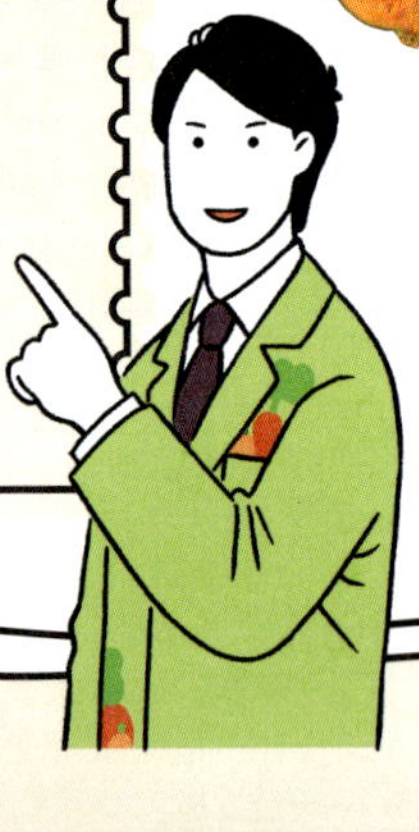

ホカホカのかぼちゃで
アイスがとろける！

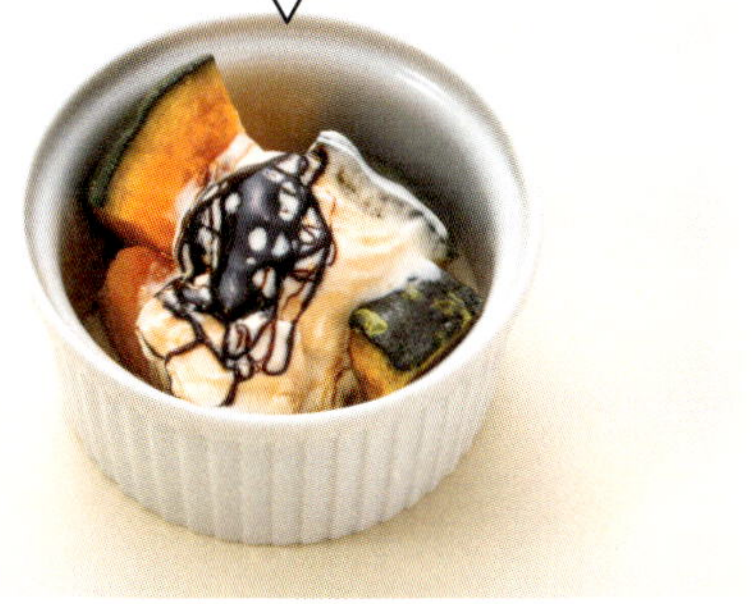

簡単レシピ　料理教室でも大好評！ かぼちゃのアイスクリームのせ

加熱してやわらかくしたかぼちゃの上にバニラアイスクリームをのせ、煮詰めたバルサミコ酢をかけると絶品！　特に、坊ちゃんかぼちゃというミニサイズで甘みの強いかぼちゃを使うのがおすすめです。これは、カゴメで「アンナマンマ」というイタリアンのブランドを立ち上げるときのプレゼンで、イタリア風のデザートもご提供しようとひらめいた一品。それ以降、料理教室で大好評をいただいているメニューです。

簡単レシピ　お弁当にもおすすめ！　かぼちゃの茶巾絞り

皮をむいて数cm角にカットしたかぼちゃを電子レンジでやわらかくしてつぶし、お好みの量の砂糖と少々の塩を混ぜて、かぼちゃあんを作ります。そこにクリームチーズを加え、ラップで包んで形を整えると、甘さと塩気のバランスが絶妙な茶巾絞りに！　**お弁当のデザートにもおすすめです**。たくさん作りたいときは、ラップにかぼちゃあんを広げてクリームチーズをポンポンと並べ、のり巻きのように巻いたものを端から切ると簡単ですよ。

CHECK!

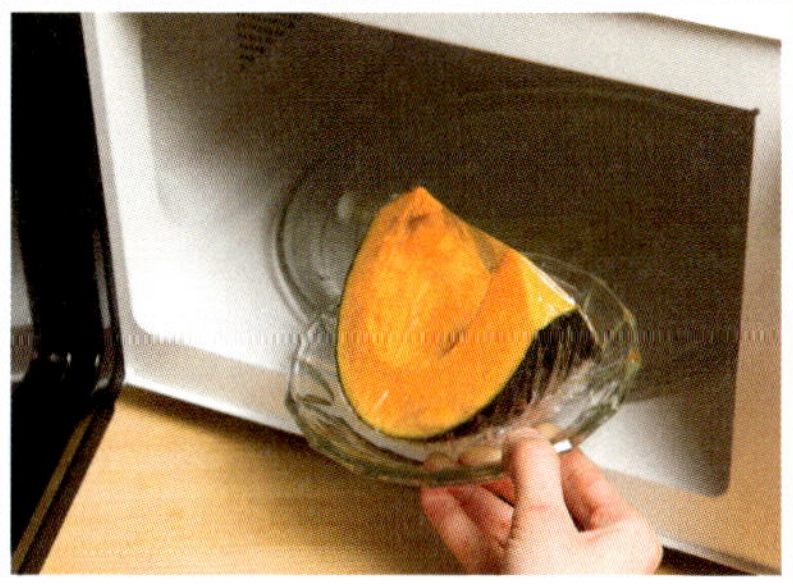

電子レンジで軽く加熱すると、包丁が入りやすくなって楽に切ることができます。

かぼちゃを長持ちさせる保存方法

丸ごとかぼちゃは10℃程度の冷暗所に置きます。カットかぼちゃは常温だとすぐに傷むので、種やワタを取り除き、切り口にラップを貼りつけるようにして全体を包んで。ポリ袋に入れ、口をしばってから冷蔵庫の野菜室に入れます。2～3日を目安に使い切って。

かぼちゃを楽に切る方法

かぼちゃは切る前に電子レンジで加熱して、ある程度やわらかくしてから切りましょう。丸ごとの場合は電子レンジで5～6分が目安です。カットかぼちゃの加熱時間は右ページをご参照ください。

VEGEDAY COLUMN — PUMPKIN

① 簡単&便利! 料理別かぼちゃの切り方

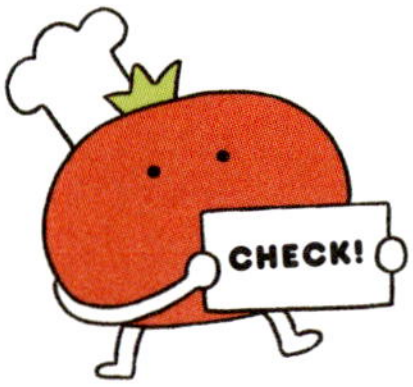

丸ごとのかぼちゃを切る方法

丸ごとのかぼちゃを切る場合、写真のようにヘタを避けた位置に包丁の刃の中央部分を当て、「刃全体」で力が均等に入るようにし、半分に切ります。ヘタの真上から切るのは、とても硬くて危ないので、やめましょう。また、包丁の刃先だけを差し込むと、包丁が抜けず切りづらくなります。

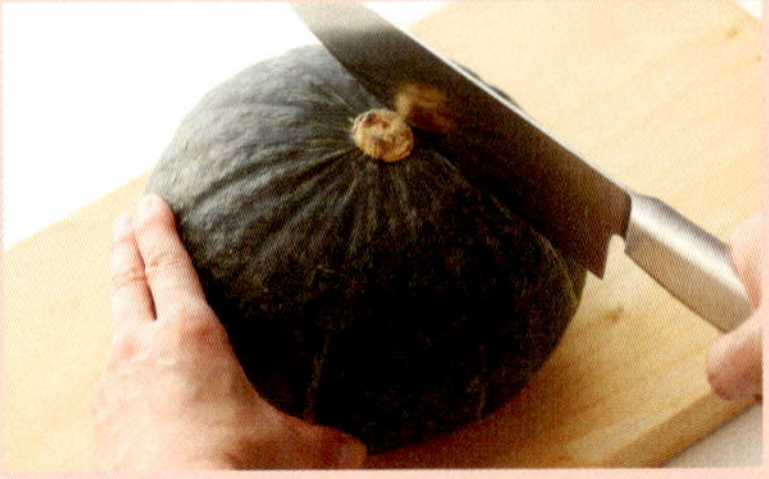

CUT.1 煮物の場合

ところどころ皮をむく

皮つきで調理すると煮崩れしにくく、美しく仕上がります。ところどころ皮をむいて味をしみやすくして。切り口を下にして置き、皮の色が残る程度に一部を薄くそぎ落とします。4～5cmの大きさの角切りにし、切り口の角を薄く切り取って面取りし、煮崩れを防ぎます。

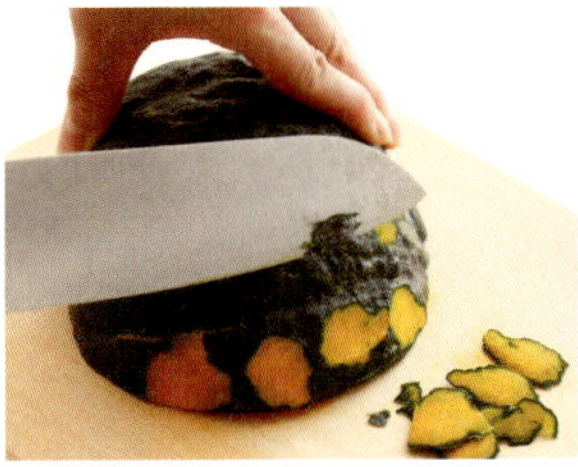

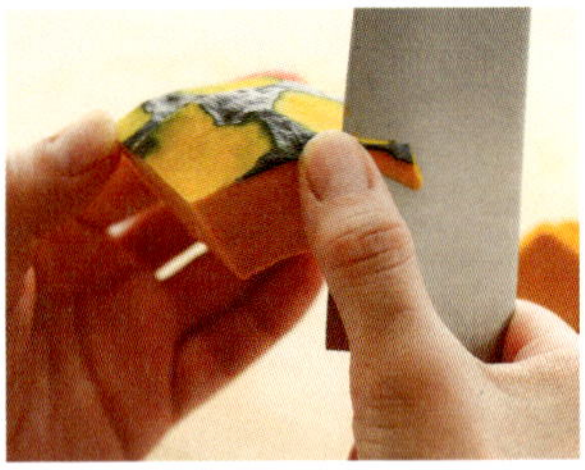

CUT.2 炒め物や揚げ物の場合

繊維に沿って押し切り、薄切り

かぼちゃが安定するように切り口を下にして置き、繊維の向きに沿って、5～7mm幅の薄切りにします。包丁は、手前から押し出すように動かして押し切りしましょう。

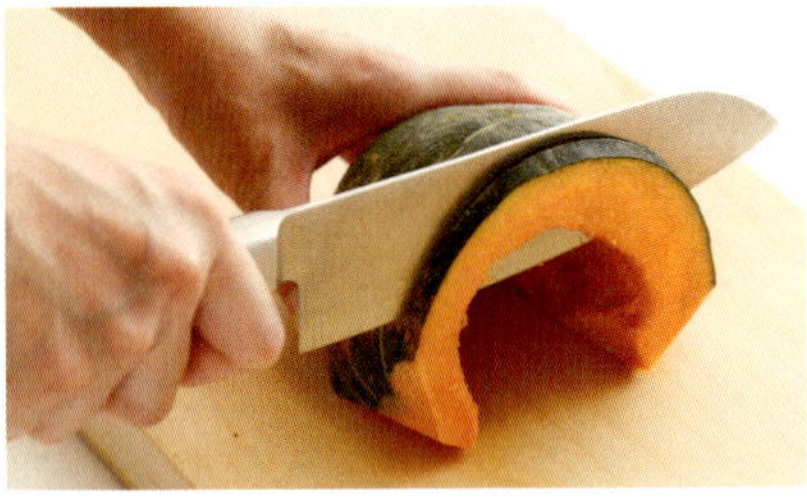

CUT.3 サラダやコロッケの場合

電子レンジで加熱してつぶす

つぶした果肉を具材にする場合は、使う分量を切り分けて、種とワタを取り除き、ラップをかけて電子レンジで加熱します。加熱の目安は、1/4個では600Wで4～5分。ときどき竹串を刺してみて、スッと入るくらいにやわらかくなったら、スプーンで果肉をすくい出してつぶします。

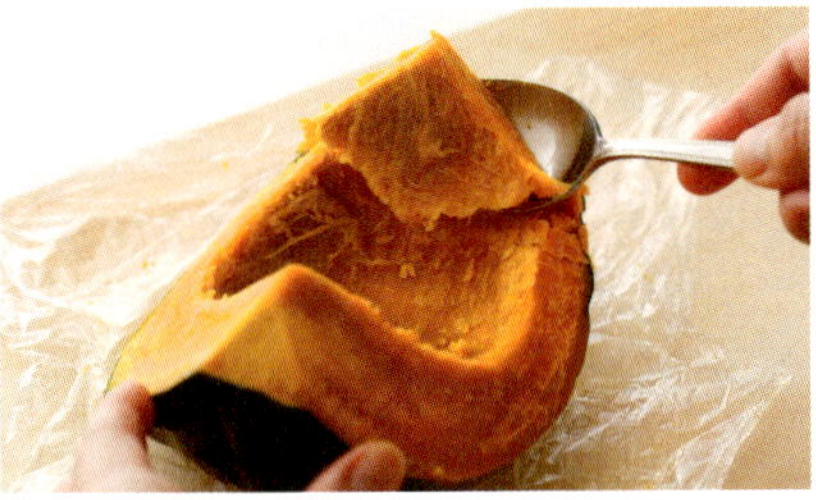

CHAPTER.1

② かぼちゃの栄養！種類ごとの違いと、種に含まれる栄養も紹介

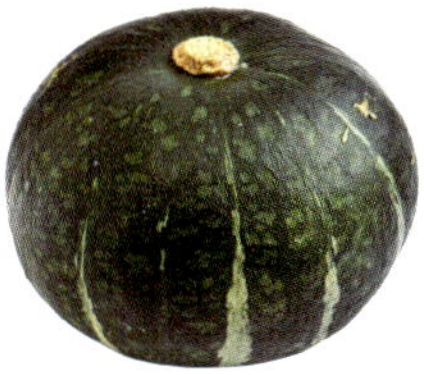

西洋かぼちゃ

でんぷん質が多く、ホクホクとした食感と強い甘みが特徴。現在流通しているかぼちゃは、ほとんどが西洋かぼちゃ。主な品種は黒皮栗かぼちゃ、赤皮栗かぼちゃ、坊ちゃんかぼちゃ、栗マロンかぼちゃなど。

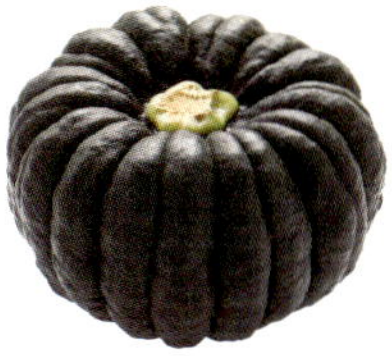

日本かぼちゃ

でんぷん質が少なく、ねっとりした舌ざわりで、味は淡白。煮崩れしないため、煮物など長時間の加熱料理に適しています。主な品種は黒皮かぼちゃ、ひょうたんかぼちゃ、バターナッツかぼちゃなど。

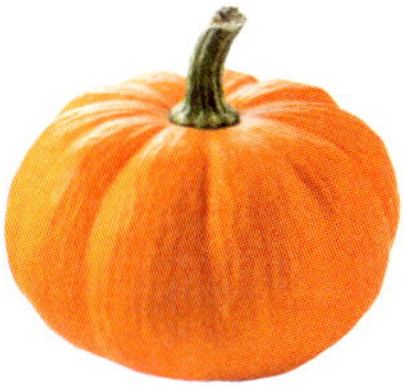

ペポかぼちゃ

北米南部の乾燥した地域で作られた品種の総称。主な品種はズッキーニや、茹でると中身がそうめん状にほぐれる金糸瓜、主に観賞用でハロウィーンでおなじみのおばけかぼちゃ、おもちゃかぼちゃなど。

種類ごとの栄養の違いは？

カリウム、β - カロテン、ビタミンC、食物繊維は、西洋かぼちゃに最も多く含まれます。特にβ - カロテンは、日本かぼちゃの５倍以上、ビタミンＣは２倍以上。一方、ビタミンＫは、ペポかぼちゃ（ズッキーニ）に最も含まれており、葉酸は日本かぼちゃに最も多く含まれています。

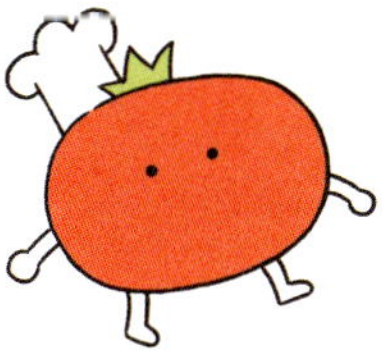

③ かぼちゃの種を捨てずに食べる方法

かぼちゃの種は栄養たっぷり！

乾かして煎れば、ピーナッツのように食べることができます。栄養価もバツグン！　可食部100gあたり、たんぱく質（26.5g）、食物繊維（7.3g）、カリウム（840mg）、マグネシウム（530mg）、亜鉛（7.7mg）、葉酸（79 μg）を含みます。

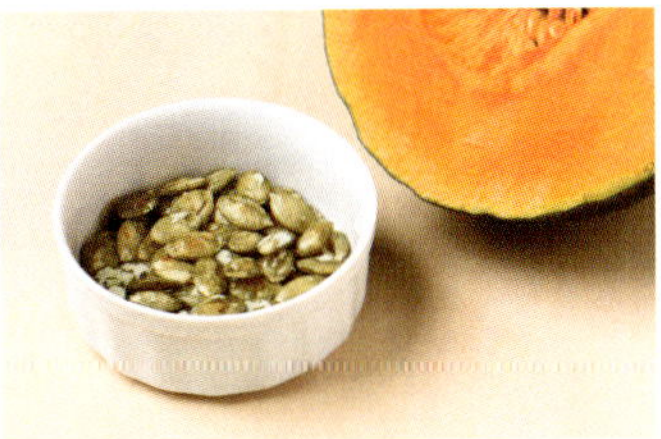

少量ずつ小分けにして食べるのがおすすめ。保存する際はビンなどに入れて。

かぼちゃの種の食べ方

❶種は黄色いワタを取ってよく洗い、クッキングシートに並べて電子レンジ（600W）で１～２分加熱して乾燥させる。

❷種の端にハサミで切り込みを入れ、殻をむく。

❸ ❷をフライパンに入れ、弱火でから煎りして完成。そのままグラノーラに混ぜても、塩やバター、カレー粉などで味つけして食べても◎。

ズッキーニは見た目によらずかぼちゃの仲間！

淡白な味わいで幅広く活用できる

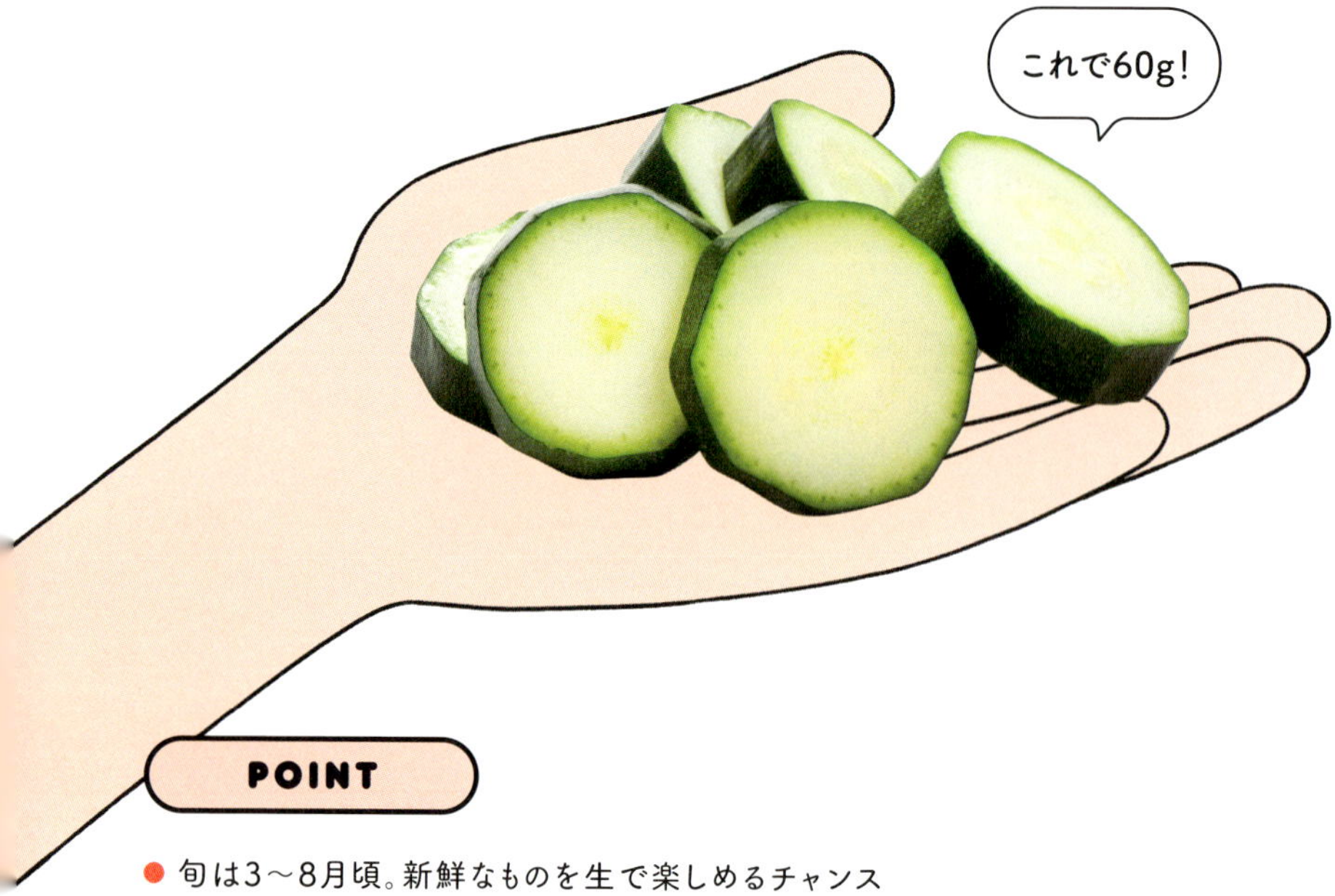

POINT

- 旬は3～8月頃。新鮮なものを生で楽しめるチャンス
- 大きく育ちすぎると味が落ちやすい

ズッキーニは一見きゅうりに似ていますが、分類上はかぼちゃの仲間です。加熱したときのホクッとした食感を知ると、納得していただけるでしょう。また、クセがなく淡白な味わいで、ほかの食材の旨味を吸い込みやすいところはなすにも似ています。そのため、ズッキーニをどう使おうか迷ったときは、なすの使い方をイメージしてみるとヒントになるでしょう。さらに、かぼちゃにないメリットは「生でも食べられる」という点。塩もみして水気を絞ったものを塩昆布と和えたり、オリーブ油と黒こしょうで洋風にしたりなど、調味料しだいでさまざまなバリエーションを楽しめます。

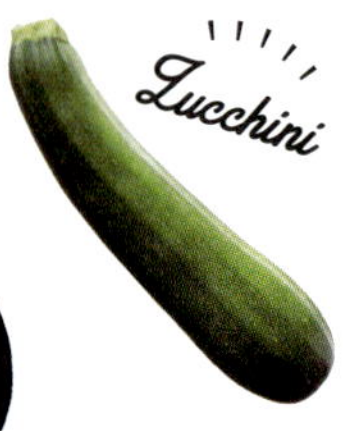

from 野菜と生活 管理栄養士ラボ

ズッキーニは、見た目がきゅうりに似ているので「栄養がないのでは？」と誤解されがち。確かに、水分が9割以上を占めますが、ビタミンC、β-カロテン、カリウムなども含まれます。ちなみに、カリウムの含有量はきゅうりの約1.5倍にのぼります。油で炒めたり焼いたりすると、β-カロテンの吸収率がアップ。皮目の緑色も鮮やかに発色して、彩りを添えてくれます。

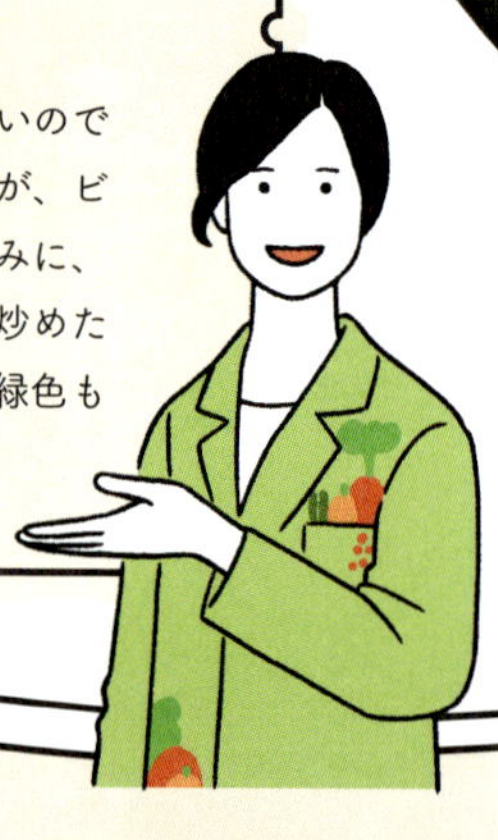

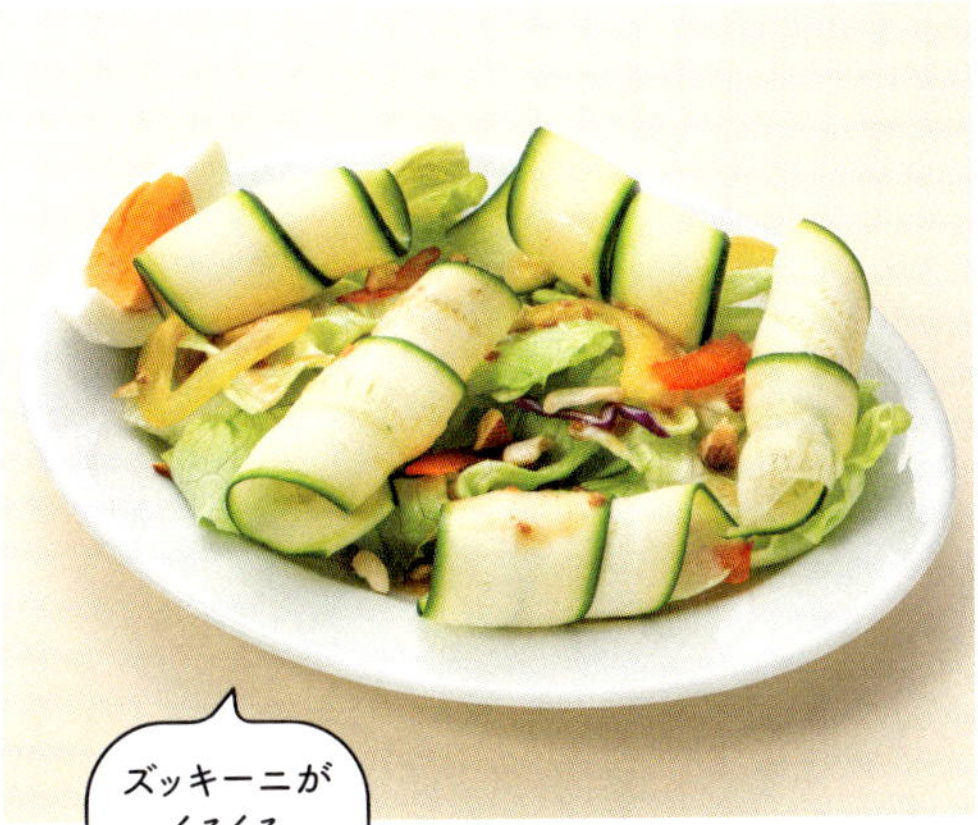

食べ方アイデア

新鮮なうちだけ楽しめるリボンサラダ

新鮮でみずみずしいズッキーニを切ると、ちょっと面白い現象が見られます。**ピーラーで薄くむくと、くるくるとリボンのようにカールする**のです。この現象は、にんじんのような硬い野菜では見られません。野菜の生命力のようなものを感じられて、見ているだけでも楽しいものですが、この形を生かしてサラダにのせるとかわいらしく華やかな見た目になります。お子さんにお手伝いしてもらうのもおすすめですよ。

食べ方アイデア

焼きなすのような焼きズッキーニ

ズッキーニの「なすっぽさ」を生かすなら、**焼きなす風のソテーがおすすめ**です。輪切りや半割りにしたズッキーニに格子状に切り目を入れ、フライパンで焼き目をつけると、しょうゆやかつお節をかけるだけでおいしい一品に。なすの場合は、水分が多いので実がトロトロに崩れて形が持たないこともありますが、ズッキーニは加熱してやわらかくなっても、比較的しっかり食感も形も残るのが特徴。ぴったり詰めたいお弁当にも重宝します。

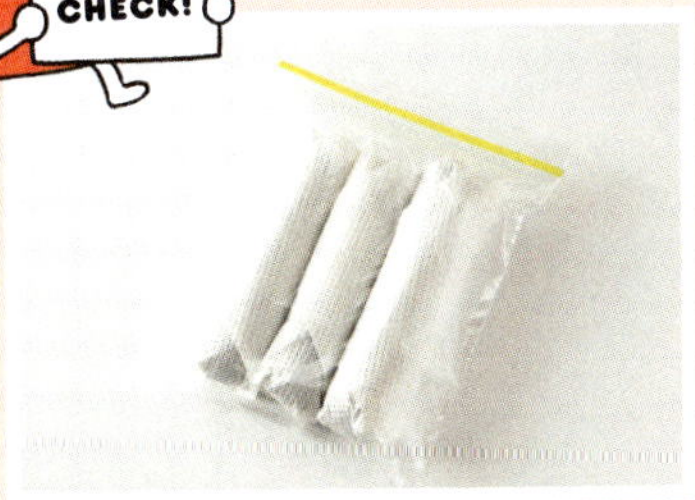

ズッキーニの保存方法

水分が抜けると味が落ちるので、乾燥は大敵。キッチンペーパーで包んでから保存袋に入れましょう。冷蔵庫の野菜室で7〜10日程度持ちます。また、食べ切れない場合は、冷凍保存を。食べやすい輪切りや細切りにして冷凍用保存袋へ。水分が多いので、重ならないように並べましょう。1ヶ月以内に食べ切って。

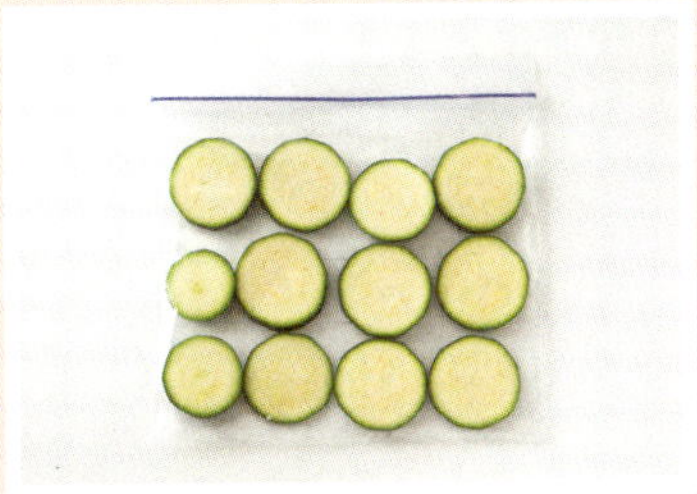

おいしいズッキーニの選び方

全体の太さが均一で、表面にツヤがあるものを。ヘタの切り口が新鮮でみずみずしいものを選んで。

オクラのネバネバの正体は食物繊維など。ネットをそのまま使えば下ごしらえも簡単

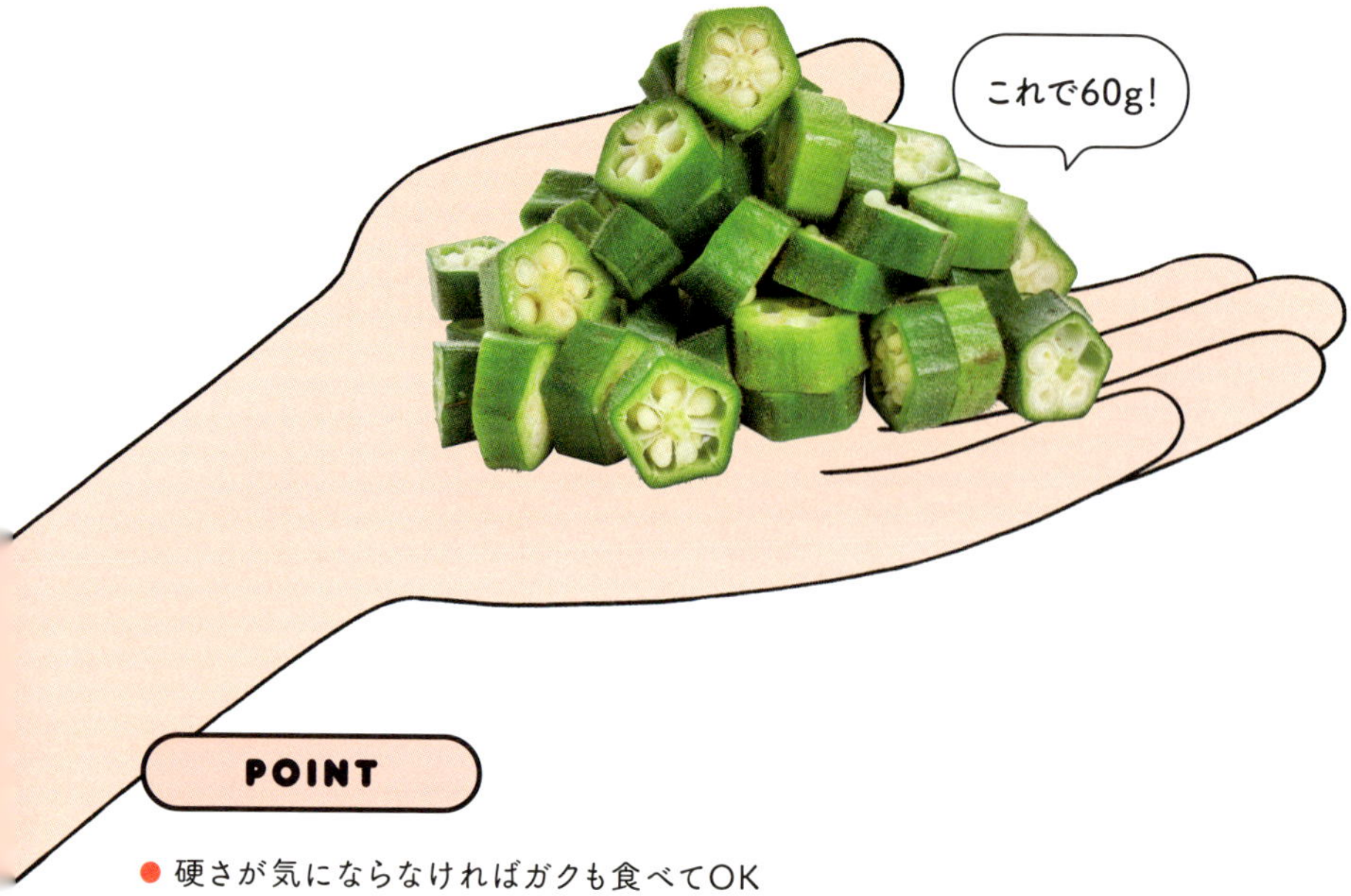

POINT

- 硬さが気にならなければガクも食べてOK
- 生食するときは新鮮でえぐみが少ないものを選んで

夏

野菜のひとつであるオクラには、とてもきれいな花が咲きます。実が上に向かってなるところも面白く、育てて観賞するのも楽しい野菜です。そんなオクラは「板ずりが面倒」とよくいわれますが、買ってきたときのネットを活用すると簡単にできます。ネットに入れたまま水洗いしたあと、さらにネットの上から粗塩をふりかけてゴシゴシこすり、もう一度すいで水気を切れば、下ごしらえは完了！　あとは刻んで納豆に入れたり、冷奴にのせたり、味噌汁に入れたりとすぐ使えます。ただし、使う前に少しだけかじってみて、えぐみが気になったらさっと1分弱ほど茹でるのがおすすめです。

from 野菜と生活 管理栄養士ラボ

オクラ特有のネバネバとしたぬめりの正体は、ペクチンやガラクタンなどの食物繊維です。また、ほうれん草や小松菜などの葉物野菜に多い、葉酸が豊富に含まれるのも特徴。葉酸は水溶性なので茹でると減少しますが、オクラの場合は、茹でてもさほど含有量が変わらないのがメリットです。生でかじってみてえぐみが気になるときは、さっと茹でて食べましょう。

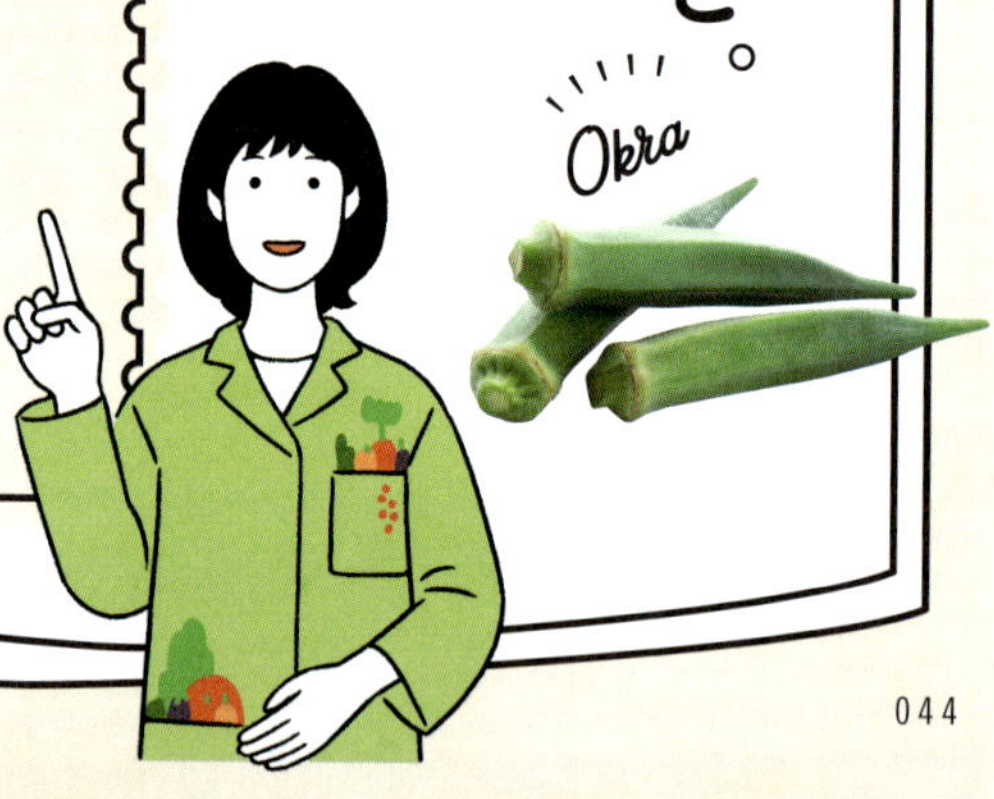

よく刻む＆加熱するとネバネバ増し増し

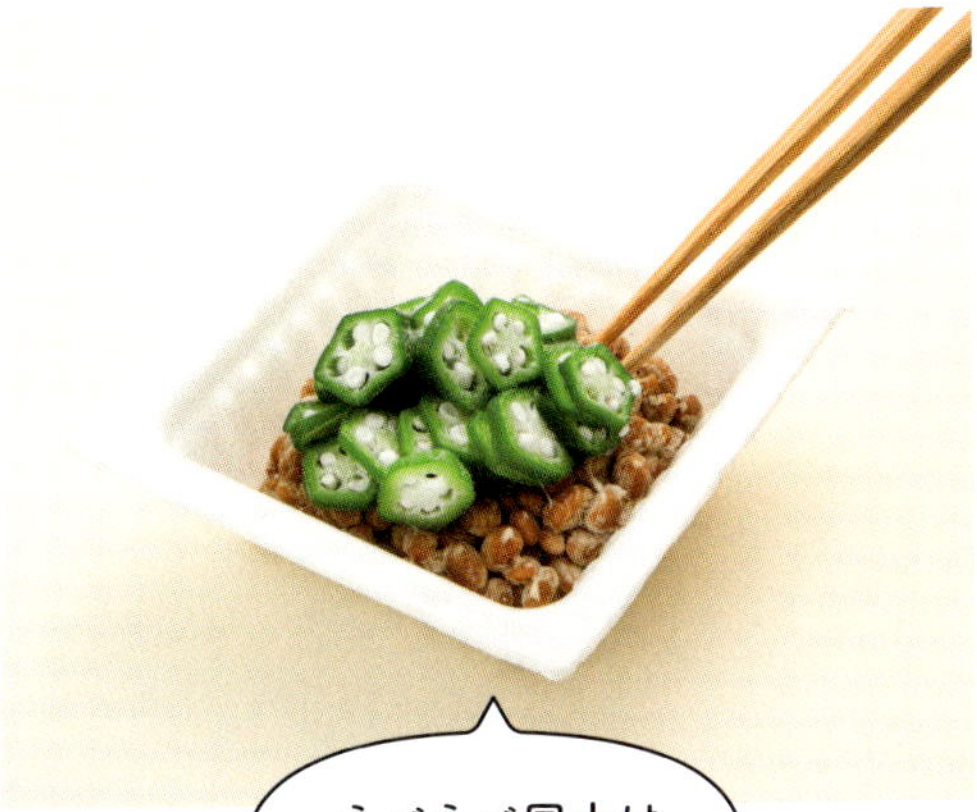

食べ方アイデア

食物繊維が不足しがちな方には、ぜひ積極的に摂っていただきたいオクラのネバネバ。**薄く小口切りにすると、細胞壁が壊れてネバネバがしっかり出てきます**（みじん切りもおすすめですが、種を刻むことで少々えぐみが出ます）。また、少し長めに茹でるのもネバネバを出すには効果的。オクラの細胞壁は、熱によっても壊れるためです。ネバネバが出たオクラは、納豆やめかぶと合わせたネバネバ丼、とろろそばのトッピングなどにどうぞ。

甘辛い味つけが大人気！　肉巻きソテー

食べ方アイデア

オクラのおかずの鉄板ともいえる肉巻き。豚バラ肉の薄切りをオクラに巻きつけてソテーし、しょうゆやみりんなどで甘辛く味つけします（簡単にするなら市販の焼き肉のタレを使っても可）。**オクラに火が通り切っていなくても、豚肉に火が通ってタレがしっかり絡んでいればOK**です。肉を巻きつけるのでボリュームが出るうえ、野菜と肉を一緒に摂れるのもメリット。夕食のメインおかずのほか、お酒のおつまみ、お弁当にもどうぞ。

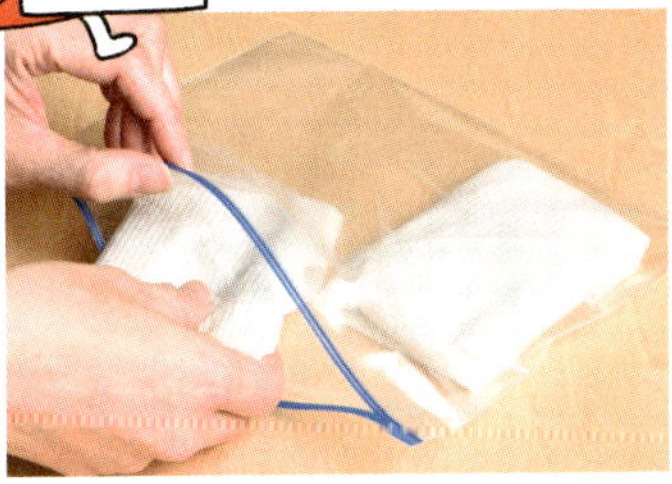

オクラの冷蔵保存方法

オクラは乾燥や低温に弱いため、購入後はまとめてキッチンペーパーで包み、密封できる保存袋に入れて冷蔵庫の野菜室で保存しましょう。低い温度で冷やしすぎると低温障害が起こり、表面が黒く変色するので注意。傷みが早いので、できるだけ早めに使い切って。

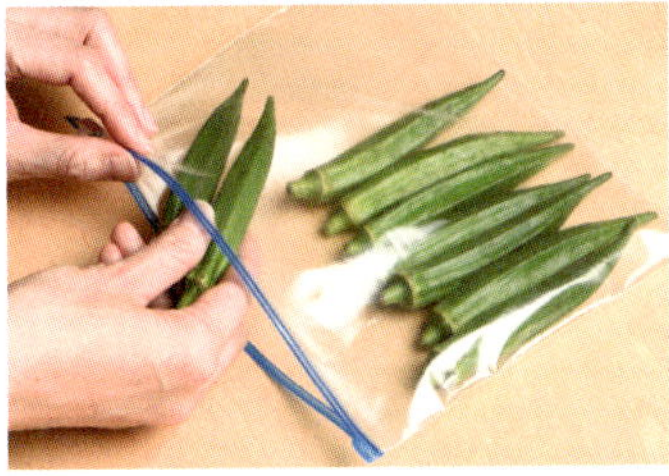

オクラの冷凍保存方法

水洗いして水気を拭き取り、ガクを取ったオクラを冷凍用保存袋に平らに入れて冷凍します。調理に使うときは凍ったままでOK。冷凍することで産毛が取れるので板ずりの必要がなく、凍ったまま刻んで薬味にもできます。輪切りなどにカットして冷凍することも可能です。その場合は、平らにならして冷凍用保存袋に入れ、冷凍を。いずれも保存期間の目安は約1ヶ月です。

ブロッコリーは日常的に使う野菜のなか※では
たんぱく質の優等生。茎や葉まで使って

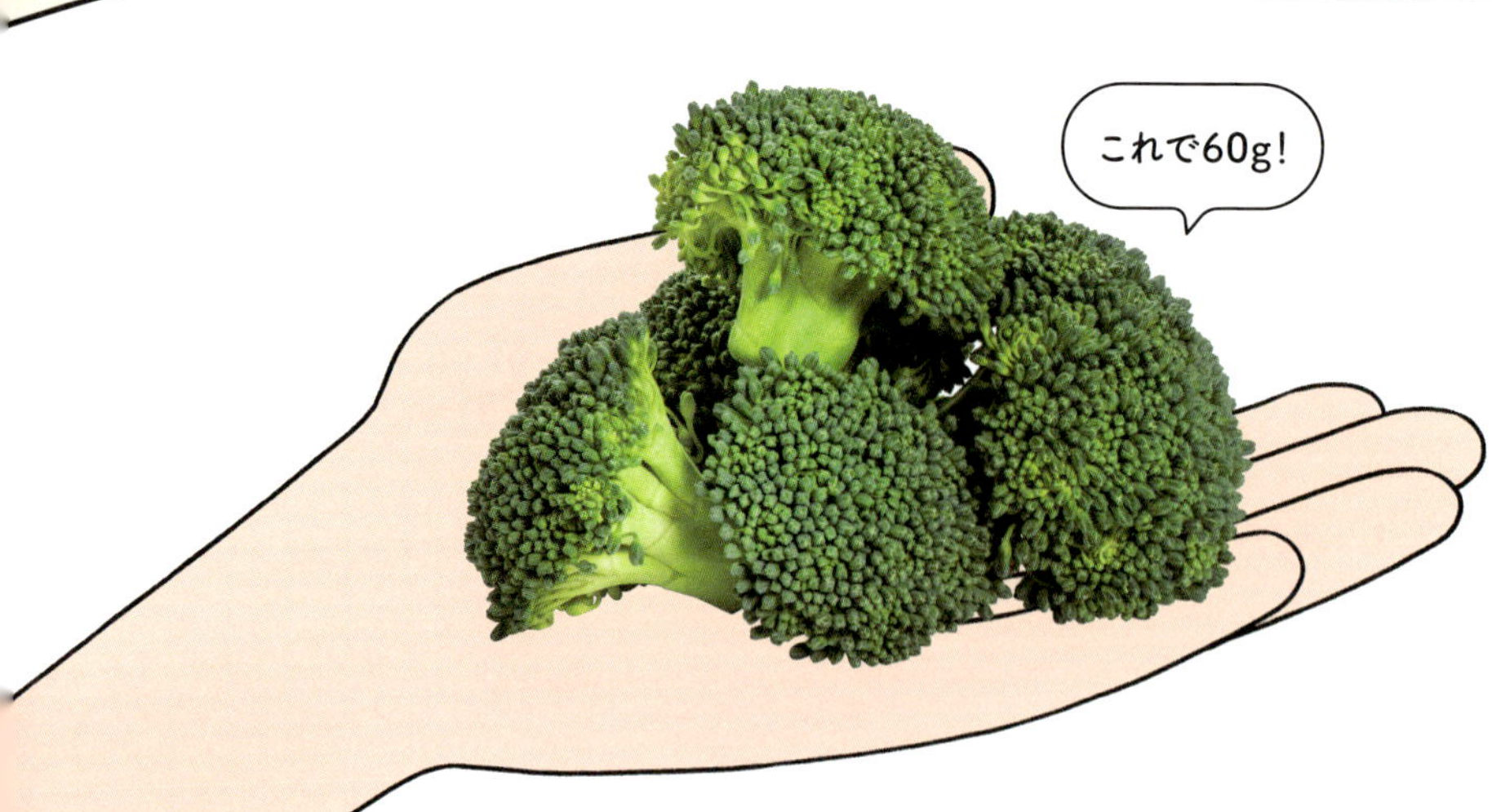

●栄養成分別野菜ランキング※

ビタミンB1	7位	ビタミンC	6位
ビタミンB2	8位		

※出典：独立行政法人農畜産業振興機構栄養成分別野菜ランキング
https://www.alic.go.jp/content/001186540.pdf

POINT

- 寒くなるにつれて甘みが増す。10月～3月頃が旬
- 汚れが落ちにくいつぼみは水の中でしっかり振り洗い

ブロッコリーは、大根、玉ねぎ、キャベツ、白菜、にんじんなどの日常的に使う野菜のなかでは、たんぱく質を多く含みます。たんぱく質は人の体にとって大切な栄養素ですが、年齢とともに「肉はもたれる」「脂質が気になる」といった理由から、不足しがちな方も多いのでは？　そんな方こそ、ブロッコリーを食事に取り入れましょう。**ブロッコリーはつぼみだけでなく、茎、葉まで全部食べられます。**茎は下を5㎜～1㎝ほど切り落とし、硬い皮の部分を包丁で切り落とせば、下ごしらえ完了。やわらかい部分はつぼみと一緒に茹でる、硬い部分は炒めてきんぴらにする、皮は繊維に垂直に細切りにし、揚げ焼きにするなどの食べ方がおすすめです。

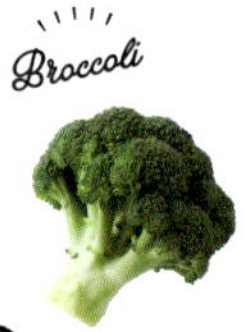

from 野菜と生活 管理栄養士ラボ

ブロッコリーにはβ-カロテンのほか、ビタミンC・ビタミンE・葉酸といった栄養素が含まれます。水溶性ビタミンを効率的に摂るなら、蒸すか電子レンジ加熱がおすすめです。また、たんぱく質は朝・昼・晩に摂りたい栄養素ですが、忙しい朝に肉やお魚などを調理するのは難しいもの。でも、ブロッコリーなら切って電子レンジで加熱すればすぐ食べられるので、ぜひ上手に活用してみましょう。

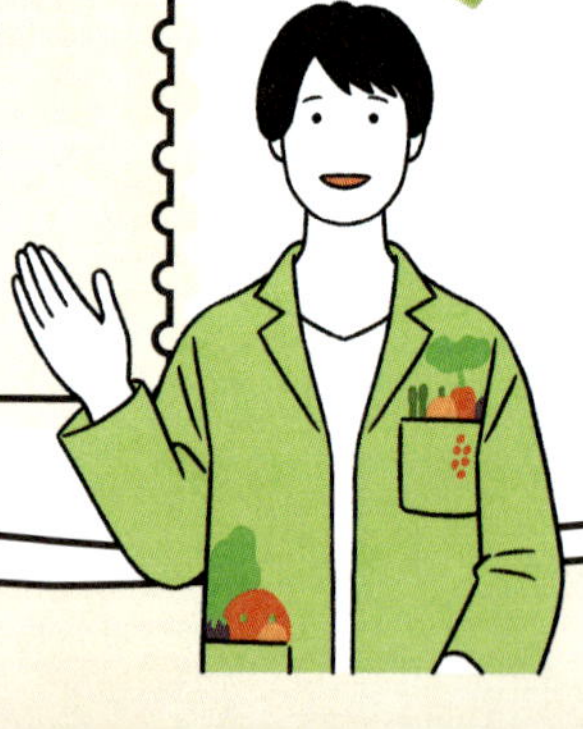

※出典：厚生労働省　日本人における野菜の摂取量ランキング（1歳以上）
https://www.mhlw.go.jp/file/04-Houdouhappyou-10904750-Kenkoukyoku-Gantaisakukenkouzoushinka/0000096137.pdf

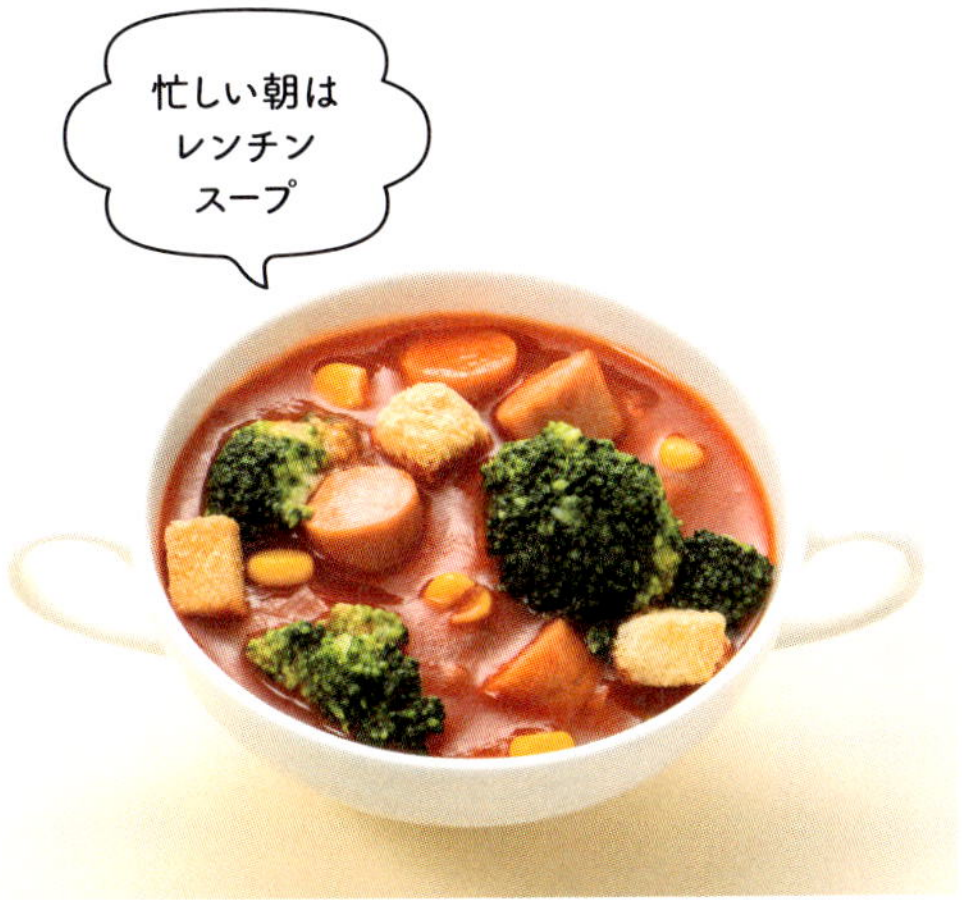

簡単レシピ

小房をマグカップに入れて即席野菜スープ

野菜もたんぱく質も摂りたい、でも時間がない……そんな朝におすすめの時短メニュー！　ブロッコリーの株から小房を必要なだけ折り取って洗い、マグカップに投入。さらに、ベーコンやウインナーをキッチンばさみでカットして加え、野菜ジュースを注いで電子レンジ（600W）で約３分加熱して塩・こしょうで味を調えれば、即席野菜スープができあがります。硬い茎の部分も、切って下茹でてから冷蔵または冷凍保存しておくと、同じように手軽に使えるので便利ですよ。

食べ方アイデア

ブロッコリースプラウトは油と一緒に摂ると◎

スプラウトとは、発芽したばかりの食用新芽のこと。なかでもブロッコリーの新芽であるブロッコリースプラウトには、β-カロテンやビタミンＣのほか「スルフォラファングルコシノレート」という健康成分が含まれることで注目されています。ブロッコリースプラウトの栄養を効率よく摂るコツは、「加熱せず生で食べる」「油を合わせる」の２つ。ドレッシングで和えたり、チキンソテーに添えて肉の脂を吸わせたりするのがおすすめです。

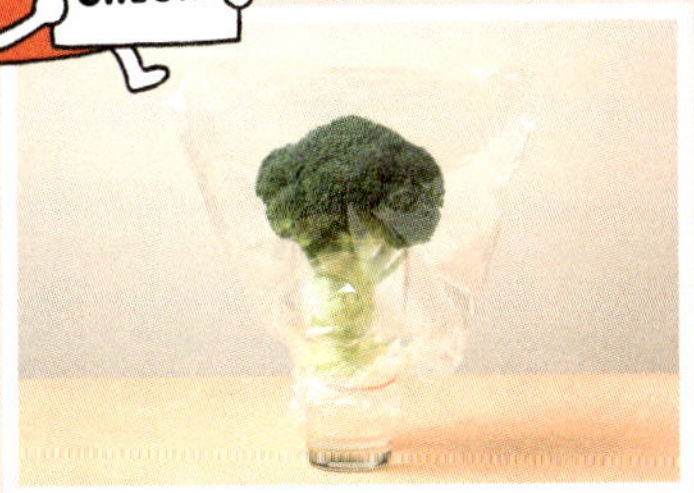

冷蔵するなら立てて保存がおすすめ

ブロッコリーは上に向かって立ち上がろうとするため、横にして保存するとエネルギーを消費して鮮度が落ちてしまいます。茎を根元から1㎝ほど切り、根元が浸かる程度に水を入れたグラスに立てます。空気が入るようにポリ袋をふわっとかぶせ、輪ゴムで閉じて冷蔵室で保存しましょう。保存期間の目安は10～14日。

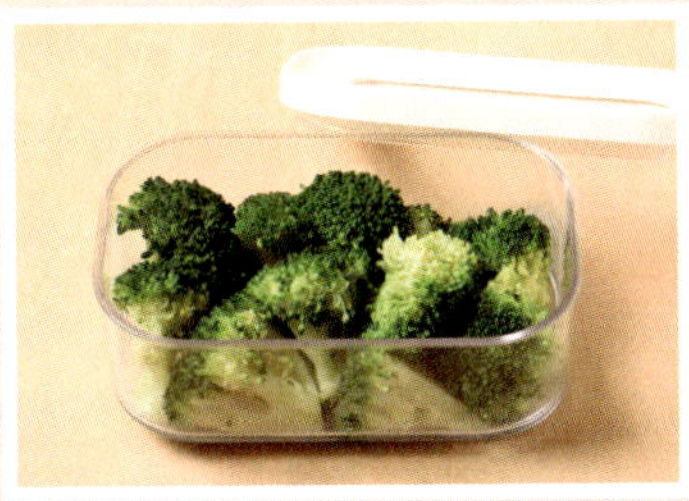

茹でて冷蔵保存するコツは？

新鮮なうちに小房に分けて硬めに茹で、保存容器に入れて冷蔵庫で保存します。茹でて冷蔵保存すると、忙しい平日の朝食にもさっと野菜摂取ができ、とても便利。ただし、保存期間の目安は２～３日なので早めに食べ切りましょう。

VEGEDAY COLUMN —— BROCCOLI

① ブロッコリーを鍋や電子レンジで食感よく加熱するコツ

鍋で茹でる方法

鍋で塩茹でにすると、ホクホクとしたやわらかい仕上がりになります。小房に分けたブロッコリーを、塩（1～2%）を加えたたっぷりの湯に入れます。2～3分茹でたあと、ザルに取り自然に冷まします。時間がないときは、水をかけて冷ましましょう。ただ、つぼみが水を含んでべちゃっとした食感にならないように、水気はしっかりと拭き取って。

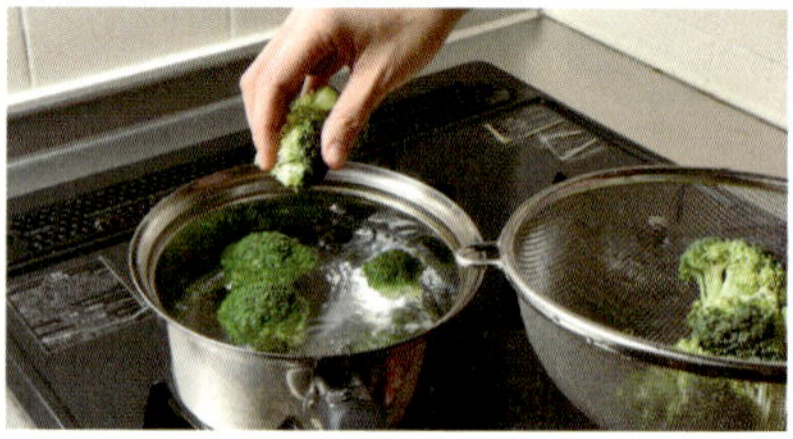

フライパンで蒸し焼きにする方法

フライパンで蒸し焼きにすると、ふっくらとした仕上がりになります。小房に分けたブロッコリーをフライパンに入れ、塩を少々ふります。水を100㎖ほど注いでふたをし、中火で約4分蒸し焼きにします。

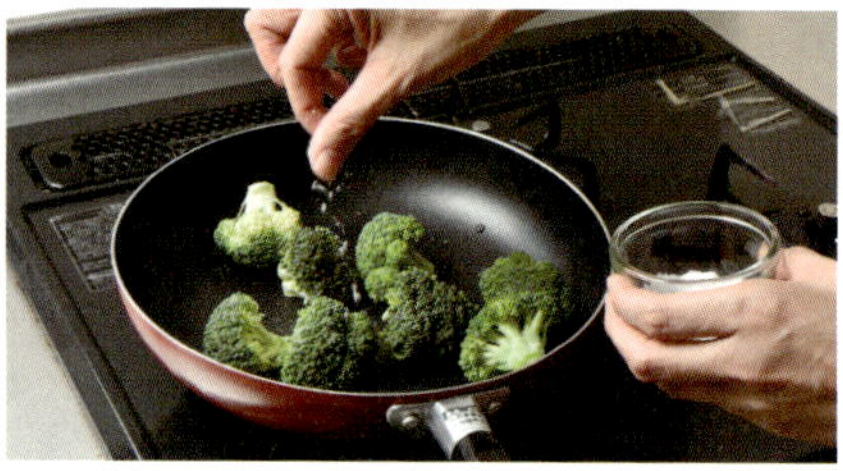

電子レンジで加熱する方法

時間がないときは、電子レンジを使うと便利。余熱で火が通りやすいので、少し硬めに仕上げるのがコツです。株のままのブロッコリーに水をかけ、水分がついたままラップでゆるく包み、電子レンジ（500W）で3分ほど加熱します。取り出したブロッコリーが冷めてから、小房に分けます。

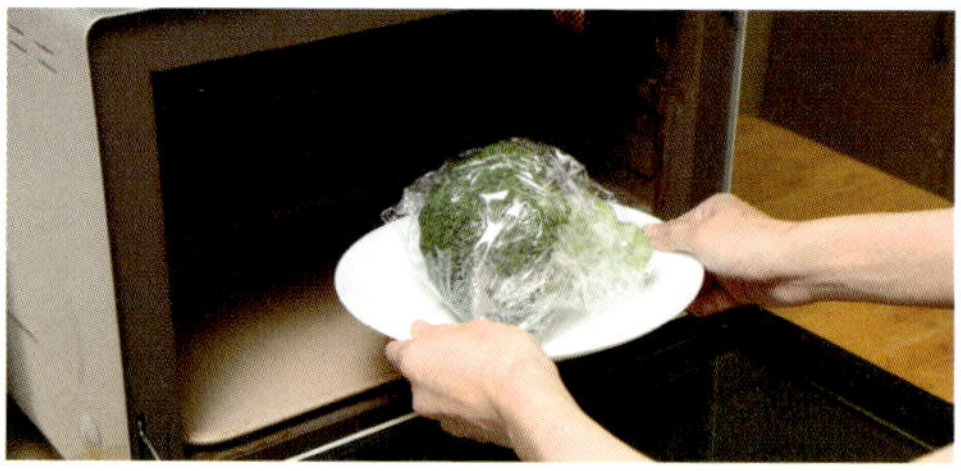

② ブロッコリーの上手な洗い方

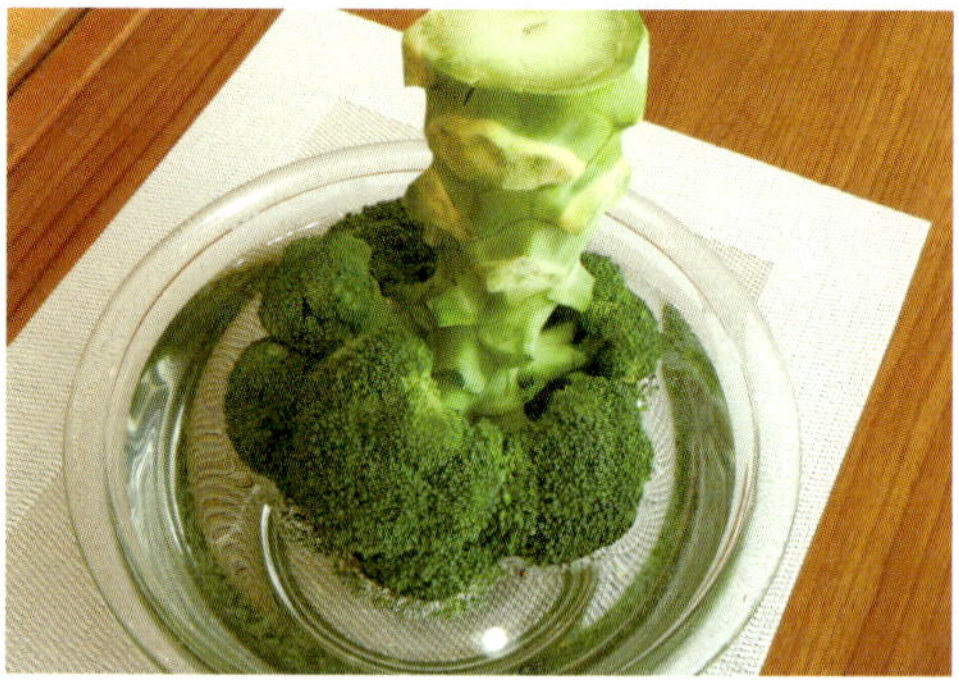

ボウルに入れて振り洗い

ボウルにブロッコリーを、つぼみが下になるように入れて水をそそぎ、5分ほど浸けます。5分後、水の中で軸を持ってぐるぐる回して振り洗いします。

③ つぼみや茎で作るブロッコリーの卵サラダ2選

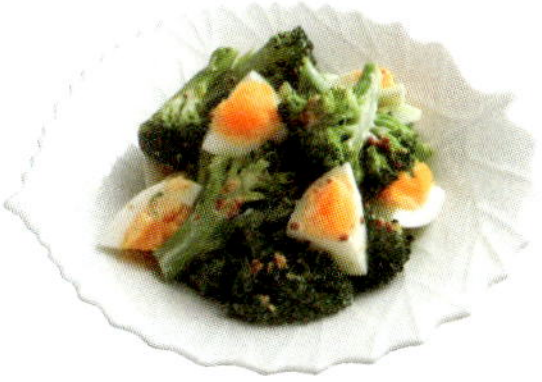

RECIPE.1

ブロッコリーのつぼみと卵のマスタードサラダ（2〜3人分）

❶ブロッコリーのつぼみ1株分を小房に分け、洗って軽く水気を切り、耐熱皿にのせる。❷❶に水大さじ1をふりかけ（ブロッコリーは水分を加えて加熱するとしっとりとした仕上がりになる）、ラップをして電子レンジ（600W）で3分30秒〜4分加熱する。取り出してザルに上げて冷ます。❸茹で卵2個は縦4等分に切り、さらに横に半分に切る。❹ボウルにマヨネーズ大さじ3、粒マスタード小さじ2、酢小さじ1、塩・こしょう各少々を混ぜ合わせ、❷、❸を和える。

RECIPE.2

ブロッコリーの茎と炒り卵のタルタルサラダ（1〜2人分）

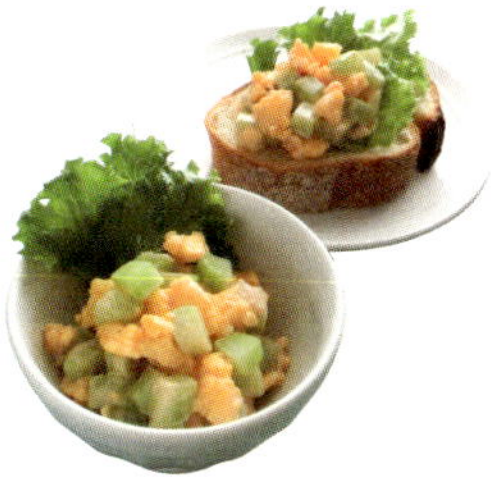

❶ブロッコリーの茎1株分（60〜70g）を1cm角に切って耐熱皿に入れ、水大さじ1/2をふりかけ、ラップをして電子レンジ（600W）で約1分加熱する。取り出してザルに上げて冷ます。❷玉ねぎ30gは薄切りにし、塩少々をふり、しんなりしたらさっと水にさらし、水気を絞る。❸電子レンジで炒り卵を作る。耐熱ボウルに卵1個を割りほぐし、砂糖小さじ1/4、塩少々、水小さじ1を混ぜる。ラップをせず電子レンジ（600W）で30秒加熱し、取り出して菜箸で混ぜ、さらに20秒加熱し、取り出して混ぜる。生っぽさがなくなるまでさらに10〜20秒の加熱を1〜2回繰り返す。取り出してかき混ぜ、冷ます。❹ボウルにマヨネーズ大さじ1、トマトケチャップ小さじ1、塩・こしょう各少々を混ぜ合わせ、❶、❷、❸を和える。❺器に盛り、リーフレタス適量を添える。お好みでパンにのせてもよい。

④ ホットサラダでも冷やしてもおいしいブロッコリーサラダ

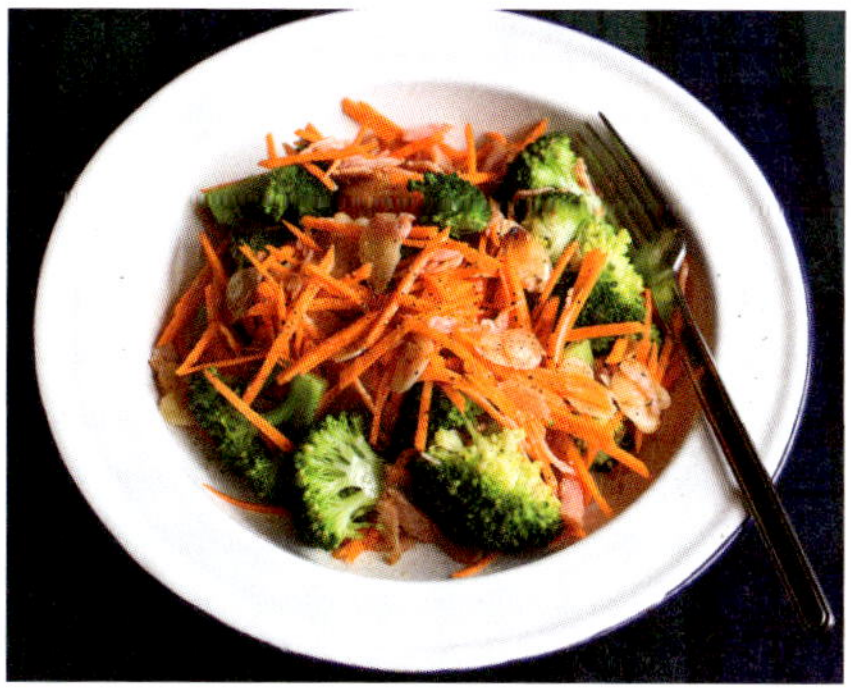

アーモンドの甘い香りとビネガーの酸味を、ブロッコリーにたっぷりと絡ませたサラダ。温かいままでも、冷やしてもおいしくいただけます。

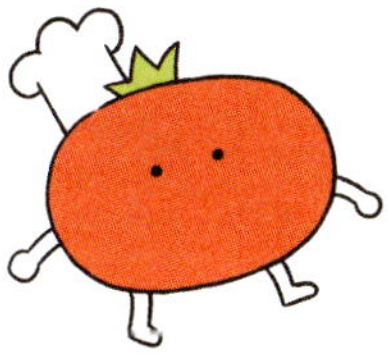

RECIPE

ブロッコリーとにんじんのアーモンドサラダ（2人分）

❶ブロッコリー1/2株（100g）を小房に分けて、塩茹でする。にんじん1/2本は皮をむいて千切りに。ベーコン30gは薄切りにする。
❷フライパンにオリーブ油大さじ3とアーモンドスライス20g、❶のベーコンを入れて弱火でアーモンドがきつね色になるまで炒める。じっくりと炒めることで、アーモンドの香りが移り、香ばしいオイルになる。
❸❷を火からおろし、粗熱が取れたら塩小さじ1/4、黒こしょう少々、白ワインビネガー大さじ1を加えてドレッシングを作る。しっかり混ぜて乳化させると、サラダによく絡んでおいしくなる。
❹❸に❶のブロッコリーとにんじんを加えて和える。

小松菜のカルシウムはほうれん草の3倍！
アクが少なく応用がききやすい便利な葉物

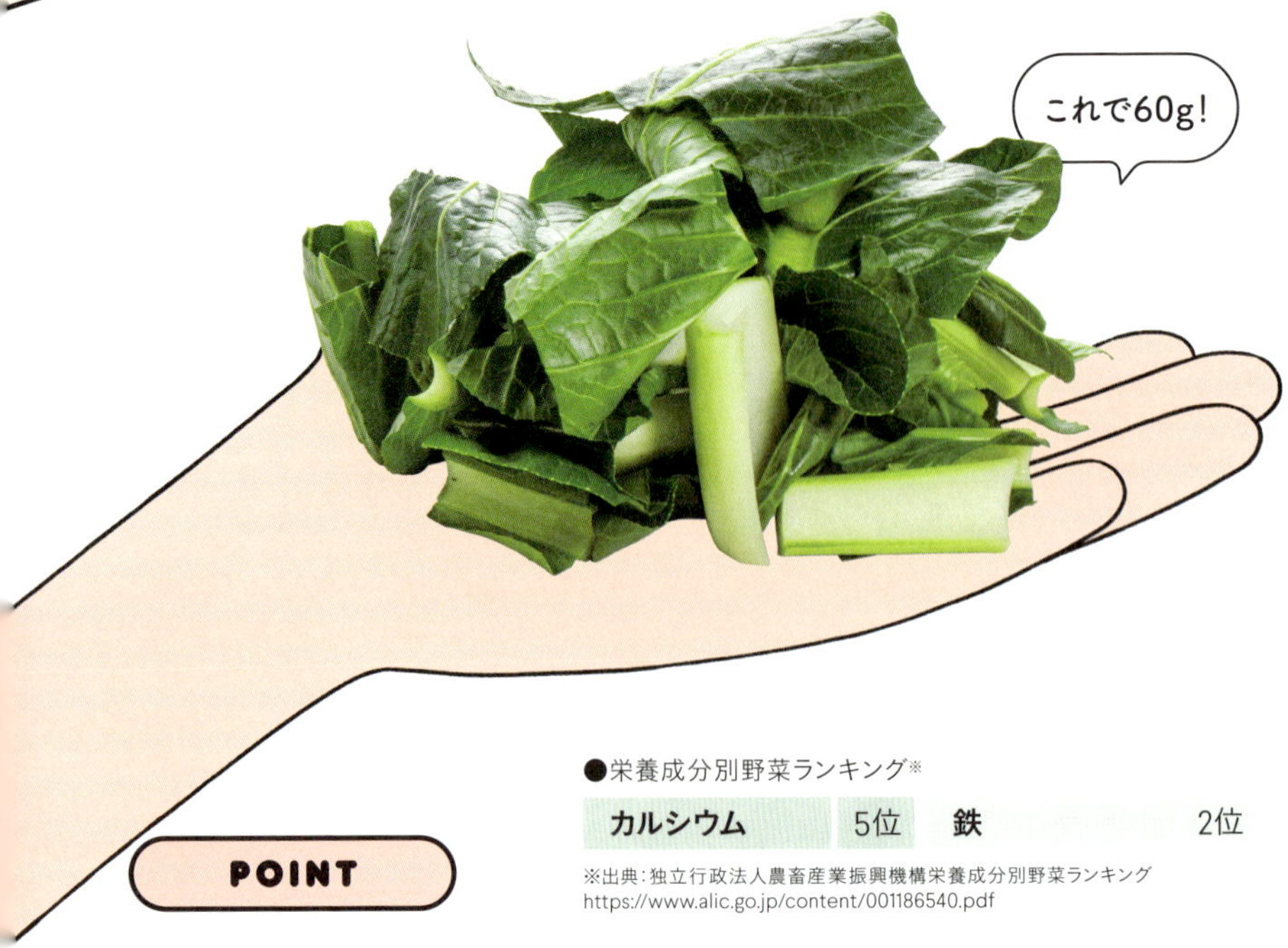

●栄養成分別野菜ランキング※

カルシウム	5位	鉄	2位

※出典：独立行政法人農畜産業振興機構栄養成分別野菜ランキング
https://www.alic.go.jp/content/001186540.pdf

POINT

- 葉が肉厚で、茎が太くしっかりしたものが◎
- 苦手なお子さんにはバターやごま油で風味づけしてあげるのがおすすめ

珍しい東京生まれの青菜である小松菜は、アクが少ないので、下茹でがいらないのが便利。そのまま塩もみして塩昆布と和えたり、缶詰のコーンを加えて緑と黄色のサラダにしたりと、時短で一品作りたいときに重宝します。また、買ってきたら洗って切り、冷凍しておけば、卵焼き、炒め物、汁物といった料理にそのまま使えるので、常備野菜にもおすすめです。洗うときは、根元の部分をほんの1㎜ほど切り落として5分ほど水を吸わせると、シャキッとします。ポイントは、葉っぱが重ならないように洗うこと、水に浸けすぎて栄養が流れ出ないようにすることです。

from 野菜と生活 管理栄養士ラボ

カルシウムを含む食材といえば牛乳や小魚がよく挙げられますが、小松菜にもカルシウムは含まれています。その含有量は、ほうれん草の3倍以上。しかも、カルシウムの吸収を阻害するシュウ酸（アク）が少ないので、アク抜きのために下茹でする手間がかかりません。カルシウムも日常で不足しがちな栄養素なので、便利な小松菜を上手に活用して、カルシウム摂取に役立てましょう。

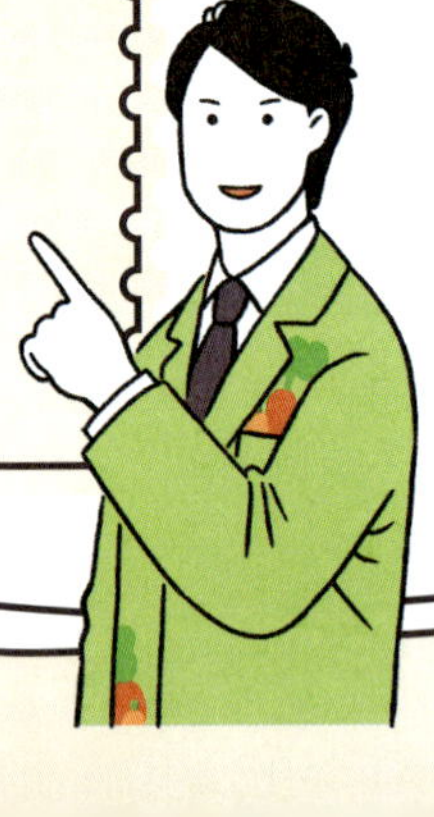

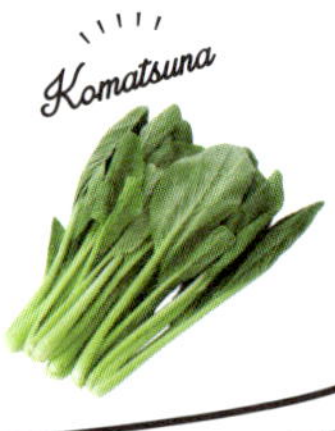

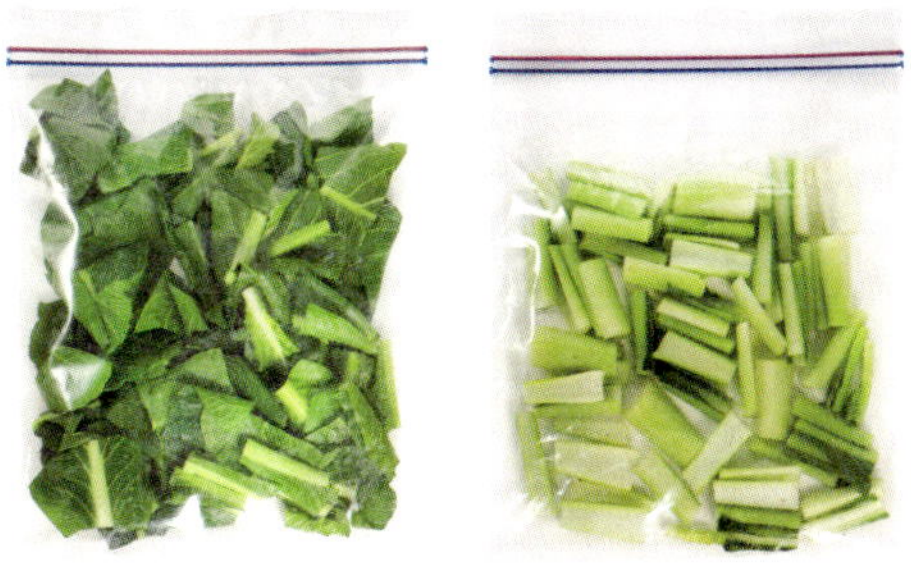

葉と茎を分けて
保存すると使いやすい！

すぐ使わない分は冷凍して おけばいつでも大活躍

保存のアイデア

小松菜を買ってすぐに全部使わない場合は、冷凍しておくと便利です。洗って3cmくらいの長さに切ったら冷凍用保存袋に入れ、アルミトレーなどにのせて急速冷凍させます。**生の小松菜の茎は硬いのですが、冷凍すると葉との食感の差は目立たなくなるので、一緒に料理に使っても大丈夫**。また、茹でないので栄養素が溶け出しにくい点もメリットです。汁物や炒め物なら凍ったまま調理に使用し、おひたしや和え物なら自然解凍して使いましょう。

アクアパッツァに添えてカルシウム吸収を促進

食べ方アイデア

小松菜に含まれる**カルシウムの吸収効率をアップさせるには、ビタミンDを含む食材と一緒に調理すると効果的**です。そこでおすすめしたいのが、アクアパッツァ。主に白身魚をアサリやトマトと一緒に煮るもので、魚のビタミンDを摂取できます。イタリア料理なので本来なら小松菜は入りませんが、添えると緑の彩りが映えてとてもきれい！　さらに、魚介類から出ただしを吸ってくれるので、コクのあるおいしさを楽しめます。

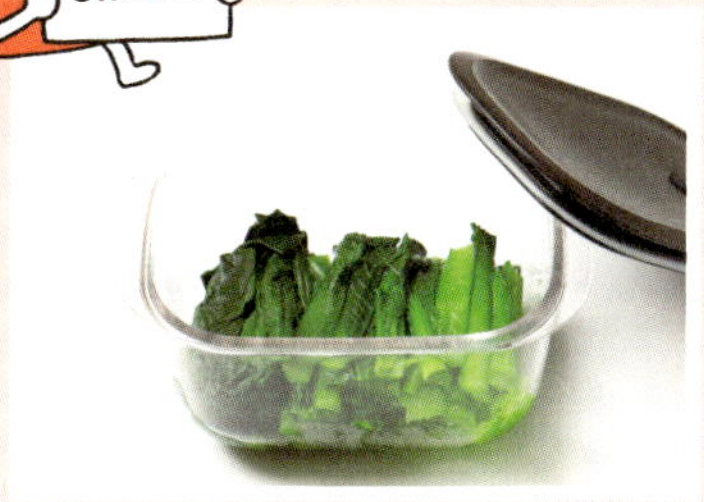

小松菜を冷蔵庫で保存する場合は？

束のまま湿らせたキッチンペーパーで包み、ポリ袋に入れて野菜室へ。立てて保存するとみずみずしさが長続きします。茹でて保存する場合は、新鮮なうちにさっと茹でて水気を絞り、4～5cmの長さに切って保存容器に入れて冷蔵庫へ。2～3日以内に使い切って。

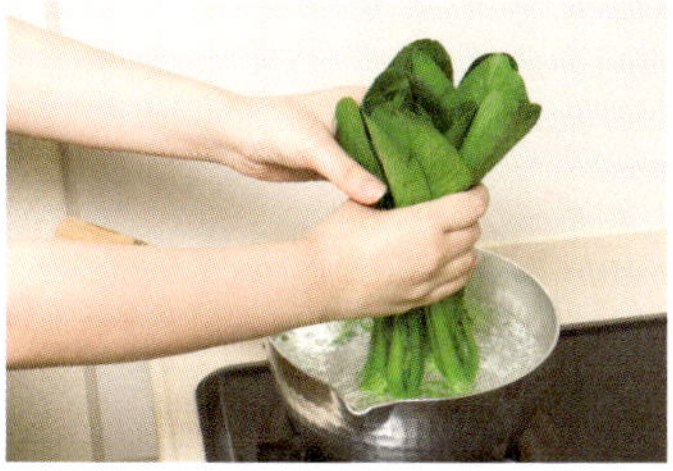

小松菜の茹で方

たっぷりの湯を沸かし、塩を湯の0.5%分加えます（1ℓに小さじ1が目安）。株に十字の切り込みを入れた小松菜を立てて持ち、茎を湯に浸けて10秒後に葉の部分も入れ、約1分茹でます。ボウルに水を張り、手早く流水で冷やして水の中で根元をまとめ、軽く絞ります。

VEGEDAY COLUMN — KOMATSUNA

1 小松菜で簡単&時短！下ごしらえ不要の和洋レシピ

RECIPE.1

子どもも喜ぶ！

小松菜のスペイン風オムレツ

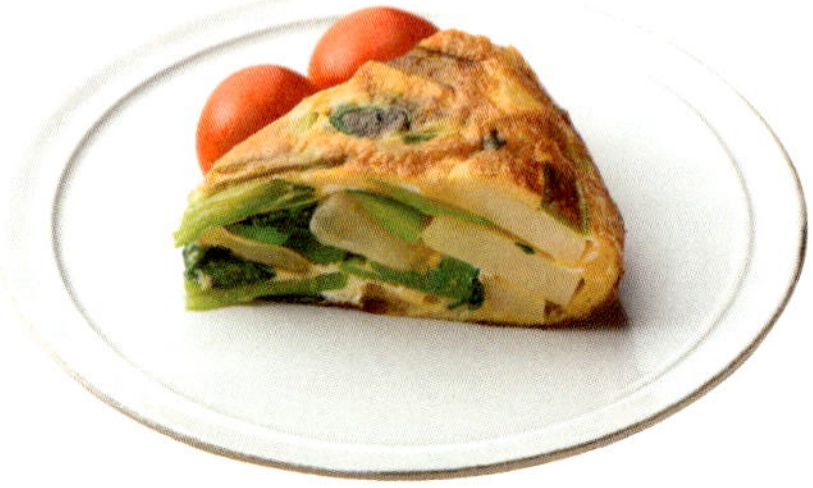

（4人分）

❶小松菜1束（400g）は3cm程度の長さに切り、沸騰した湯で30秒ほど湯通しする。

❷じゃがいも（大）2個は皮をむき、約5mm幅の半月切りにし、オリーブ油適量でやわらかくなるまで素揚げする。

❸ボウルに卵4個を割りほぐし、❶、❷を加え、塩、こしょう各少々で味つけする。

❹フライパンにオリーブ油大さじ3を中～弱火で熱し、❸を入れ、具材を中心に寄せるように動かしながら焼く。

❺卵が半熟状になったら弱火にし、ふたをして2～3分焼く。大皿をフライパンにかぶせ、中身を皿の上にひっくり返す。皿から滑らせるようにフライパンに戻し、きつね色になるまで焼く。

RECIPE.2

鮮やかな緑が食欲をそそる

小松菜のパスタ

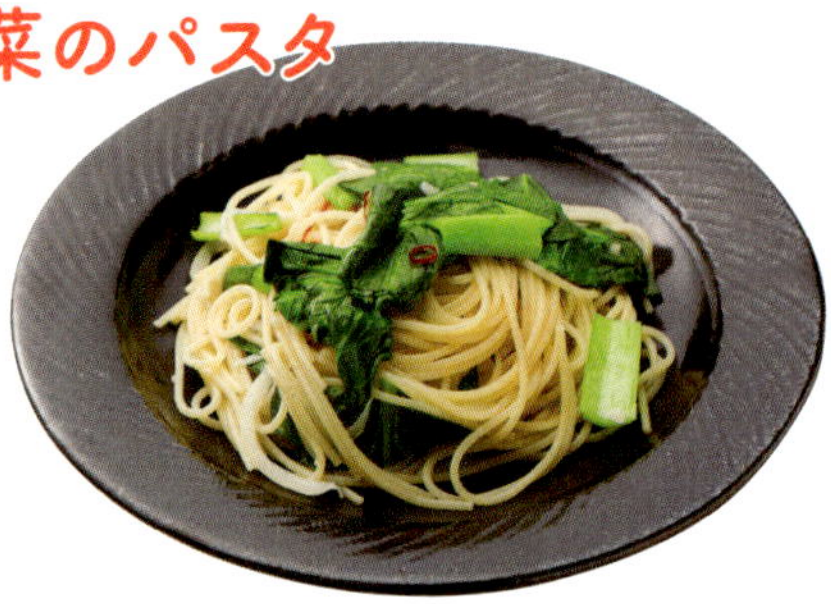

（2人分）

❶小松菜1束（400g）は葉と茎に切り分け、食べやすい大きさにする。玉ねぎ1/4個は縦に薄切りに、にんにく1片はみじん切りに、鷹の爪1本は種を取って小口切りにする。

❷鍋に湯を沸かし、沸騰したら塩適量を入れてパスタ（スパゲッティなど）160gを茹で、茹で上がる直前に❶の小松菜を加えて一緒にさっと火を通す。小松菜の色が変わったら、パスタごとザルに上げる。茹で汁は50mℓ取っておく。

❸パスタを茹でている間に、フライパンにオリーブ油大さじ2、❶のにんにくと鷹の爪を入れて熱し、香りが立ったら❶の玉ねぎを加えてゆっくり炒める。

❹パスタと小松菜を❸に加えて絡めたら、取っておいたパスタの茹で汁を入れ、全体をひと混ぜする。

RECIPE.3

汁ごといただく

小松菜の煮浸し

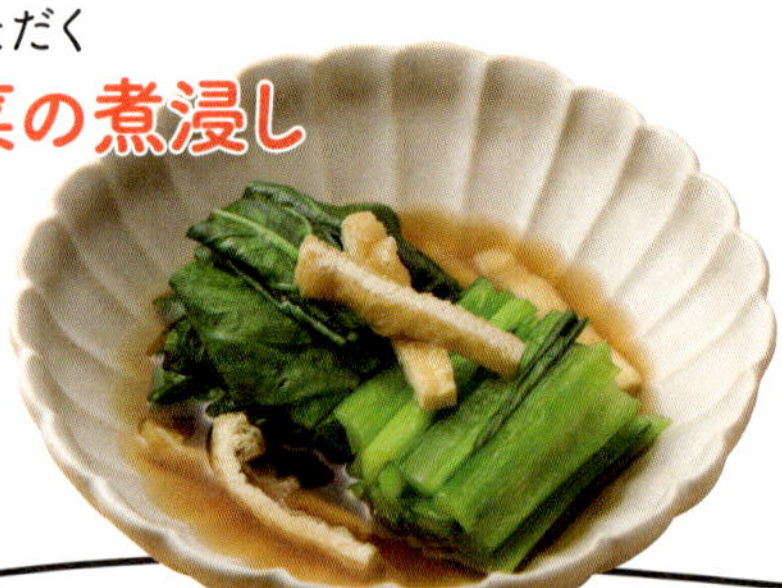

（4人分）

❶小松菜1束（400g）は食べやすい大きさに切る。油揚げ1/2枚は5cm程度の長さの細切りにする。

❷鍋を熱し、油揚げを入れて、から炒りする。小松菜を加えてさっと炒め合わせ、だし汁200mℓを加えて煮立てる。

❸アクを取り除き、酒、しょうゆ、みりん各大さじ1を加えて2～3分煮たら火を止め、味をなじませる。

② 小松菜で作るお弁当おかず

ツナの旨味と
ビネガーの酸味が
味をまとめてくれる

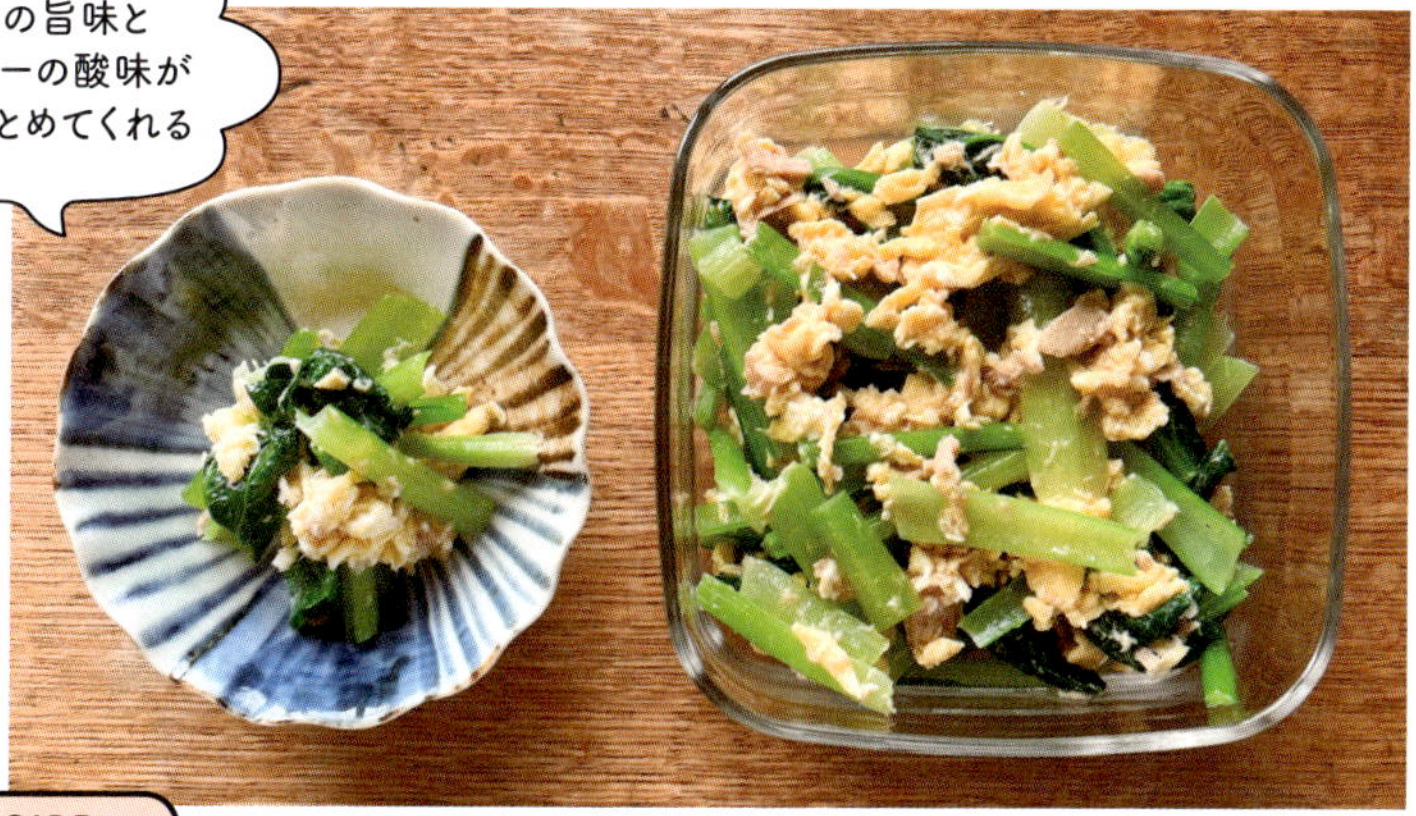

RECIPE

小松菜と卵とツナのマリネ（作りやすい分量）

❶小松菜1袋は、葉と茎を分けそれぞれ5cmの長さに切る。

❷塩を加えた熱湯に、先に❶の茎を入れ、再び沸騰したら葉を加え数秒ですぐにザルに上げて、キッチンペーパーを敷いた皿やバットに移す。

❸卵2個を溶きほぐし、塩少々を加えて混ぜる。フライパンにオリーブ油大さじ1を加えて熱し、卵を入れてへらやしゃもじでよく混ぜながら炒り卵を作る。卵が半熟状態だと、保存中に卵液が出てきてしまうため、火をしっかりと通す。

❹ボウルに❸とツナ缶（油漬けの場合は油を切る）50gを入れる。白ワインビネガー（なければ酢）大さじ1とオリーブ油大さじ1を加えて混ぜ、味を調える。

❺❹に小松菜を加えて混ぜ合わせ、塩味が足りなければ塩を少々加えて、混ぜる。

作り置きの仕方と保存期間

冷蔵の場合は保存容器に入れて3～4日保存できます。冷凍の場合は小分けにして冷凍用保存袋に入れ、冷凍庫に。1ヶ月ほど保存できます。食べるときやお弁当に入れるときは自然解凍してから使います。

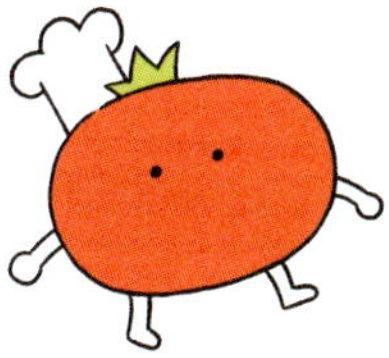

緑—黄—色—野—菜

③ 小松菜とほうれん草を栄養比較！

ほうれん草と小松菜に
豊富に含まれるビタミン類

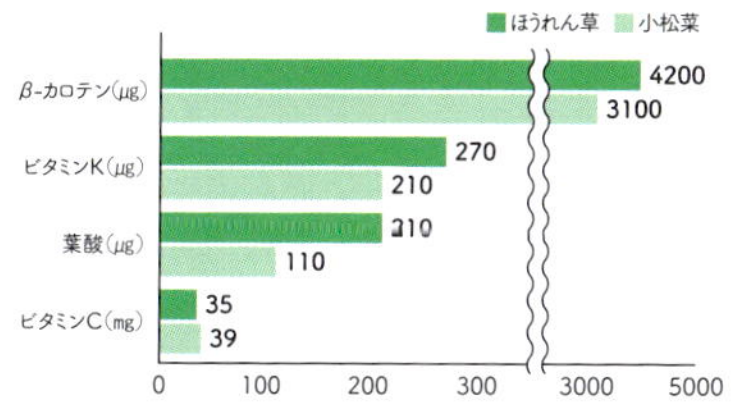

ほうれん草と小松菜のミネラル類

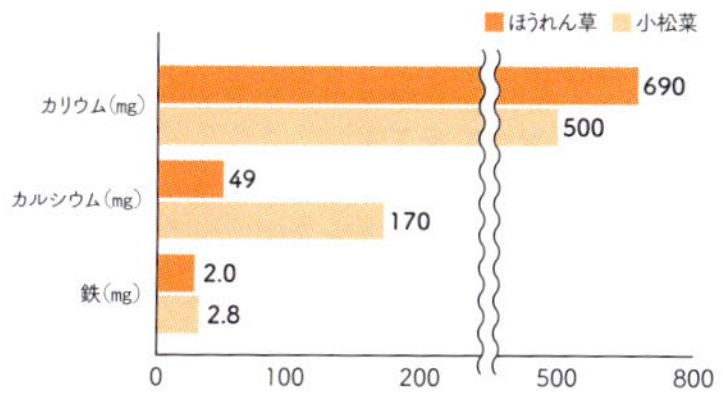

出典：日本食品標準成分表2020年版（八訂）

ビタミンを比較！

小松菜は、ビタミンK 210μgのほか、β-カロテン3100μgやビタミンC 39mgなどを豊富に含んでいます。ほうれん草は、β-カロテン4200μgをはじめ、ビタミンK 270μgや葉酸210μgなどを豊富に含みます。

ミネラルの違いは？

ほうれん草にはカリウム690mg、カルシウム49mg、鉄2.0mgなどのミネラル類があります。小松菜はカリウム500mg、カルシウム170mg、鉄2.8mgと、ほうれん草よりカルシウム、鉄を多く含みます。

（上記はいずれも可食部100gあたり。ほうれん草は通年平均）

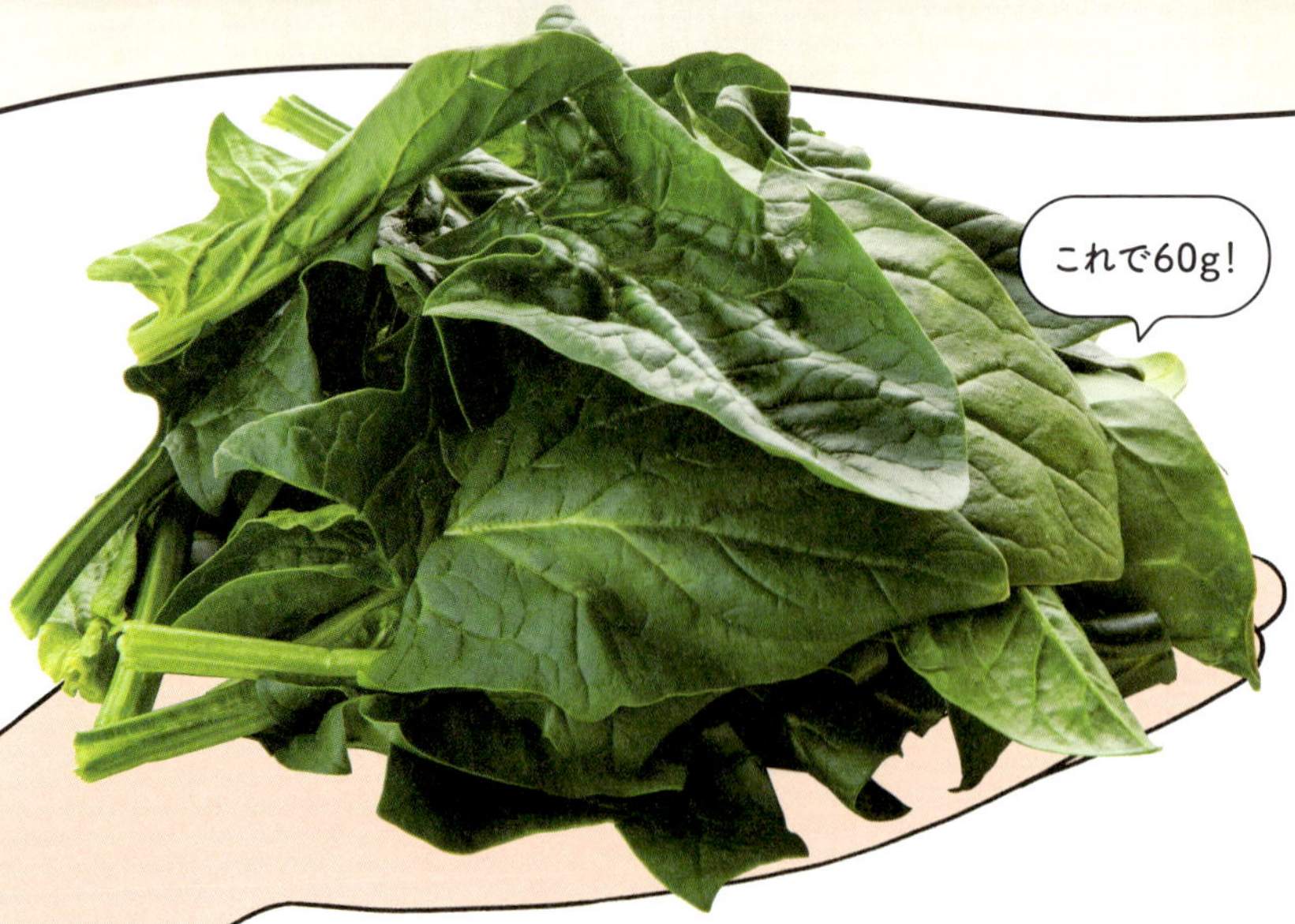

ほうれん草には、鉄&その吸収を助けるビタミンCがセットに！ 和洋中のアレンジも自在

●栄養成分別野菜ランキング※

β-カロテン	9位	カリウム	4位
鉄	7位		

※出典：独立行政法人農畜産業振興機構栄養成分別野菜ランキング
https://www.alic.go.jp/content/001186540.pdf

POINT

- 下茹では根元から入れて1分ほど。さっと水にさらして絞る
- 電子レンジを使う場合も加熱後は水にさらしてアクを抜く

ほうれん草はほぼ通年手に入りますが、冬が旬。ビタミンCの含有量は、旬ではない夏に採れたものの3倍になります。ただ、ほうれん草には「アク」と呼ばれるシュウ酸も含まれているのが特徴。「アクを抜くために下茹でして水にさらすと、ビタミンCが減ってしまうのでは？」と気になるところですが、茹でればかさが減ってたくさん食べられるので、結論としては気にしすぎなくても大丈夫です。ただし、長く茹ですぎないように気をつけましょう。下ごしらえしたほうれん草は、和洋中に幅広く使えます。おひたしだけでなく、アヒージョの最後にさっと加えたり、塩とごま油でナムルにしたりするのもおすすめです。

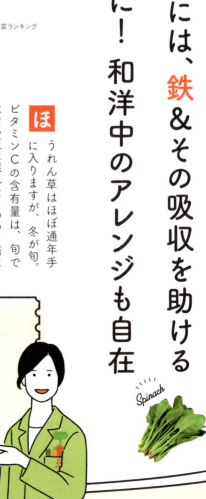

from 野菜と生活 管理栄養士ラボ

ほうれん草は青菜のなかでも栄養価が高く、特に鉄の含有量はトップクラス！ また、その鉄の吸収を助けるビタミンCも一緒に含まれているので、ほかの食材と組み合わせなくとも、ほうれん草を食べるだけで効率よく鉄を摂取できるのは大きなメリットです。ビタミンCの流出を防ぐためには、茹で時間に注意。根元から湯に入れ、1分ほどで引き上げて水にさらしましょう。

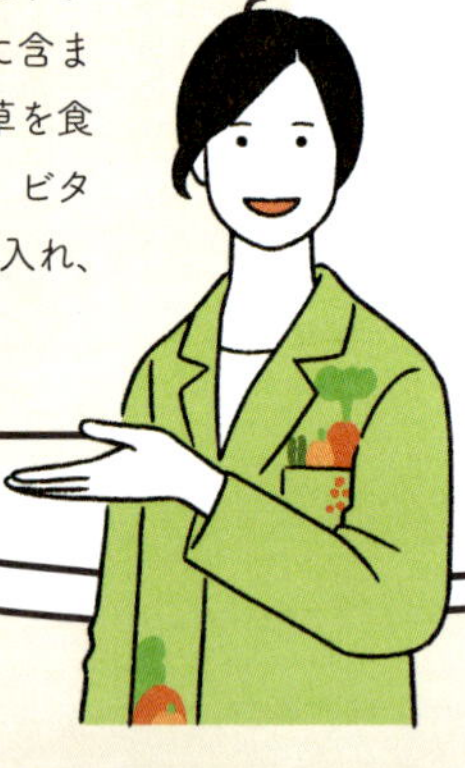

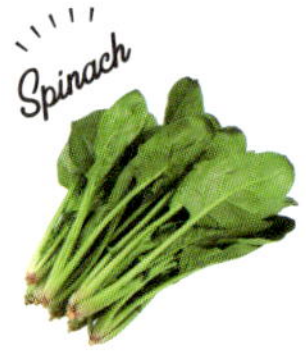

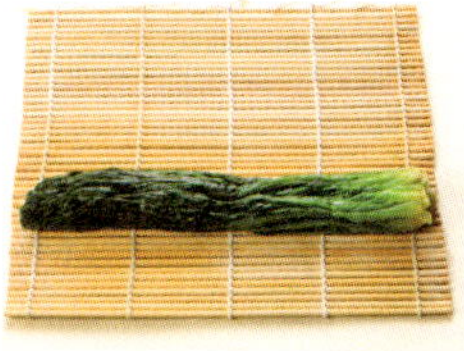

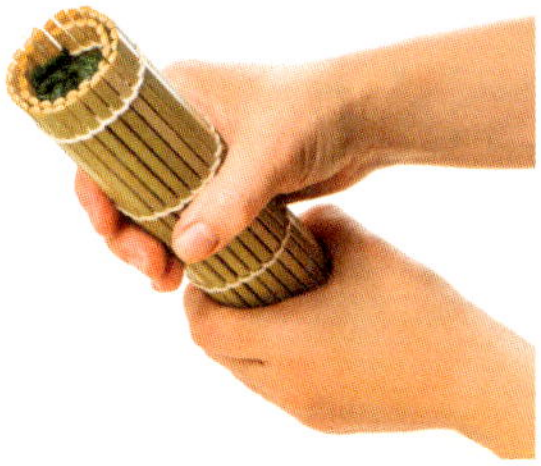

調理のアイデア 料理に合わせて葉と茎を使い分け！

下茹でしたほうれん草は、葉と茎に分けておくと便利です。茹でて水にさらしたら巻きすの上に並べ、のり巻きを作るようにして絞っていくと、筒状のほうれん草ができあがります。これを3cmくらいの長さに切ります。**葉のほうは、色を見せたい三色丼などに。茎のほうは、水気を出したくない炒め物などに使うのがおすすめです。**巻きすは、100円ショップで手軽なものが購入できますよ。

食べ方アイデア チキンソテーから出た旨味をキャッチ

ほうれん草は、肉料理との相性もバッチリ。特に鶏肉をソテーしたあとには、ぜひほうれん草を加えてみてください。鶏肉は、牛肉や豚肉に比べるとかなり水分が多いので、ソテーしたあとのフライパンには旨味を含んだ水分や脂がたくさん残ります。ここに**下茹でしたほうれん草を入れると、残った旨味をしっかり吸い込んで絡め取ってくれるので、とてもおいしくなるんです！**　チキンソテーの横に添えれば、彩りにも一役買ってくれます。

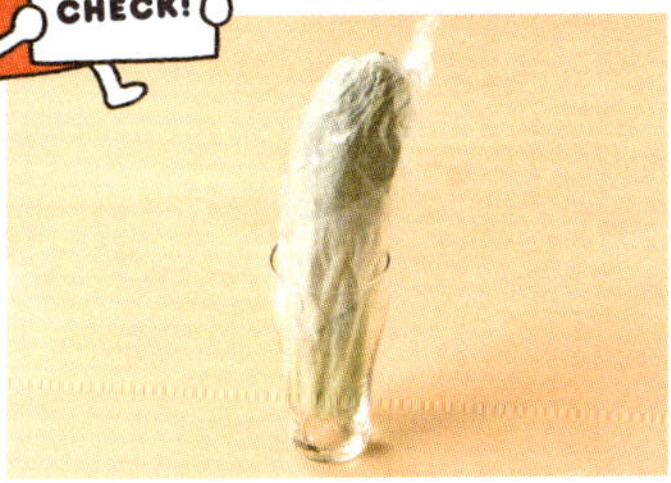

ほうれん草の冷蔵保存方法

短期間であれば、冷蔵保存しましょう。乾燥に弱いので、軽く霧吹きするか、濡らしたキッチンペーパーで束ごと包み、ポリ袋に入れて口を閉じて。根元を下にし、立てた状態で冷蔵庫の野菜室に入れます。スーパーなどの店頭に並ぶほうれん草の保存期間は2日程度です。時間が経つとビタミンCの量が減るので早めに食べ切って。

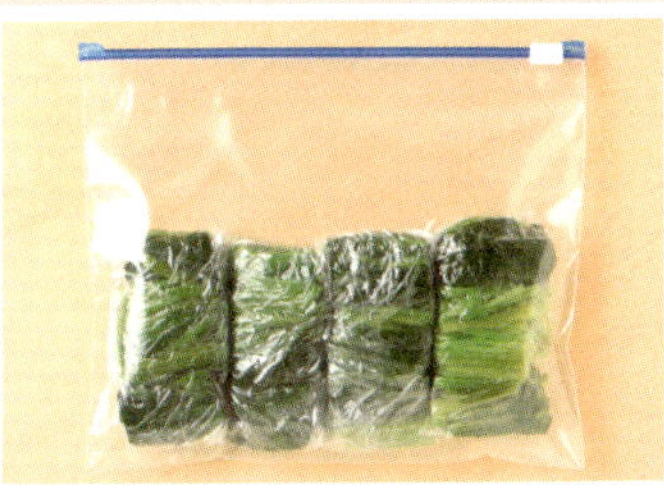

2～3日で食べ切れない場合は冷凍を

硬めに茹でて3～4cmの長さに切り、しっかり水気を切って小分けにし、ラップで包みます。冷凍用保存袋に入れて冷凍庫へ。保存期間の目安は、約1ヶ月です。凍ったまま加熱調理か、自然解凍してから調理を。

水菜のピリッとした辛みは大人好み。火が通りやすくスピーディに調理できる

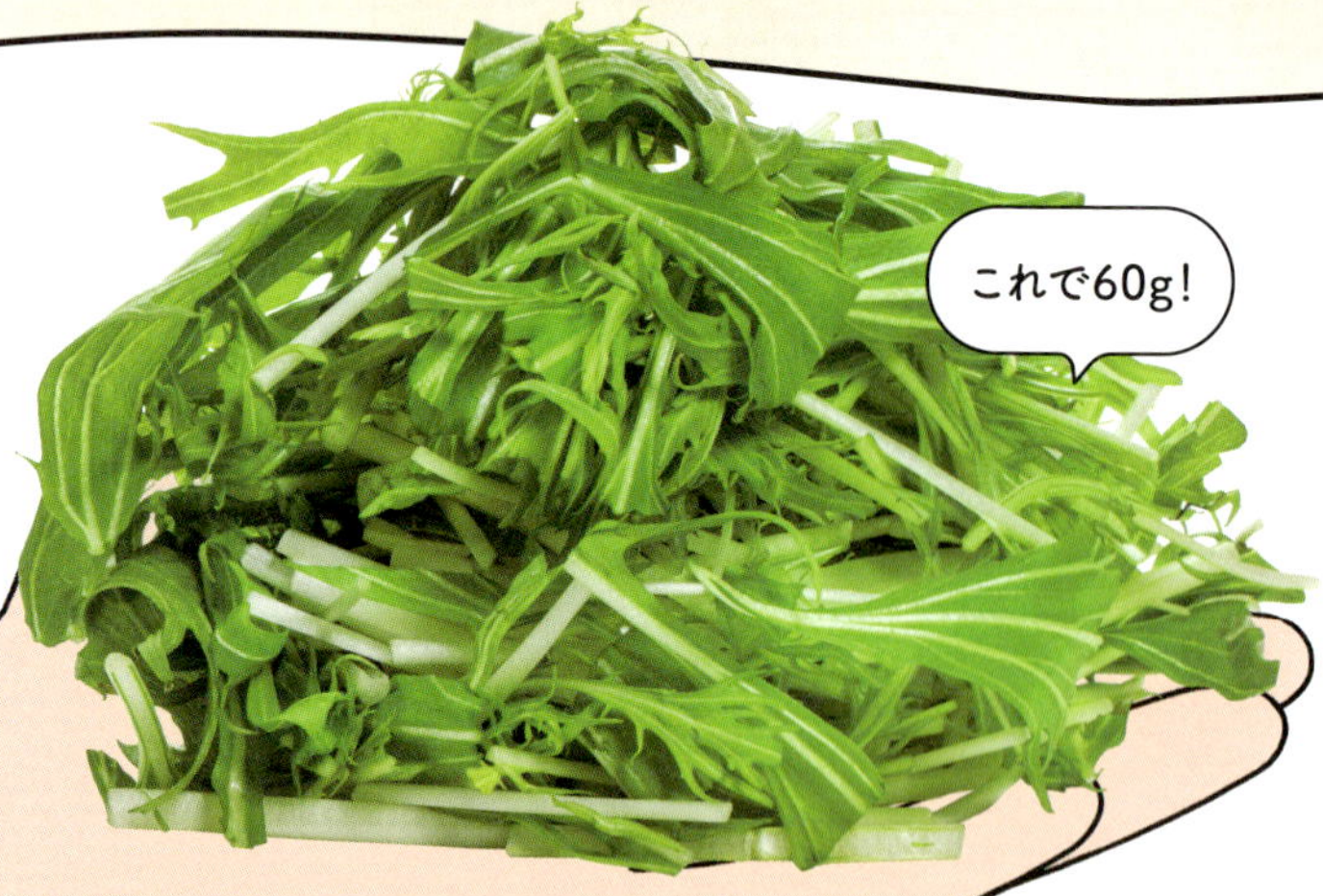

●栄養成分別野菜ランキング※

カルシウム	4位	鉄	6位

※出典：独立行政法人農畜産業振興機構栄養成分別野菜ランキング
https://www.alic.go.jp/content/001186540.pdf

POINT

- 日持ちしにくいので買ったらなるべく早めに使い切る
- 余ったら3等分ほどの長さに切り、湿らせたキッチンペーパーで包んで保存袋に。約1週間は冷蔵保存可

水菜は、京都で作られてきた葉物野菜。「京菜」「壬生菜《みぶな》」と呼ばれるものも、水菜の一種です。アクが少ないので生でも食べやすい野菜ですが、ピリッとした辛みがあります。そこが、大人にとってはクセになる個性かもしれません。また、水菜はとても火の通りが早いのも特徴のひとつ。さっと茹でるだけで一気にかさが減るので、肉に偏りがちな、しゃぶしゃぶなどのときに一緒に添えると、野菜もたくさん摂れます。注意したいのは、茎が細いので根の汚れが落としにくい点。土が残りやすい地植えのものは根元を切り落としてばらしてから、水耕栽培のものは根元を少し切ってから、水に数分浸けると汚れを流しやすくなります。

from 野菜と生活 管理栄養士ラボ

水菜は色も風味も淡白なので、栄養が少なそうというイメージがあるようです。ですが実際に見てみると、100gあたりのβ-カロテンの含有量は1300μgあります。トップクラスのかぼちゃの含有量が100gあたり4000μgなので、なかなかの数値といえそう。また、かぼちゃやにんじんのようにオレンジ色をしていないのに、これだけ含まれているというのも面白いところですね。

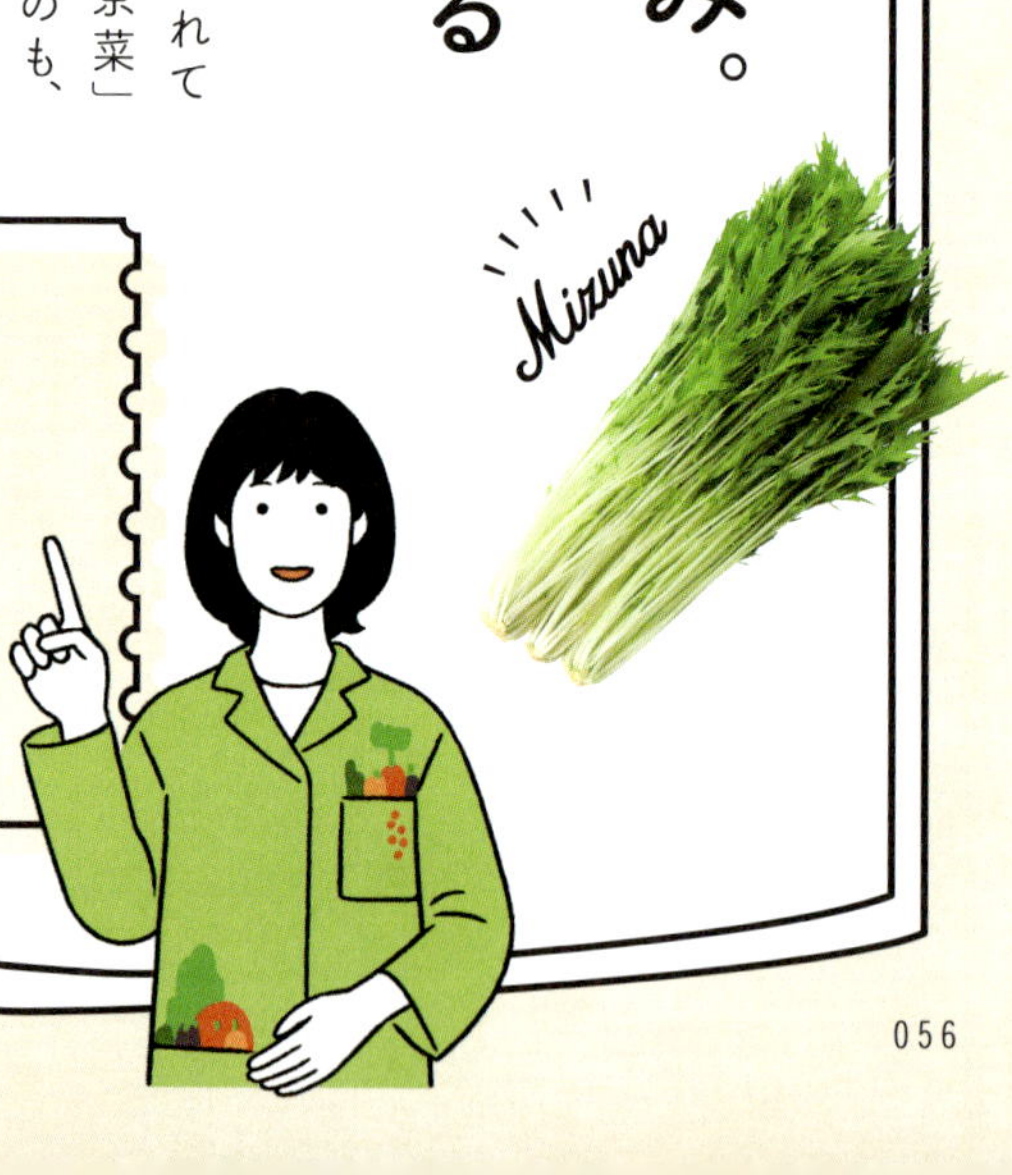

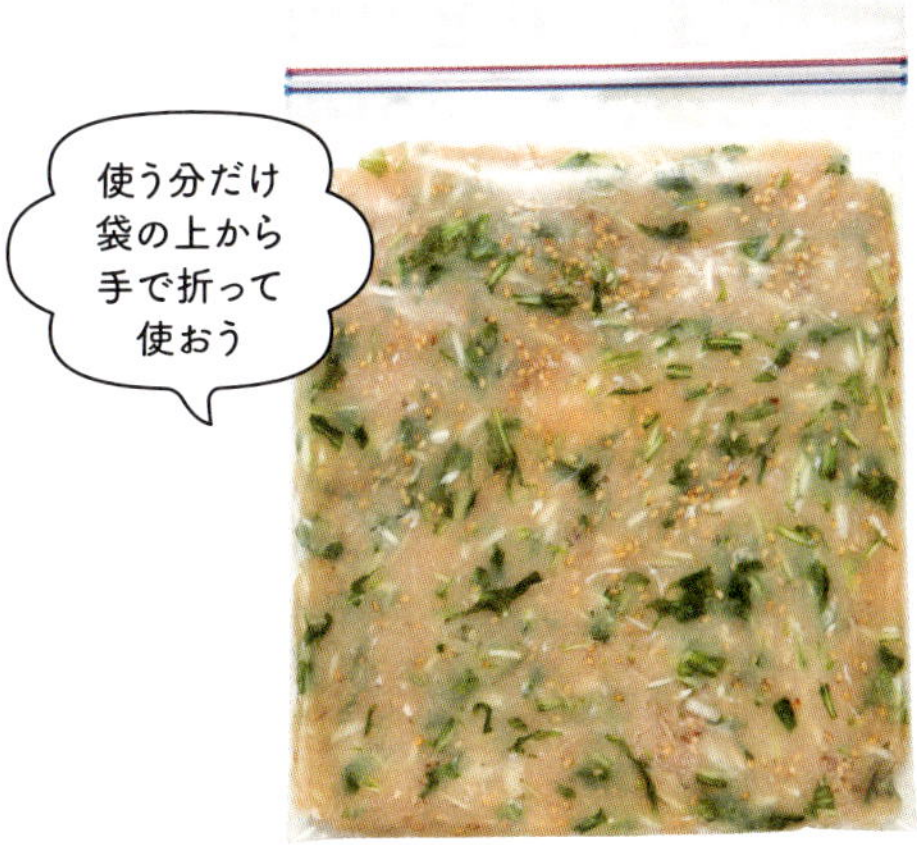

使う分だけ
袋の上から
手で折って
使おう

簡単レシピ

刻んで鶏ひき肉と混ぜれば さっぱり肉団子に

水菜は、あっさりした鶏ひき肉と相性ぴったり。水菜を細かく刻み、**鶏ひき肉（ももでもむねでも可）としっかり混ぜて丸めると、シャキシャキ食感の肉団子ができあがります**。作り置きしておけば、あとはスープや鍋に入れて火が通るまで煮込むだけ！　冷凍するときはあらかじめ肉団子の形にするほか、左写真のように平たくのばしておくとスピーディに解凍できます。さっぱりした味わいなので、朝食のスープにもおすすめですよ。

食べ方アイデア

仕上がりスピーディ！　豚肉と水菜の重ね蒸し

豚の薄切り肉と野菜の重ね蒸しは人気のメニューですが、「肉だけに火が通って野菜は硬いまま」という仕上がりになることも。でも、火が通りやすい水菜で作れば、そんなお悩みも即解決！　**あっという間に火が通るので、帰宅してすぐに夕食の支度をしなければならないようなときにも大助かり**です。つけダレは定番のポン酢しょうゆのほか、ポン酢しょうゆとごまダレを1：1で割ったもの、わさびを溶いためんつゆもおすすめです。

CHECK!

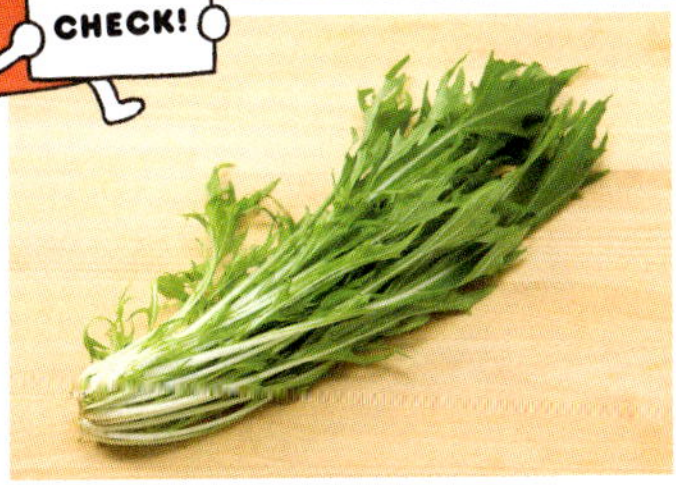

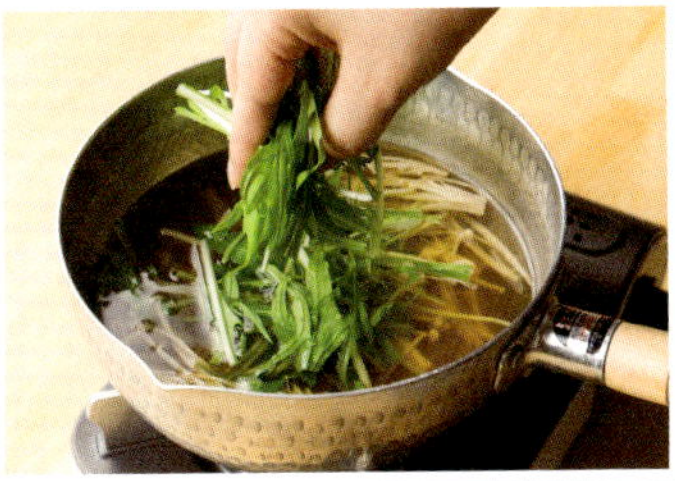

新鮮でおいしい水菜の見分け方

新鮮な水菜を見分けるポイントは次の通りです。①根元から葉先までピンとまっすぐ伸び、ハリがあってみずみずしいか。②緑色の葉と白い茎の境目がはっきりしているか。③葉が鮮やかな緑色で、大きすぎず、葉脈がくっきりと出ているか。④根元が変色していないか、水っぽくないか。以上4点を覚えておきましょう。

シャキシャキ感を生かす調理のコツ

サラダなど生で食べるときは、刻んでから軽く塩もみすると口当たりがよくなります。鍋物やスープなどの加熱調理では、最後に加えてさっと火を通し、食感を残すとよいでしょう。

緑黄色野菜

チンゲン菜はわさびと同じ辛み成分を含む中国野菜。冬のあったかメニューに大活躍

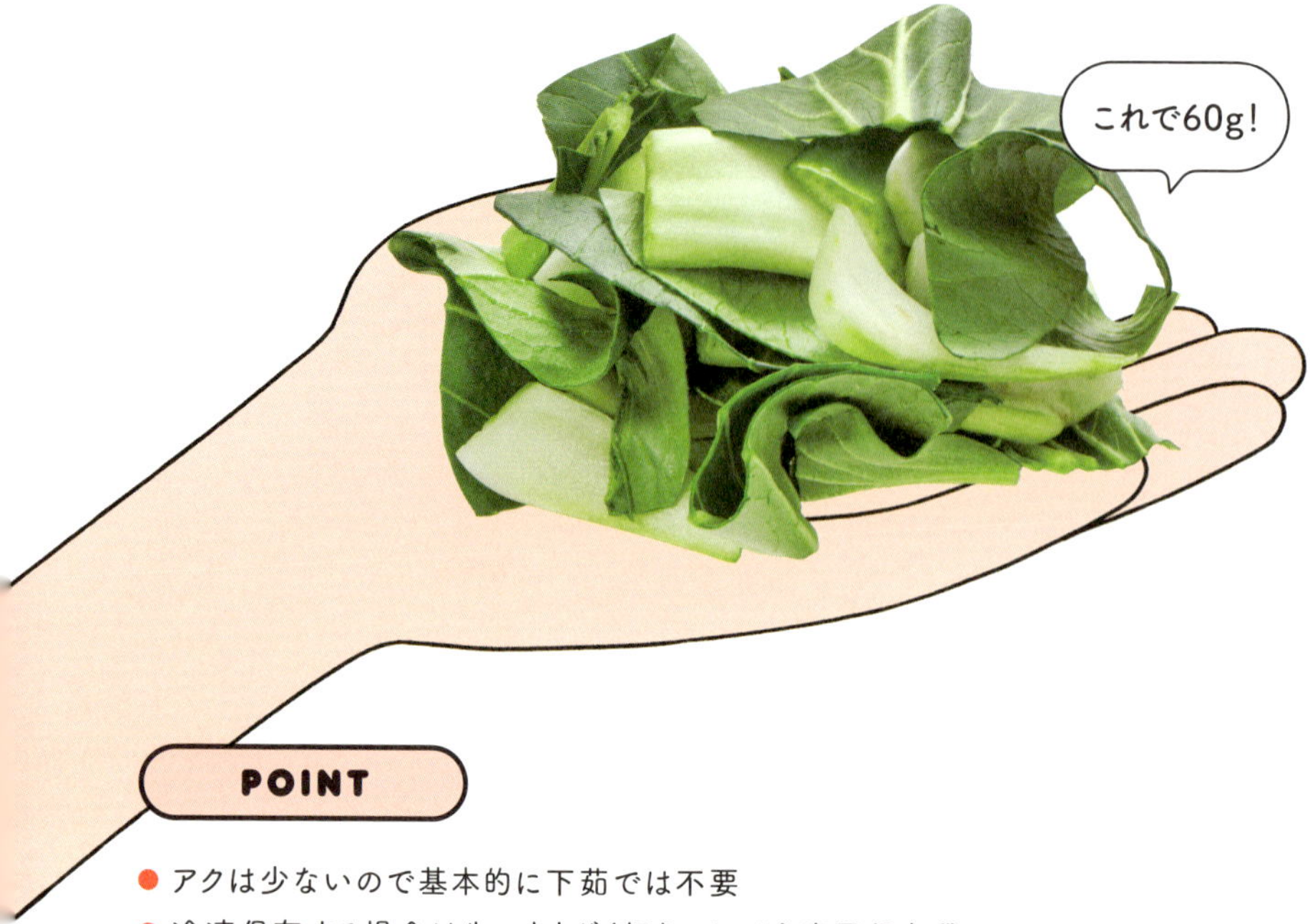

POINT

- アクは少ないので基本的に下茹では不要
- 冷凍保存する場合は生のままざく切りにして冷凍用保存袋へ

幅広の丸い葉、ふっくら肉厚の茎がついた姿が特徴的なチンゲン菜。わさびにも多い「アリルイソチオシアネート」という辛み成分が含まれており、独特の風味のもとになっています。辛みが気になる方は、炒め物や和え物にして周りを油でコーティングすると、食べやすくなっておすすめです。洗うときは、汚れがたまりやすい根元をしっかり洗うのがポイント。十字に切り込みを入れ、手で裂いて分けたら水に数分浸け、汚れを浮かせましょう。調理するときは、葉を包丁で切るとアクが出やすくなるので手でちぎります。角煮や担々麺に添えるときは、大きいまま使ってもかまいません。

from 野菜と生活 管理栄養士ラボ

チンゲン菜には、ビタミンCやβ-カロテンが含まれています。特にβ-カロテンは脂溶性なので、中華炒めのように油を使った料理に入れられるのは、栄養面からも理にかなっているといえます。茹でるときは時間をかけすぎると栄養が流出してしまうだけでなく、色も食感も落ちてしまうので、硬めに茹でてザルに上げ、余熱で火を通すようにしましょう。

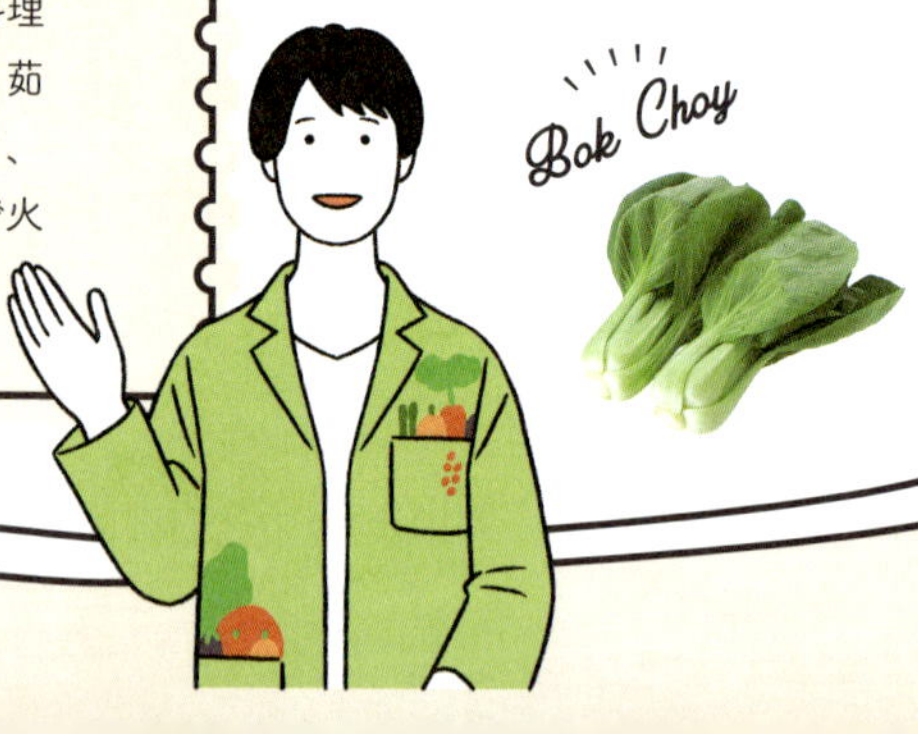

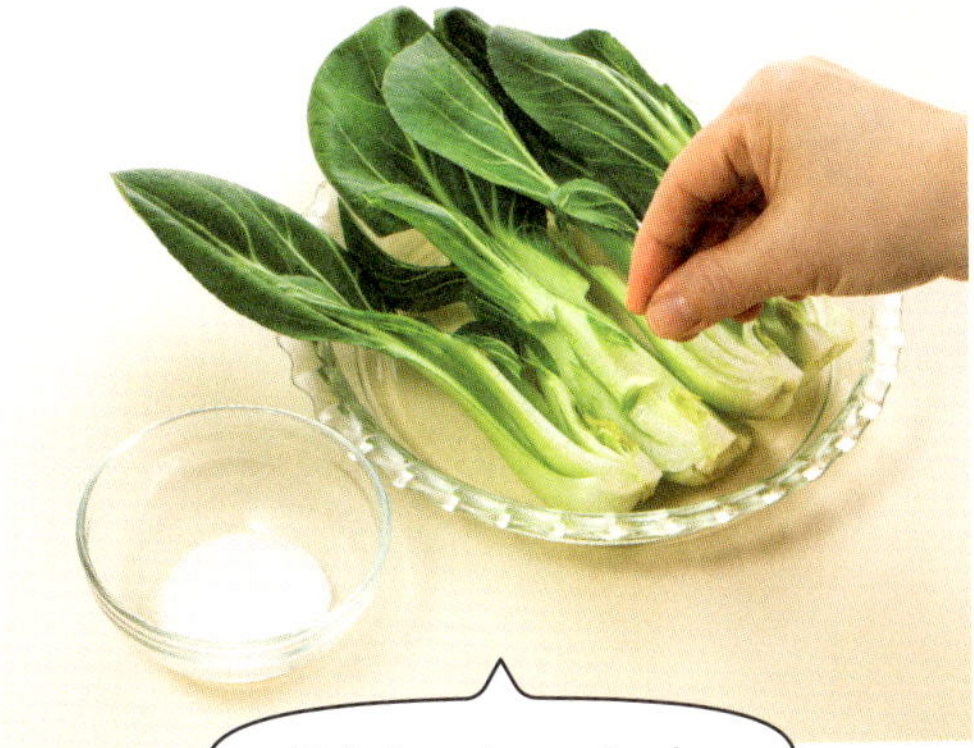

調理のアイデア チンゲン菜を電子レンジでアク抜きするには？

チンゲン菜は、電子レンジでも調理できます。根元の部分に十字に切り込みを入れ、手で裂いて1/4に分けたら耐熱容器に並べ、ラップをかけて100gにつき1分ほど加熱します（600W）。電子レンジから出したらすぐ冷水に取ると、余熱で火が入りすぎて色合いが悪くなってしまうのを防げるほか、アク抜きにもなります。**蒸し煮のようにそのまま食べるときは、切り口にあらかじめ塩をふってから電子レンジで加熱**してもアク抜きできます。

食べ方アイデア 洋風メニューならクリーム煮がおすすめ！

チンゲン菜は中国野菜ですが、洋風のクリーム煮にもよく合います。カットしたベーコンとチンゲン菜をフライパンで蒸し煮にし、チンゲン菜がしんなりしたら生クリームと牛乳を加え、水溶き片栗粉でとろみをつけて（詳しいレシピは下記）。**やさしい味わいのクリームをまとったチンゲン菜は口当たりがよく、お子さんにも食べやすい人気メニューです。**かわりに、小松菜やブロッコリーを使ってもおいしく仕上がりますよ。

RECIPE

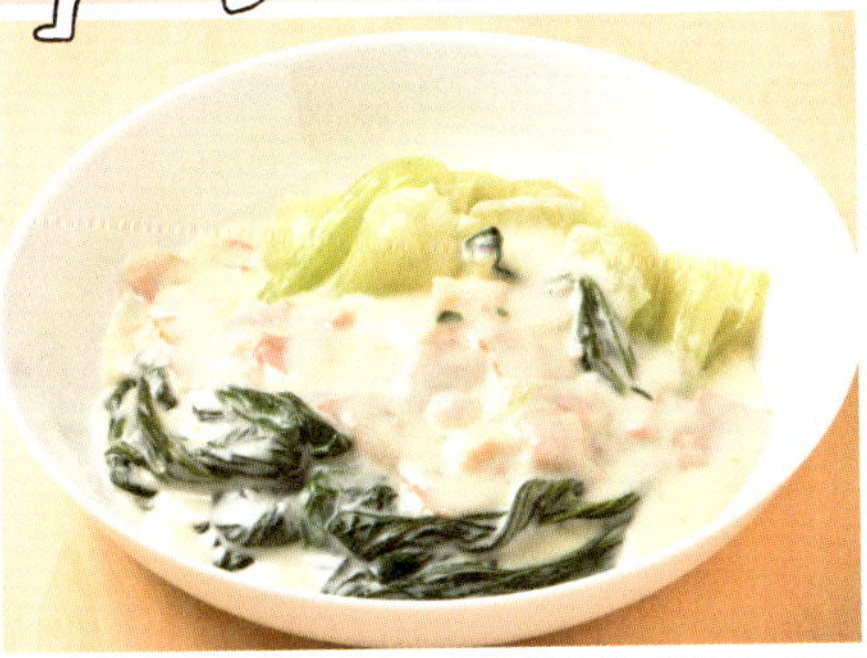

チンゲン菜の定番料理を簡単レシピに。チンゲン菜とベーコンの相性がぴったり！　やさしい風味の一皿です。

チンゲン菜のクリーム煮（2人分）

❶チンゲン菜2株は洗って、適当な大きさに切る。
❷フライパンに、水150㎖と1㎝幅に切ったベーコン3～4枚を入れて煮立てる。
❸鶏ガラスープの素大さじ1を入れたあと、❶を加える。ふたをして蒸すように煮る。
❹チンゲン菜がしんなりしたら、生クリーム80㎖と牛乳20㎖をゆっくり流し込み、水溶き片栗粉（片栗粉大さじ1、水大さじ1）でとろみをつけたら完成。

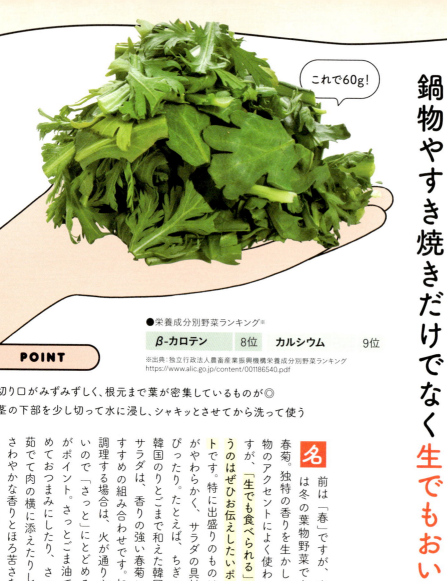

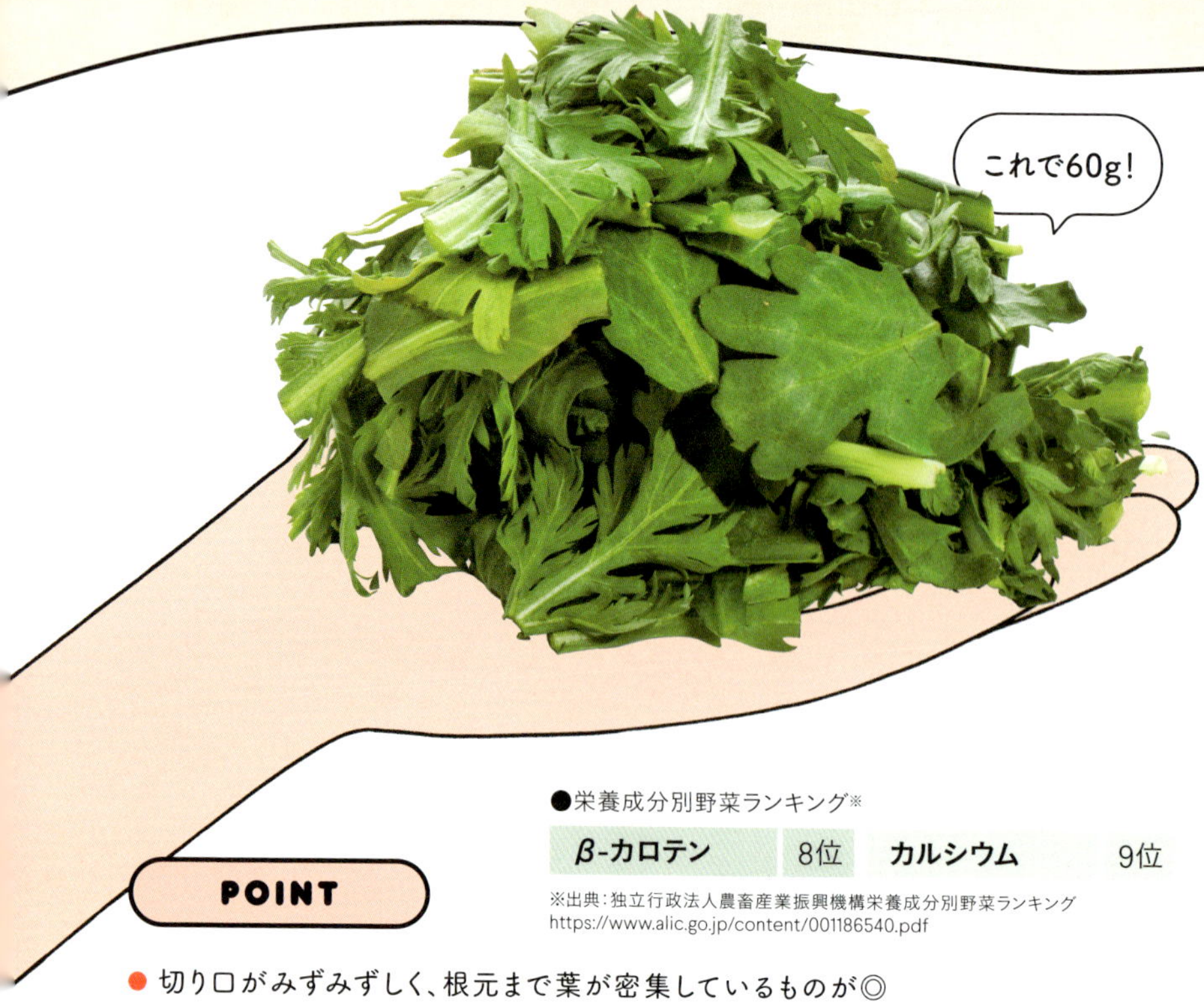

春菊は独特のさわやかな香りがポイント。鍋物やすき焼きだけでなく生でもおいしい!

●栄養成分別野菜ランキング※

β-カロテン	8位	カルシウム	9位

※出典：独立行政法人農畜産業振興機構栄養成分別野菜ランキング
https://www.alic.go.jp/content/001186540.pdf

POINT

- 切り口がみずみずしく、根元まで葉が密集しているものが◎
- 茎の下部を少し切って水に浸し、シャキッとさせてから洗って使う

名前は「春」ですが、実際は冬の葉物野菜である春菊。独特の香りを生かして鍋物のアクセントによく使われますが、「生でも食べられる」というのはぜひお伝えしたいポイントです。特に出盛りのものは葉がやわらかく、サラダの具材にぴったり。たとえば、ちぎった韓国のりとごまで和えた韓国風サラダは、香りの強い春菊におすすめの組み合わせです。加熱調理する場合は、火が通りやすいので「さっと」にとどめるのがポイント。さっとごま油で炒めておつまみにしたり、さっと茹でて肉の横に添えたりして、さわやかな香りとほろ苦さを楽しんでください。

from 野菜と生活 管理栄養士ラボ

春菊の栄養成分を、同じく冬が旬の小松菜・ほうれん草と比べてみると、生の状態では、小松菜・ほうれん草と比較してβ-カロテンが多く、茹でた状態ではビタミンKが小松菜・ほうれん草の1.4倍程度となります。また、鉄が含まれるので、吸収を助けるビタミンCやたんぱく質と一緒に摂るのがおすすめ。レモンドレッシングで和えたり、肉や魚に添えたりしてみましょう。

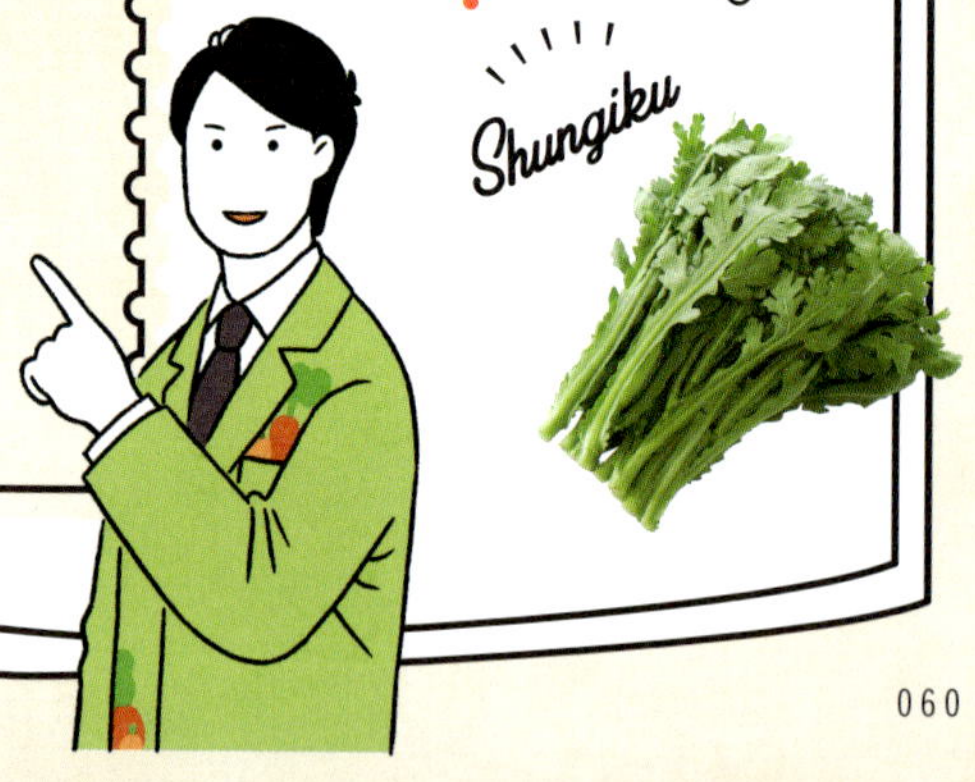

春菊が苦手でも
食べやすい一品

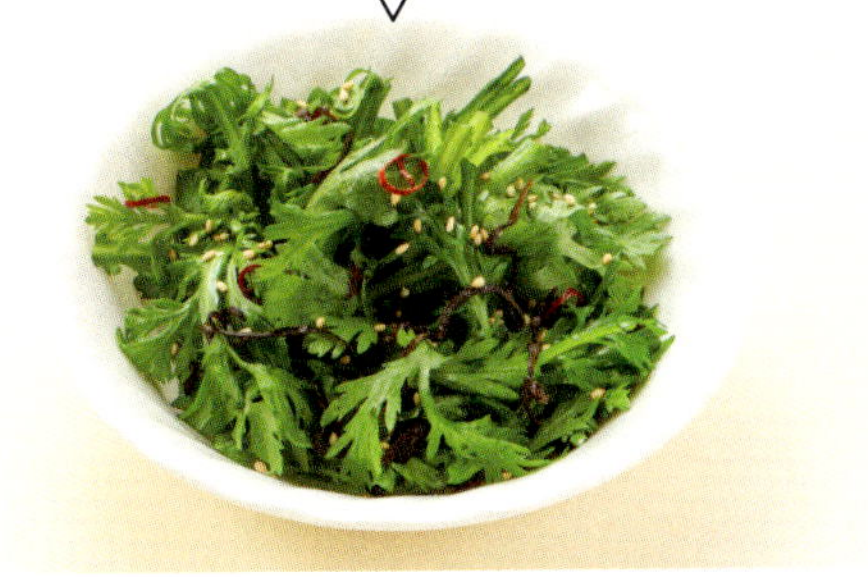

簡単レシピ

思わずやみつき！ 春菊のナムル

香り高い春菊を、韓国風のおかずにアレンジした一品です。洗って水気を切った春菊を食べやすくちぎり、ごま油・塩昆布で和えるだけで完成！　お好みで、**ちぎった韓国のりを加えるのもおすすめです。塩昆布を使うので簡単に味が決まる**うえ、ごま油の香ばしさのおかげで、春菊が苦手なお子さんでも食べやすくなるのがメリット。鷹の爪を加えてお酒のおつまみにするのも◎。時間をかけずにもう一品作りたいときにもおすすめです。

野菜の豆知識

旬は冬なのに「春菊」と呼ばれる理由

春菊は通年手に入るようになりましたが、本来の旬は10～3月です。**冬の野菜なのになぜ「春菊」と呼ばれるのかというと、春になると菊に似た花を咲かせるから**だそう。畑などで冬のうちに収穫せずに残しておくと、観賞用の菊のような美しい花が見られます。ちなみに、関西では「菊菜」と呼ばれることが多く、関東で栽培されるものは株が上に伸びるのに対して、関西で栽培されるものは株が横に広がるという違いもあります。

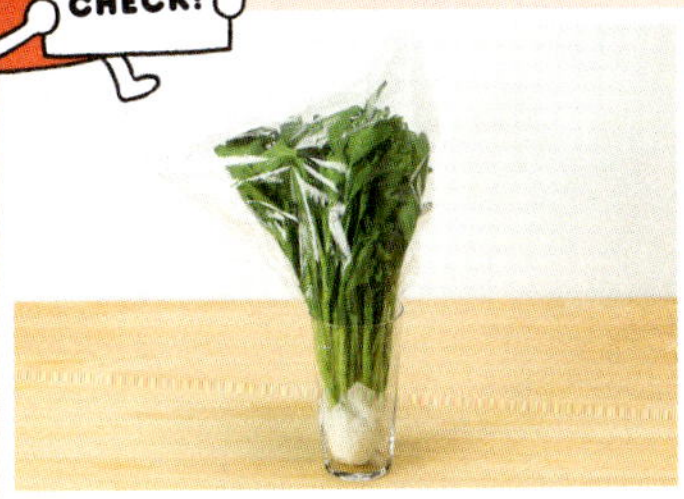

春菊の冷蔵保存方法

たっぷりの水に浸して洗い、水気を拭き取ります。濡らしたキッチンペーパーを根元に巻いてポリ袋に入れ、口を結んでグラスなどの容器に立てたら、冷蔵庫の野菜室で保存を。保存期間の目安は約5～7日。横向きに置くと曲がりやすいため、立てて保存するのがポイントです。

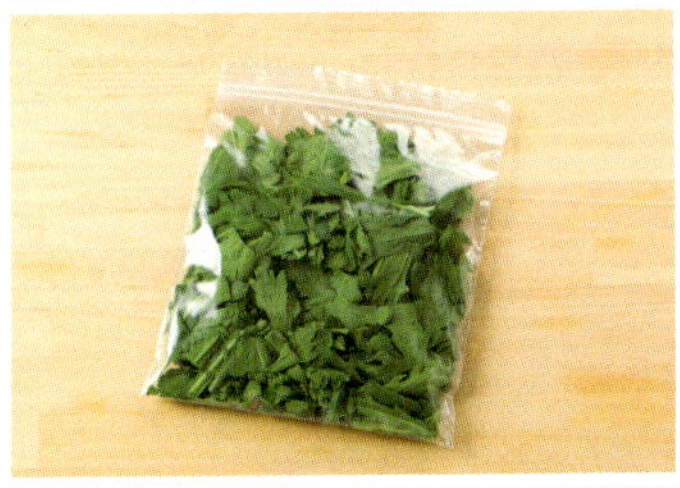

春菊の冷凍保存方法

たっぷりの水に浸して洗い、水気を拭き取り、4cmほどの長さに切って冷凍用保存袋に入れます。平らにならして密封し、冷凍庫で保存しましょう。保存期間の目安は約1ヶ月。使うときは凍ったまま調理しましょう。繊維がやわらかいので、さっと火を入れる程度にとどめて。

菜の花は春の訪れを味わえる特別な野菜。鮮やかな彩りとほろ苦さを楽しんで

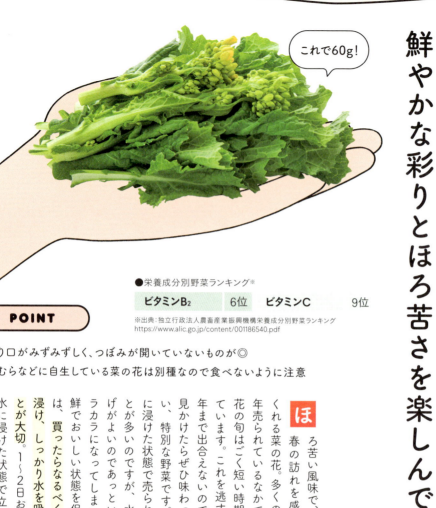

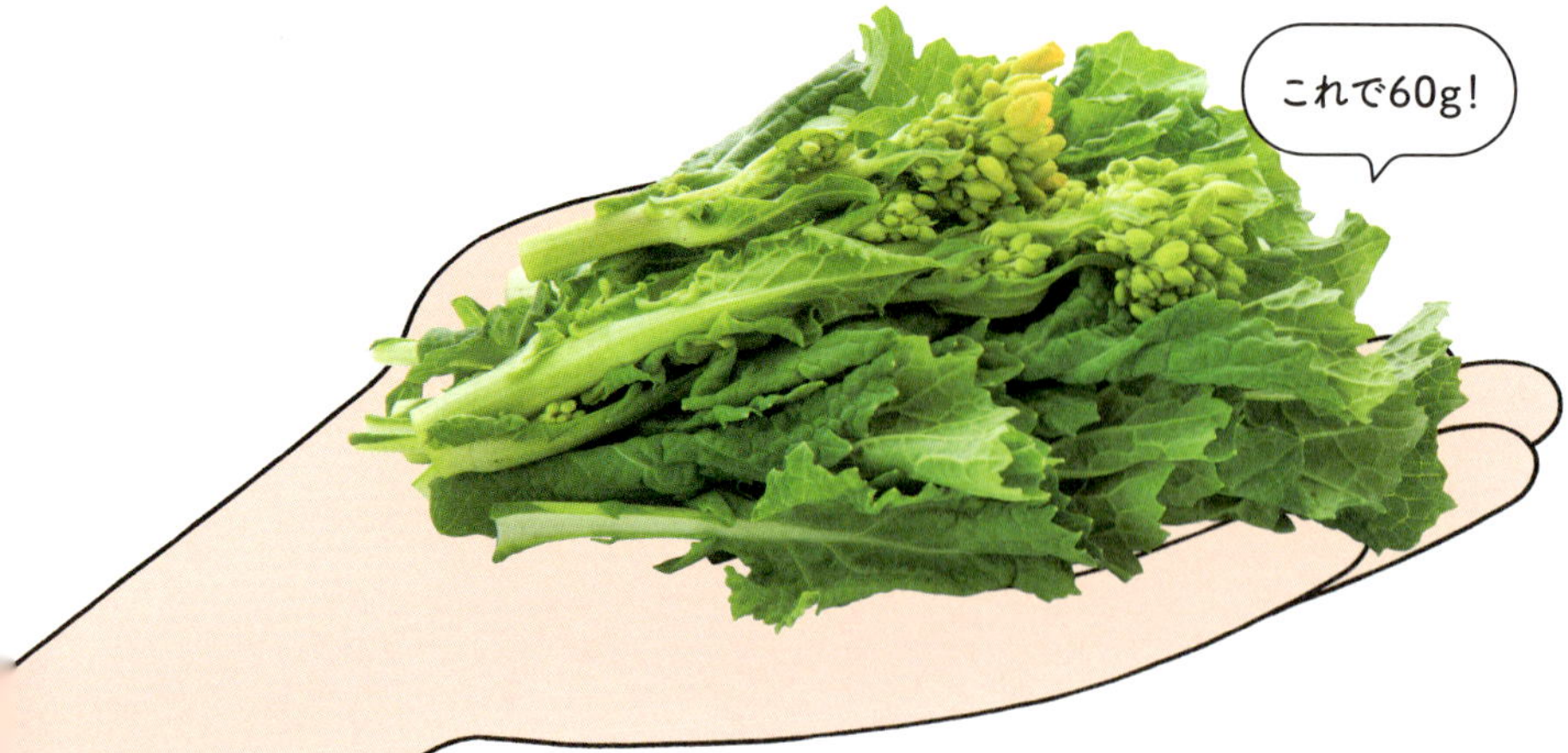

●栄養成分別野菜ランキング※

ビタミンB2	6位	ビタミンC	9位

※出典：独立行政法人農畜産業振興機構栄養成分別野菜ランキング
https://www.alic.go.jp/content/001186540.pdf

POINT

- 切り口がみずみずしく、つぼみが開いていないものが◎
- 草むらなどに自生している菜の花は別種なので食べないように注意

ほろ苦い風味で、食卓から春の訪れを感じさせてくれる菜の花。多くの野菜が通年売られているなかでも、菜の花の旬はごく短い時期に限られています。これを逃すとまた来年まで出合えないので、店頭で見かけたらぜひ味わっておきたい、特別な野菜です。根元を水に浸けた状態で売られていることが多いのですが、水の吸い上げがよいのであっという間にカラカラになってしまいます。新鮮でおいしい状態を保つためには、**買ったらなるべく早く水に浸け、しっかり水を吸わせることが大切**。1～2日おく場合は、水に浸けた状態で立てておき、毎日水を替えてあげましょう。

from 野菜と生活 管理栄養士ラボ

「菜の花」という名前からは野菜のイメージが薄いかもしれませんが、β-カロテン、鉄、葉酸、ビタミンCなどを豊富に含んでいる立派な緑黄色野菜です。また、辛み成分であるイソチオシアネートには抗酸化作用もあります。ビタミンCの流出を防ぐためには、茹ですぎに注意しましょう。茹で方は左ページでご紹介していますので、ぜひ参考にしてくださいね。

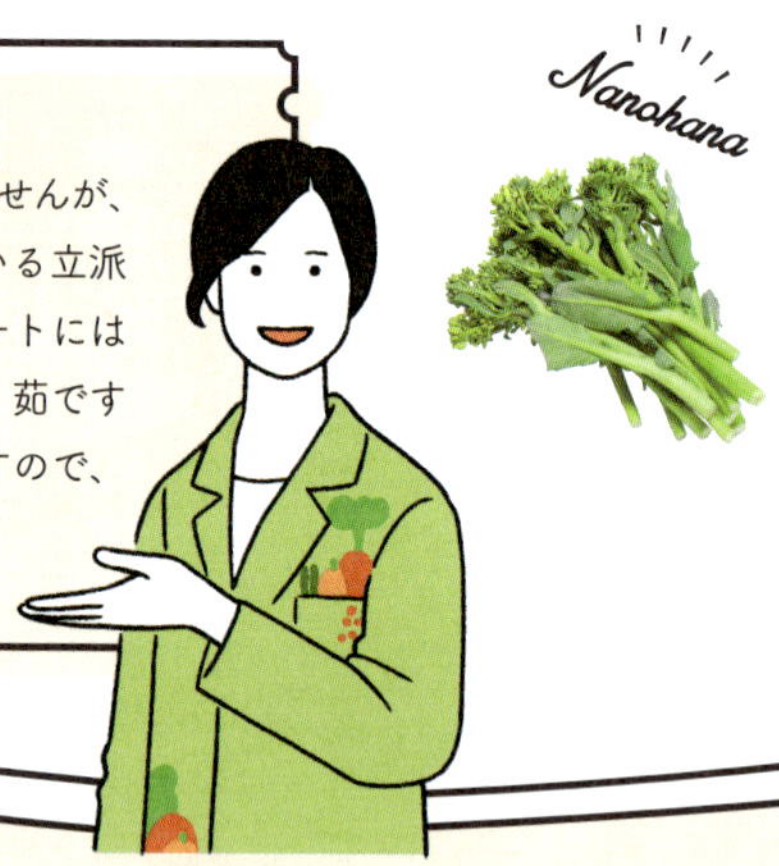

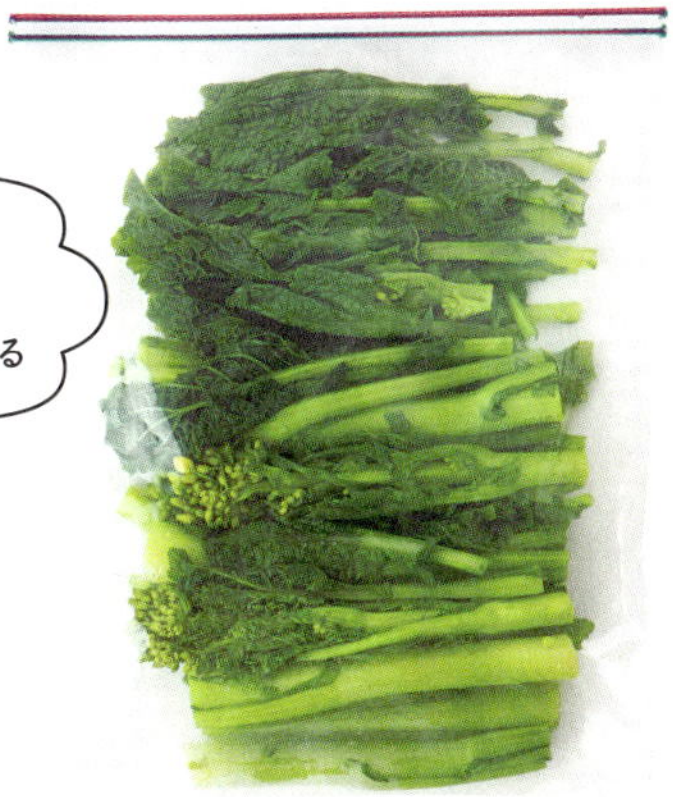

保存のアイデア

旬をゆっくり楽しむなら茹でて冷凍保存

菜の花の出回り時期は短く、しかも冷蔵で保存できるのは2～3日程度。旬のおいしさを長く楽しむには、**新鮮なうちに冷凍保存するのがおすすめです。**塩を入れた湯に茎から入れ、少しやわらかくなったら葉も入れて茹で、30秒ほどで冷水に取ります。キッチンペーパーで水気をしっかり拭き取ったら、長い場合は半分に切って冷凍用保存袋に入れ、冷凍しましょう。料理のアクセントがほしいときに少しずつ使って楽しめます。

食べ方アイデア

旬の組み合わせ！　ホタルイカと菜の花のパスタ

菜の花といえば辛子和えが定番ですが、違う料理でも味わってみたいという方にはパスタがおすすめです。具材に入れるのは、菜の花と同じ時期に出回るホタルイカ。**一緒に炒めたところにトマトソースを加え、茹でたてのパスタを入れると最高のおいしさ！**　旬の食材同士は相性がよく、まさに季節限定のスペシャルな味わいを堪能できます。もちろんオリーブ油系に仕上げてもおいしいので、お好みの味つけで試してみてくださいね。

RECIPE

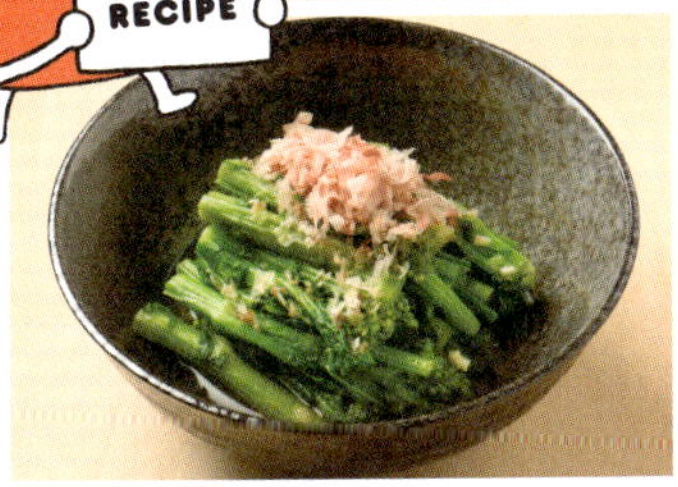

菜の花のおひたし（4人分）

❶菜の花1束（200g）は半分に切り、塩適量を加えた熱湯で茎、葉の順にさっと茹でる。❷❶を冷水に取って水気を切り、食べやすい長さに切る。❸ボウルにだし汁100mℓ、しょうゆ大さじ1、みりん大さじ1/2、練りわさび少々を混ぜ合わせ、❷を和える。器に入れてかつお節少々をかける。

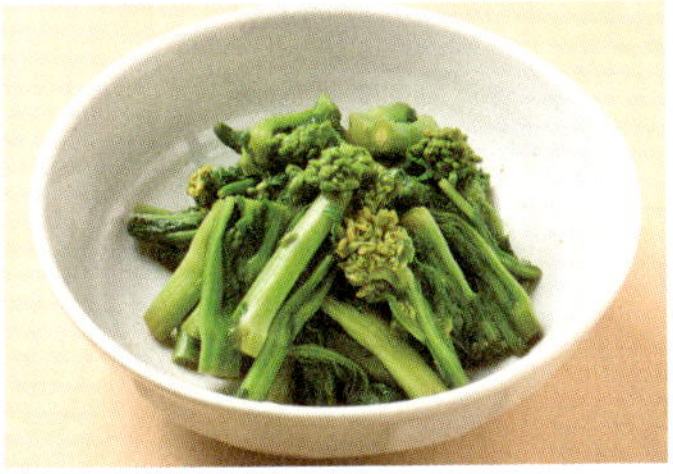

菜の花の辛子和え（4人分）

❶菜の花2束（400g）は根元を1cmほど切り落とし、2等分に切る。❷熱湯に❶を茎、葉の順に入れ、1～2分硬めに茹でたら、ザルに上げて冷ます。❸ボウルにだし汁大さじ2、しょうゆ大さじ2、砂糖小さじ1、練り辛子小さじ1を混ぜ合わせて、❷を和える。

ねぎの香りが強いのは白い部分。青い部分も栄養があるのでぜひ食べて

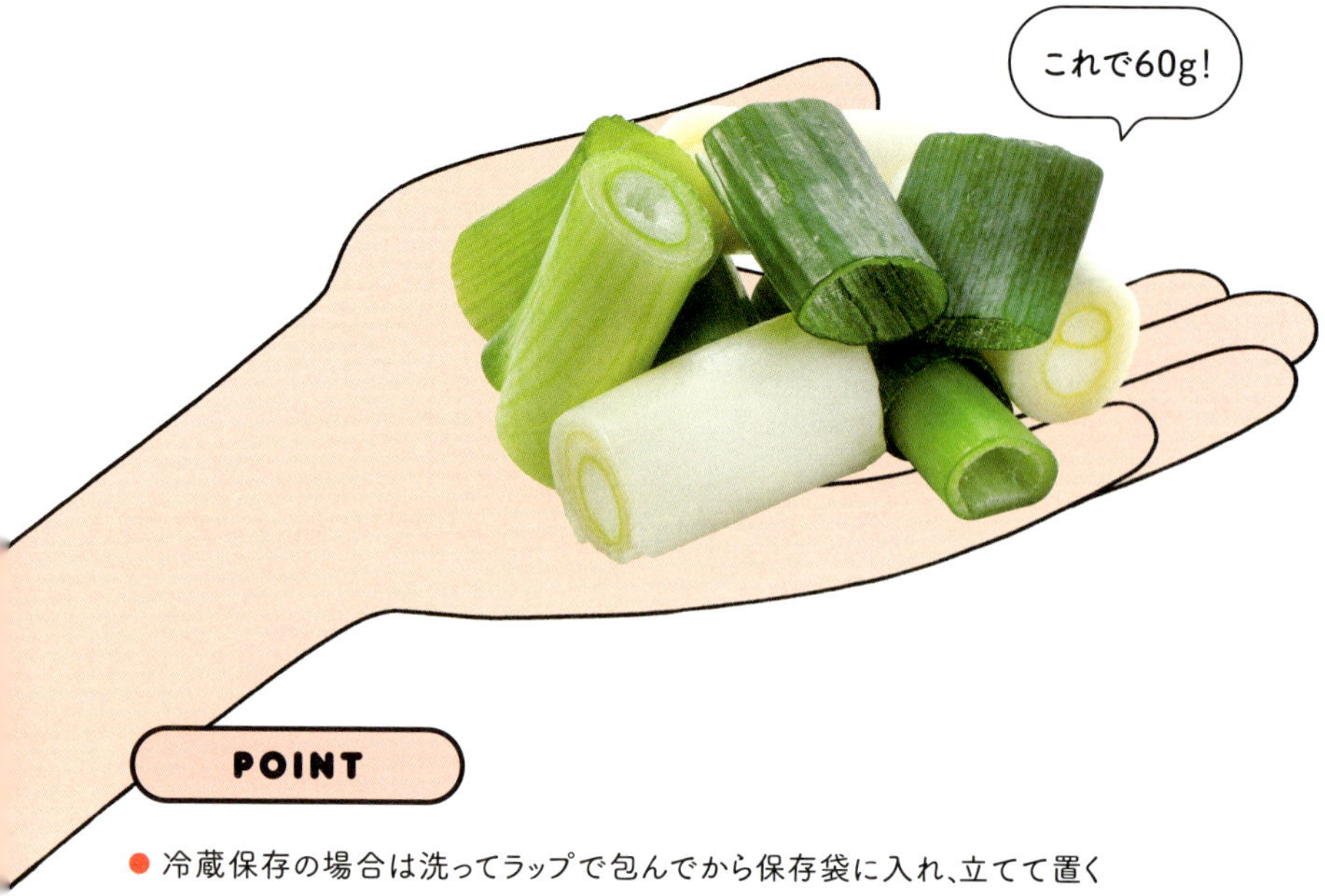

POINT

- 冷蔵保存の場合は洗ってラップで包んでから保存袋に入れ、立てて置く
- 冷凍保存の場合、青い部分は斜め切り、白い部分はぶつ切りで冷凍用保存袋に入れる

ねぎには、青い部分が長い「青ねぎ（葉ねぎ）」、白い部分が長い「長ねぎ（白ねぎ）」があります。青ねぎは緑黄色野菜、長ねぎは淡色野菜です。長ねぎの緑の部分は捨ててしまう方も多いと思いますが、**ここにも栄養があります。切ると出てくるねっとりしたものは食物繊維の一種なので、ぜひ活用しましょう。**斜め切りにして繊維をしっかり断ち、さらに加熱すると食べやすくなるので、豚肉と一緒に炒める、煮込んで味噌汁にするといった使い方がおすすめです。一方、香りを生かしたいときには白いところを生で使います。空気に触れると香りが飛びやすいので、刻んだものは1～2日のうちに使い切りましょう。

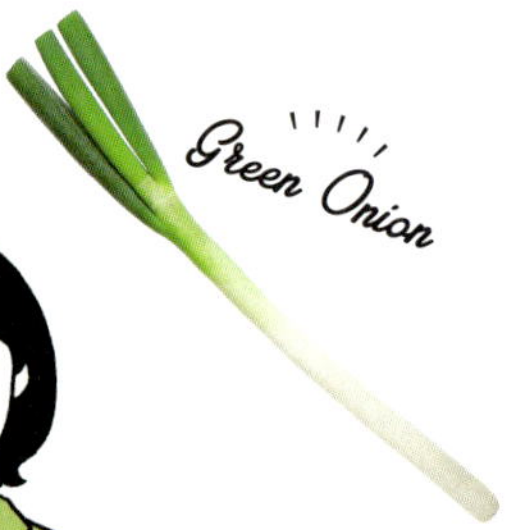

from 野菜と生活 管理栄養士ラボ

上でお伝えした通り、青ねぎは緑黄色野菜ですが、白い部分を食べる長ねぎは淡色野菜です。この白い部分には、香り成分である硫化アリルが多く含まれます。硫化アリルは水溶性で、長時間水にさらすと溶け出してしまうため、鍋物や味噌汁などで溶け出した栄養素も摂取しましょう。また、長ねぎの緑の部分にはβ-カロテンやビタミンC、Kが含まれているので、できるだけ食べるとよいですね。

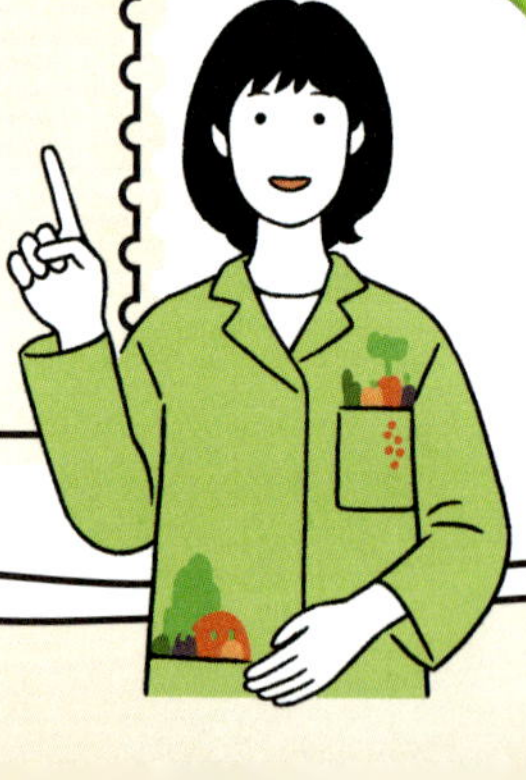

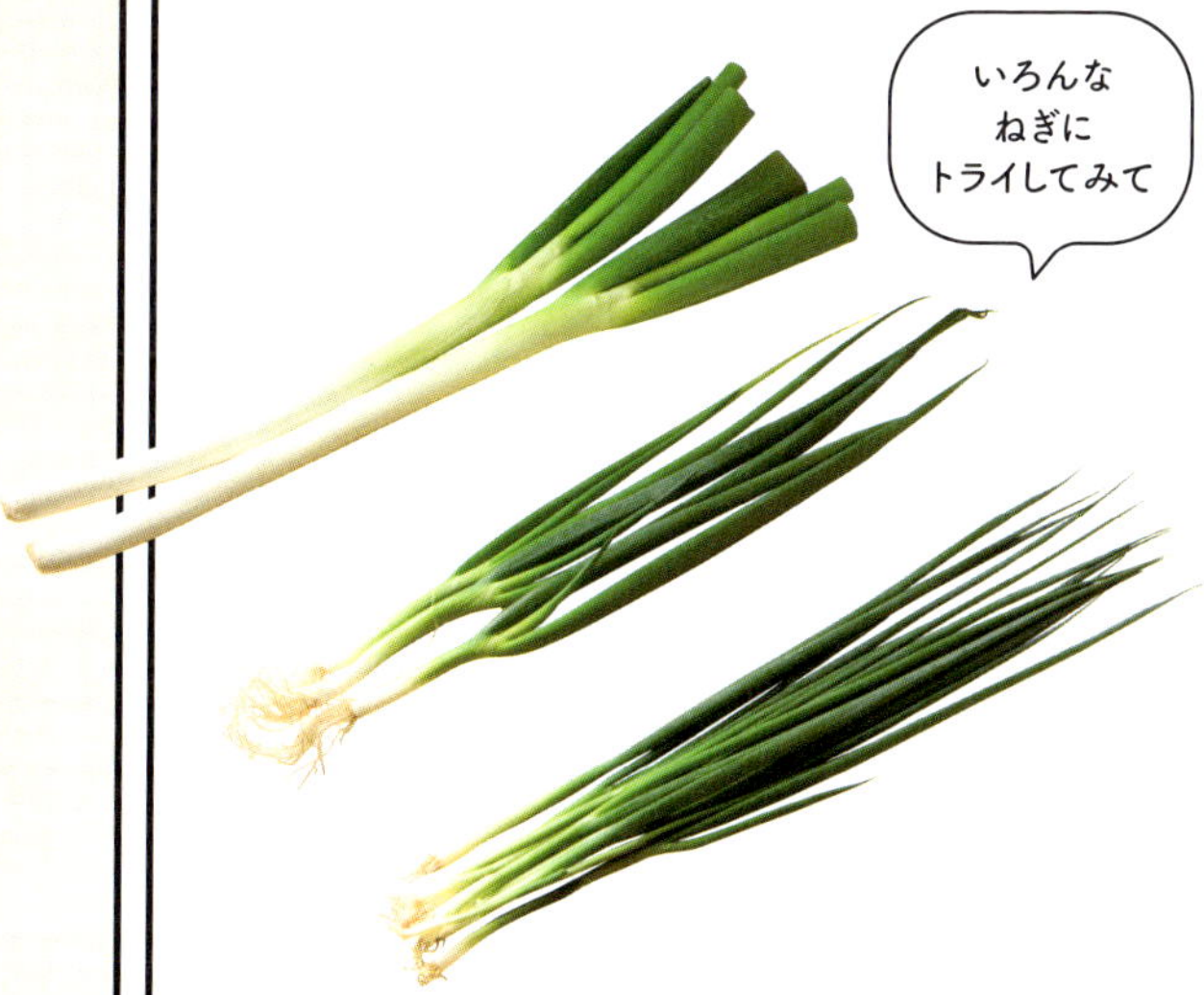

食べ方アイデア メニューに合わせて ねぎの種類を使い分け

ねぎが大好きなラボメンバーは、冷蔵庫にいつも数種類のねぎを常備！　**料理に合わせ、使い分けて楽しんでいます**。炒め物や煮物には、一般的な長ねぎ。薬味として香りを出したいときは、長ねぎの白い部分。汁物に散らすなど、彩り程度で使うときは青ねぎ（万能ねぎ）。たっぷり入れてねぎの甘みも感じたいときは、断然やわらかで甘い九条ねぎです。卵３個に対して、小口切りのねぎを２つかみくらいどっさり入れて焼くと、ねぎの風味を堪能できる卵焼きのできあがり！

簡単レシピ 丸ごとおいしい！　長ねぎの一本焼き

ラボメンバーおすすめのねぎ料理は、長ねぎを豪快に丸ごと味わう一本焼き！　長ねぎをフライパンに入る長さに切り、ごま油を熱して塩・こしょうをふりながら、しっかり焼き目がつくまで焼き上げます。ここに、ラー油・七味唐辛子・しょうゆをかけると、**甘いねぎにごま油の香ばしさとピリ辛風味がマッチして最高！**　あれば卵の黄身も添えてつけると、まろやかな辛さになってまた違ったおいしさを楽しめます（詳しいレシピはP66へ）。

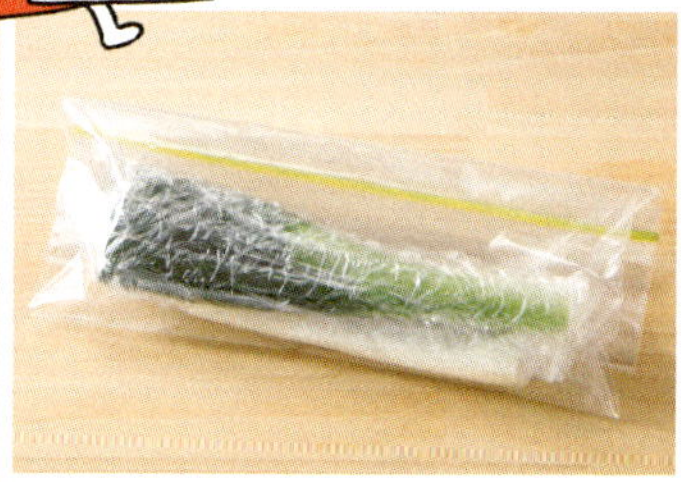

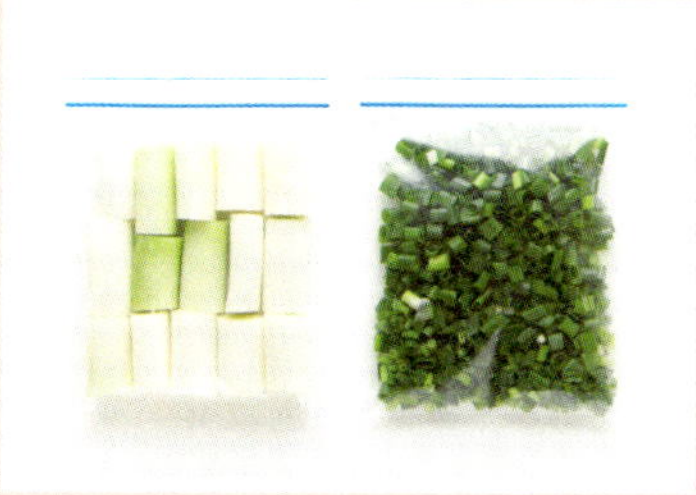

すぐに使えて便利！　ねぎの保存方法

冷蔵保存する場合は洗って水気をよく拭き取ってから、使いやすい大きさに切り分け、ラップで包んだものをポリ袋に入れ、野菜室で保存します。冷凍保存する場合は下写真のように、長ねぎは、ぶつ切りにして生のまま冷凍用保存袋に入れて冷凍します。使うときは凍ったまま切ることができて便利です。青ねぎなら小口切りにして冷凍用保存袋に入れ、冷凍しましょう。

おいしいねぎの選び方

長ねぎは、白い部分の巻きがしっかりしていて、弾力があるものを。緑と白、それぞれの部分の色がはっきりしているものがよいでしょう。青ねぎは、葉がまっすぐに伸びていて、緑色が葉先まで鮮やかなものを選んで。

VEGEDAY COLUMN —— GREEN ONION

① ねぎをとことん楽しむ ねぎが主役の3選

RECIPE.1

ねぎの一本焼き

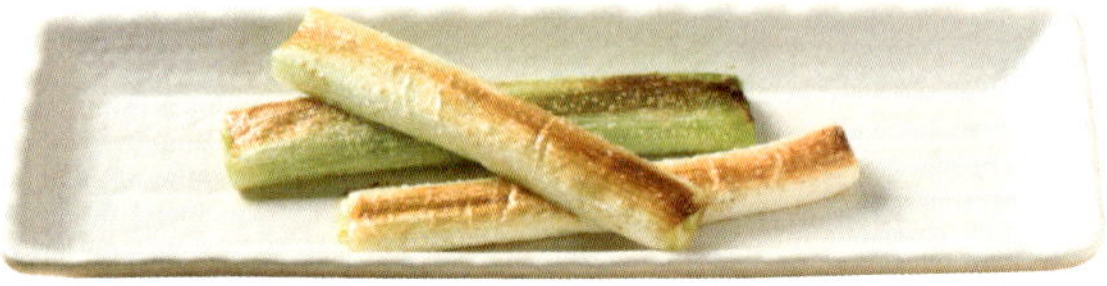

（1本分）

❶長ねぎ1本は2等分か3等分など、焼きやすい大きさに切る。
❷フライパンにごま油少々を熱して❶を入れ、中まで火が通り焼き目がつくまで焼く。
❸❷を器に盛り、塩、こしょう各適量をかけてできあがり。お好みで、ラー油、七味唐辛子、しょうゆ各適量をかける。ラー油や七味唐辛子をかけた場合、卵の黄身をつけて食べると、まろやかな辛さになる。

RECIPE.2

ねぎのアヒージョ

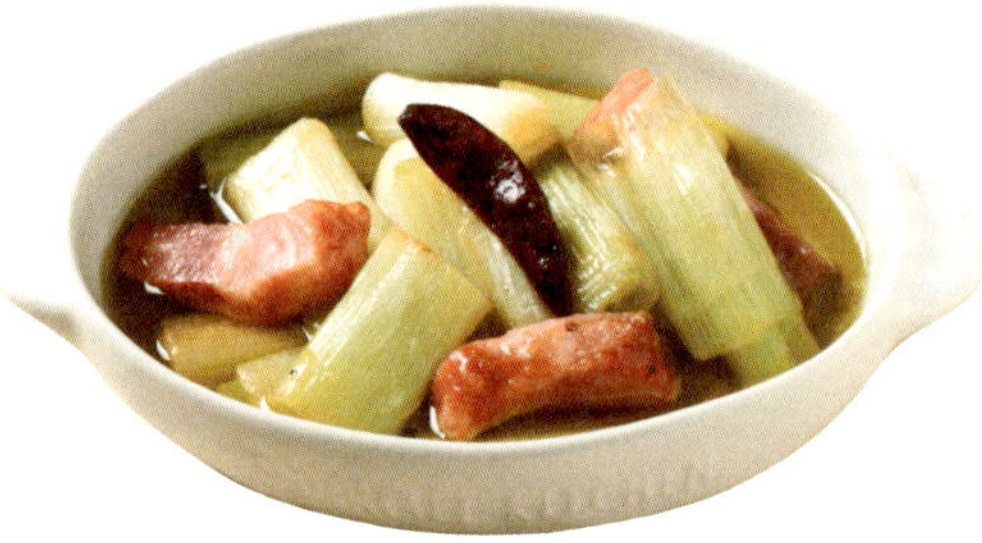

（1～2人分）

❶長ねぎ2本を4cmほどの長さに切る。
❷厚切りベーコン適量を1cmほどの幅に切る。
❸にんにく1～4片（お好みで増減）を包丁の腹で押してつぶす。
❹❶、❷、❸をフライパンに入れる。ねぎが半分浸る程度まで、オリーブ油適量を加える。お好みで、鷹の爪を入れる。
❺火が通るまで煮込み、白だし少々で味を調えたら完成。お好みでハーブソルトを加える。

RECIPE.3

ねぎと白菜の豆乳ポタージュ

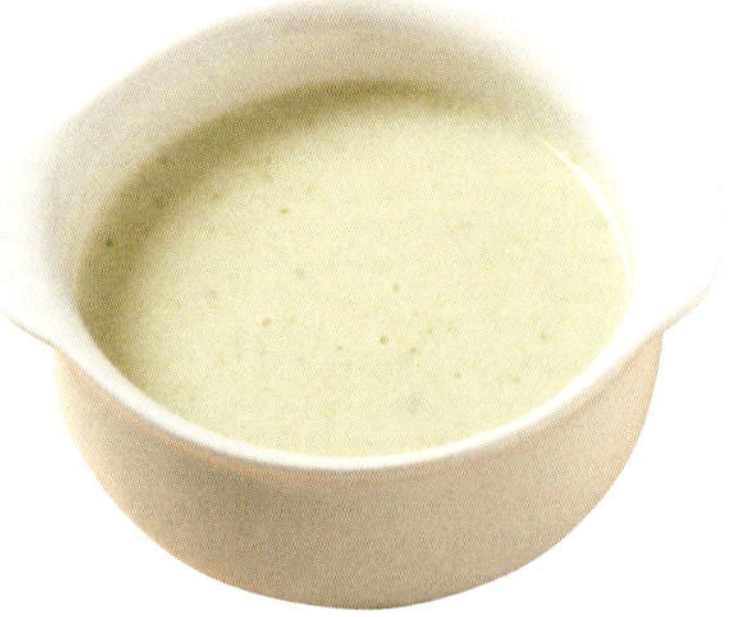

（4人分）

❶長ねぎの白い部分1本分は小口切りに、白菜1/4個は約2cm幅に切る。
❷鍋にオリーブ油適量を入れて熱し、❶のねぎと白菜を加えてしんなりするまで炒める。
❸❷に水400mℓとコンソメスープの素大さじ1を入れ、白菜がやわらかくなるまで煮る。
❹❸をミキサーに入れ、なめらかにする。
❺❹を鍋に戻し火にかけ、豆乳500mℓを加えて温め、塩、こしょう各適量で味を調える。

2

長ねぎと青ねぎでねぎ焼きを食べ比べよう

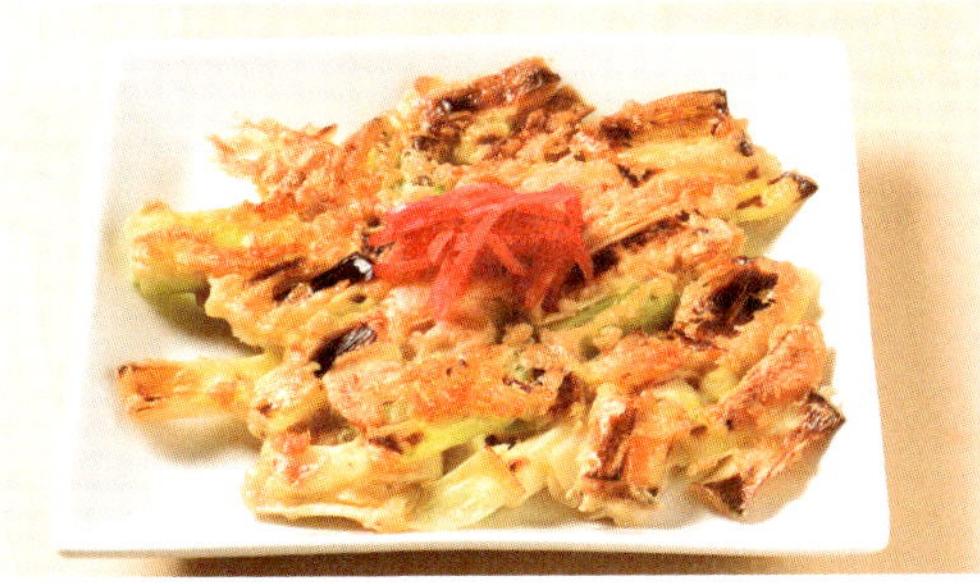

RECIPE.1

外はパリッ、中はモチッ!

長ねぎ焼き

(4人分)

❶長ねぎ2本は縦半分に切り、3㎝ほどの長さに切る。
❷ボウルに❶と、桜えび大さじ3、小麦粉50g、卵1個、だし汁(濃いめ)大さじ3、塩少々、溶けるチーズ30gを加えてよく混ぜ合わせる。
❸フライパンを熱してサラダ油適量をひき、❷を薄くのばして両面を焼く。
❹カリカリになったら器に盛り、お好みで塩をふって紅しょうが適量を飾る。

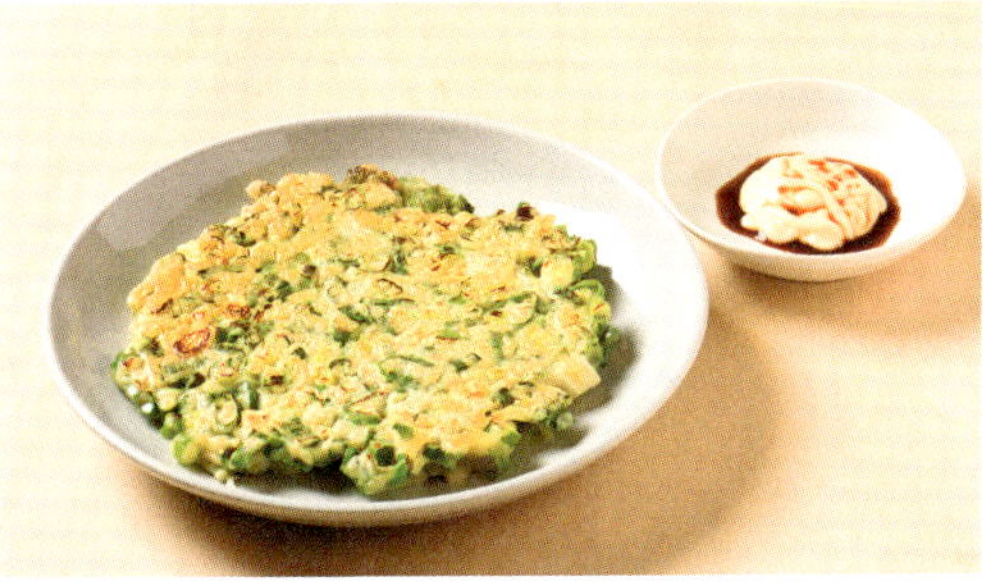

RECIPE.2

関西の定番料理!

青ねぎ焼き

(2人分)

❶青ねぎ1束(約100g)を3～5㎜の小口切りにする。
❷ボウルに小麦粉100g、卵1個、和風だしの素少々を入れて水100㎖で溶く。
❸❷に❶を入れて混ぜる。
❹熱したフライパンにサラダ油適量をひく。❸の半量を円を描くように広げ、両面をこんがりとした色がつくまで焼く。同様に、もう1枚焼く。
❺焼き上がったら皿に取り、お好みでしょうゆ、マヨネーズを添える。

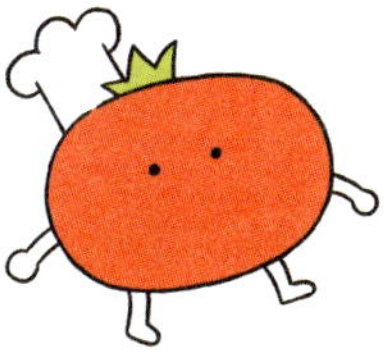

3

ねぎ大量消費!

ねぎ塩ダレがクセになる
食べごたえバツグンの一品!

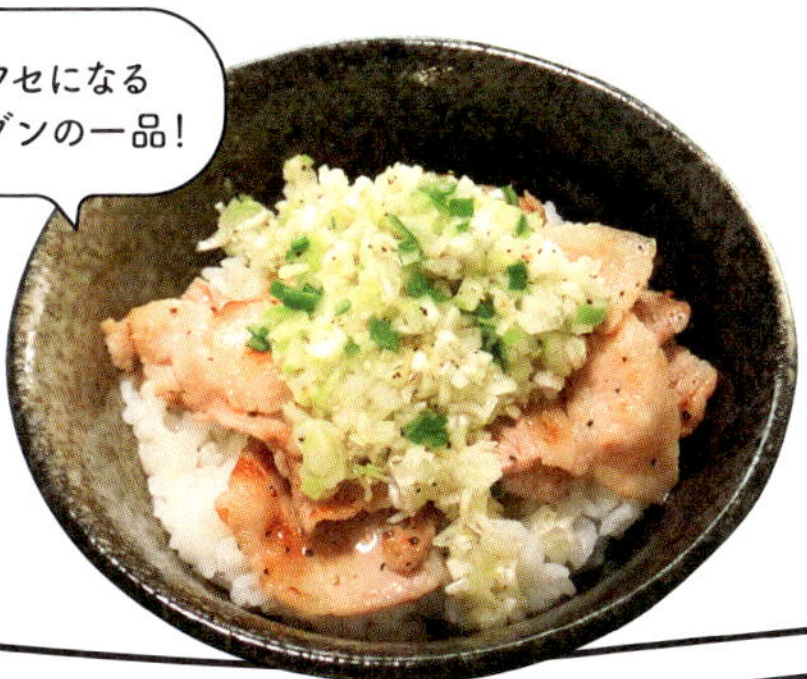

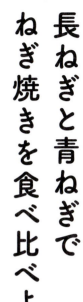

RECIPE

ねぎ塩豚丼 (2人分)

❶長ねぎ(緑色の部分も使う)1本は、みじん切りにする。❷ねぎ塩ダレを作る。ボウルに❶と塩小さじ1/2、鶏ガラスープの素小さじ1/2、レモン汁小さじ2～3、粗びき黒こしょうお好みの量(多めがおすすめ)、ごま油大さじ1を混ぜ合わせる。❸豚こま切れ肉200gに、にんにくすりおろし小さじ1/2、塩小さじ1/6、酒小さじ2、粗びき黒こしょう少々を加えて混ぜ、下味をつける。❹丼2個にご飯をお好みの量、盛る。❺フライパンにサラダ油小さじ2を熱し、❸を入れて中火で炒め、火が通ったら❹に盛る。上に❷をかける。

にらの独特の香りは肉の臭み消しにも役立つ！
生で刻んで調味料に入れても

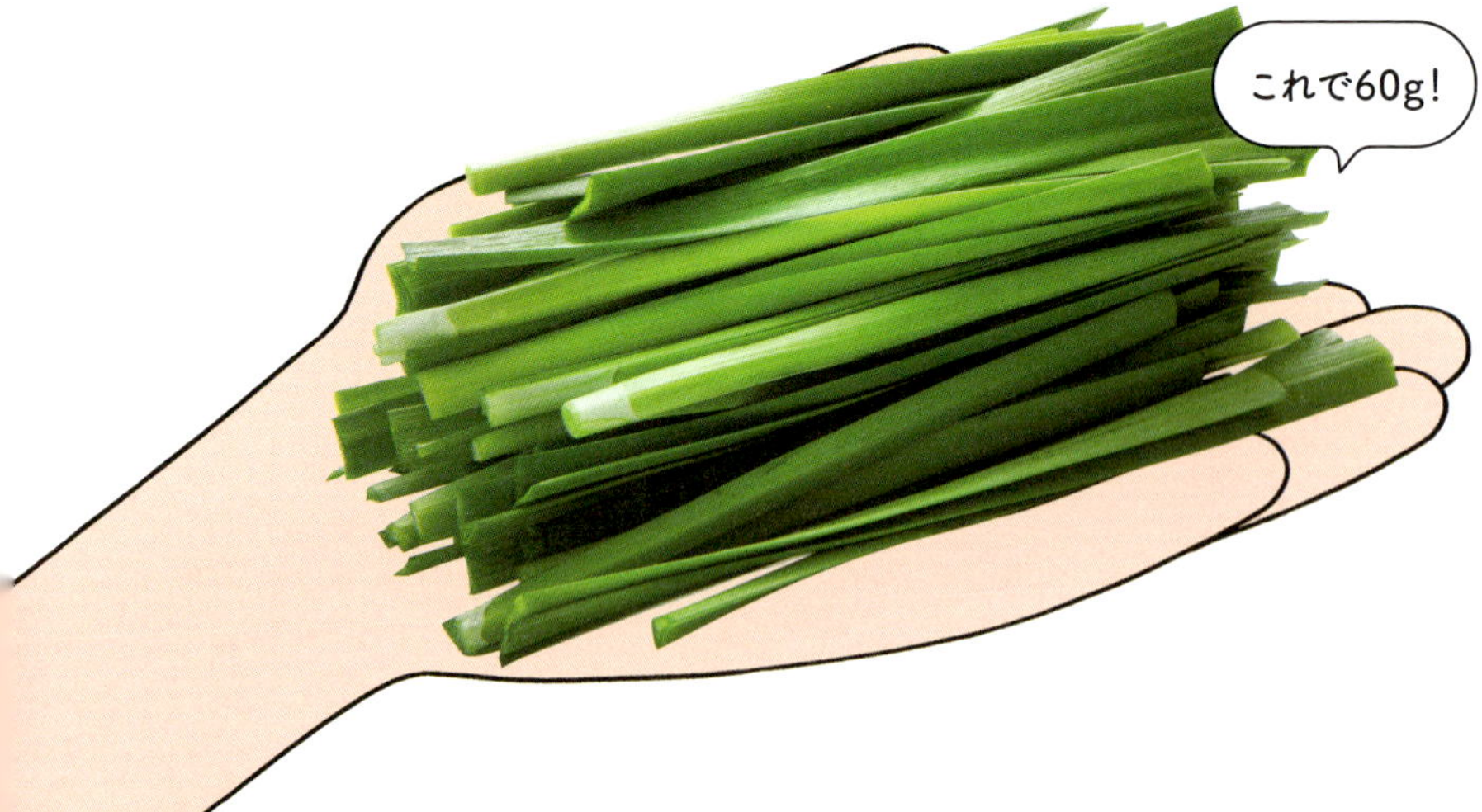

POINT

- 根元を持ったときにピンとしているもの、葉が広く肉厚なものが◎
- 冷凍するなら使いやすい長さに切って冷凍用保存袋へ。約1ヶ月保存可

にらといえば、独特の強い香りが特徴。この香りは、香味成分の「アリシン」によるものです。肉の臭み消しの効果があり、まさに餃子やニラレバには欠かせない食材といえるでしょう。アリシンは根元に近いところに多く、切ってから時間が経つほど香りが強くなります。そのため、香りをやわらげたいときは葉先を使う、根元を使うときは使う直前に切るといった工夫をするのがおすすめです。にらは生でも食べられるので、刻んで調味料に混ぜると手軽で便利。たとえば、しょうゆに煮切ったみりんを少し足したところに刻んだにらを混ぜた「にらじょうゆ」は、目玉焼きや卵かけご飯、冷奴などのよいアクセントになってくれます。

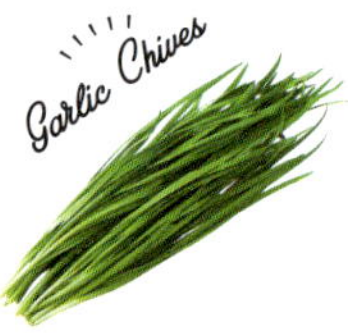

from 野菜と生活 管理栄養士ラボ

たんぱく質、カリウム、カルシウムなど多様な栄養素を含むにら。香味成分のアリシンは硫化アリルの一種で、ビタミンB_1の吸収効率をアップさせてくれます。つまり、ビタミンB_1が豊富に含まれる豚肉とにらを一緒に食べるメニューは、臭み消しになるだけでなく栄養面でも効果的だということ。豚こま切れ肉と炒め合わせたり、茹で豚と和えたりして、にらのアクセントを楽しんでみましょう。

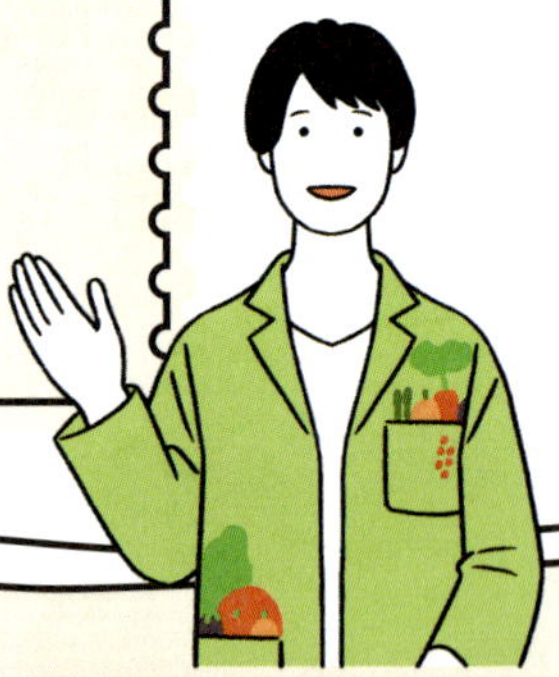

保存のアイデア

余ってしまったら水に浸けて冷蔵保存

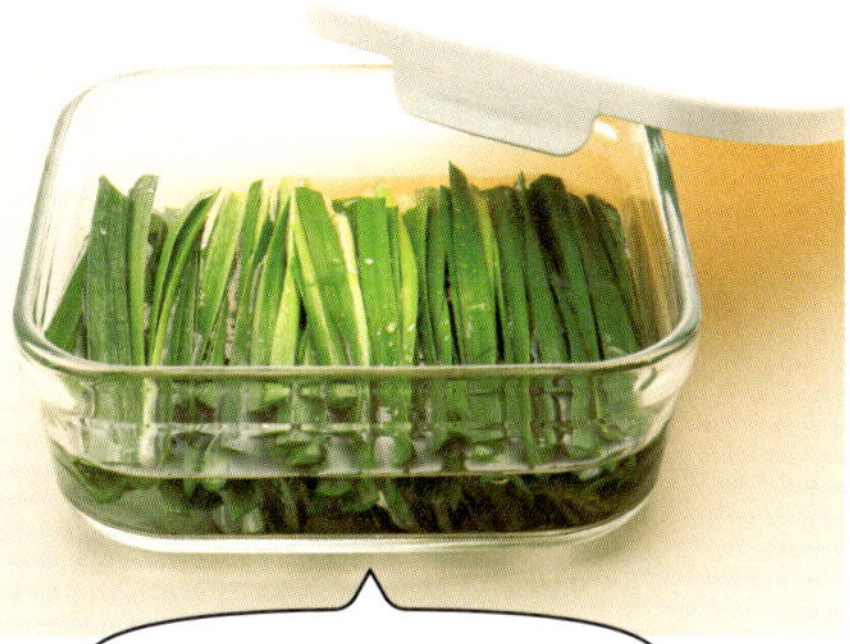

ひたひたの水に浸けるだけで長持ち！

にらは買ったらすぐ使い切るのがベストですが、使い切れなかったときは水に浸けると長めに保存できます。パスタを電子レンジで茹でる容器があれば長いまま、普通の保存容器なら入る程度の長さに切ります。**水を張った容器ににらを浸し、ふたをして密閉してから冷蔵庫に入れましょう。**2〜3日おきに水を取り替えれば、10日ほどは持ちます。それでも、断面から栄養素や香りは徐々に流れ出てしまうので、なるべく早く使い切りましょう。

食べ方アイデア

主役級の味わい！　黄身じょうゆでおひたしに

にらが少し残ってしまったときにおすすめしたいのが、にらのおひたし。さっと塩茹でして水気を軽く絞り（絞りすぎると栄養も出てしまうので注意）、しょうゆに卵黄を混ぜた「黄身じょうゆ」でいただきます。ほうれん草のおひたしならしょうゆだけで十分ですが、**にらは香りが強いので、濃厚な調味料がよく合うんです。**あれば、ごまをパラパラとふるのもおすすめ。おひたしといっても脇役にとどまらない、ちょっと贅沢な一品になりますよ。

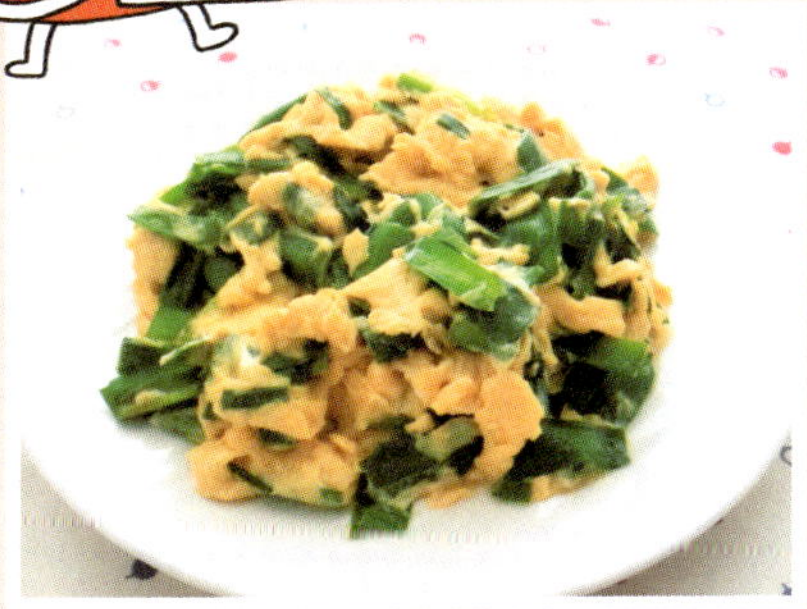

にらのみずみずしい歯ごたえと、卵のふんわりとした食感がたまらない一皿です。

調理のポイント

卵は冷蔵庫から出して室温に戻しておくと、炒めるときに油の温度が下がりにくくなります。また、余熱で火が入るため、あらかじめ盛りつける皿を用意して。

ふんわりにら玉（2人分）

1. にら1束（100g）は3cmほどの長さに切り、根元の硬い部分とやわらかい部分に分けておく。
2. ボウルに卵4個を溶きほぐし、塩小さじ1/6、こしょう少々、牛乳大さじ2を混ぜる。
3. フライパンにごま油大さじ1/2を熱し、❶の硬い部分を入れて炒め、緑色が鮮やかになったらやわらかい部分も入れ、強火でさっと炒める。
4. しんなりしてきたら、しょうゆ小さじ2を加え、水分が飛んだら❷のボウルに加える。
5. フライパンにサラダ油大さじ1と1/2を入れ、強めの中火で熱し、❹を一気に入れる。
6. 卵液の端のほうがふくらんできたら木べらを大きく動かし、端の部分を中に入れるように混ぜる。半熟状になったら火を止めてさっと混ぜ、用意しておいた皿に手早く盛る。

緑黄色野菜

ベビーリーフはいろいろな幼葉の個性を楽しめる。サラダ以外の使い道も豊富

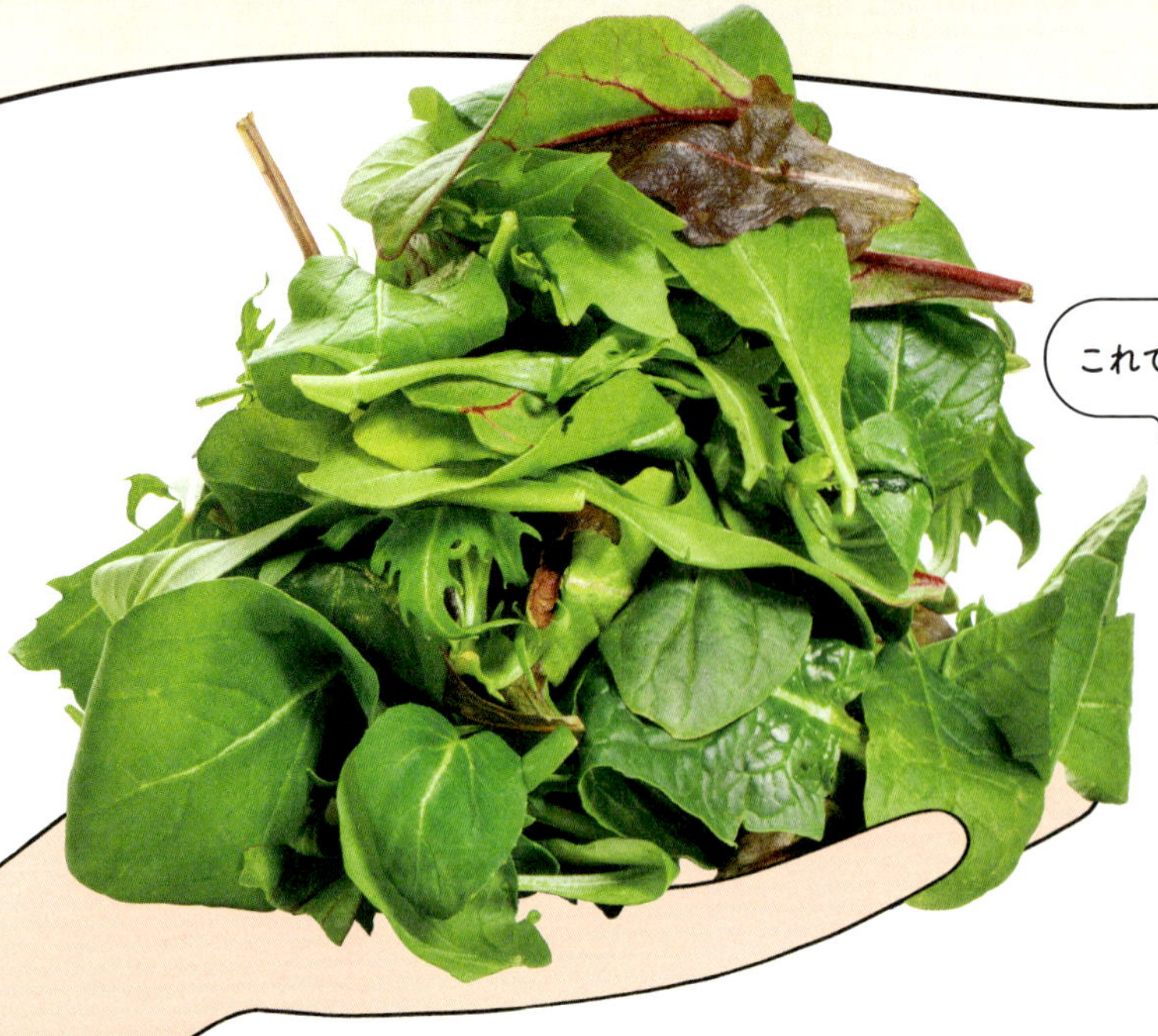

POINT

- やわらかいので傷がつかないようにやさしく扱う
- 水洗いが必要なものは、5分ほど水に浸けてキッチンペーパーで水気を取る

ベビーリーフとは、**さまざまな野菜の幼葉《ようば》の総称。**一般的にはミックスパックになっており、中身はメーカーや時期によってさまざまです。共通してよく使われるのはスピナッチ（ほうれん草の幼葉）ですが、普段なかなか単体では買えないビーツやケール、高級レストランの食材にも使われるルッコラなど、**何の葉が入っているかに注目すると食べるのが楽しくなります。**そんなベビーリーフのメリットは、えぐみが少ないので食べやすく、かつ下ごしらえいらずで使いやすいこと。シンプルなサラダはもちろん、ピザトースト、洋風鍋など、いろいろな料理の上にふわっとのせて彩りを楽しんでみましょう。

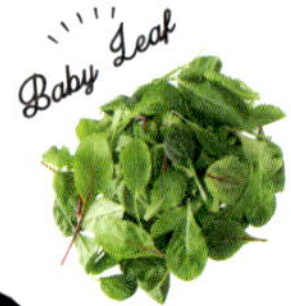

from 野菜と生活 管理栄養士ラボ

ベビーリーフは、キャベツの仲間のレッドケールやレタスの仲間のグリーンロメイン、ほうれん草の幼葉のスピナッチなど、多様な品種の野菜の幼葉の総称。通年いつでも手に入るのが特徴で、発芽して小さいうちに収穫するため、幼葉の栄養をまるごと摂取できるのが魅力です。生長した野菜よりも食感がやわらかく、下ごしらえが不要で、洗ってそのまま盛りつけられる手軽さもうれしいですね。

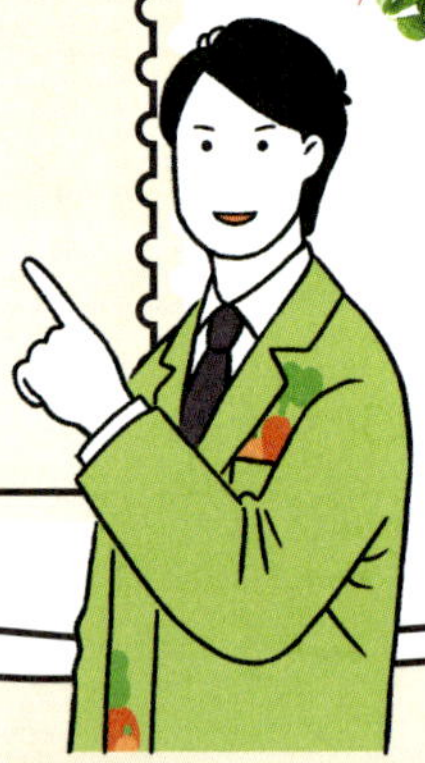

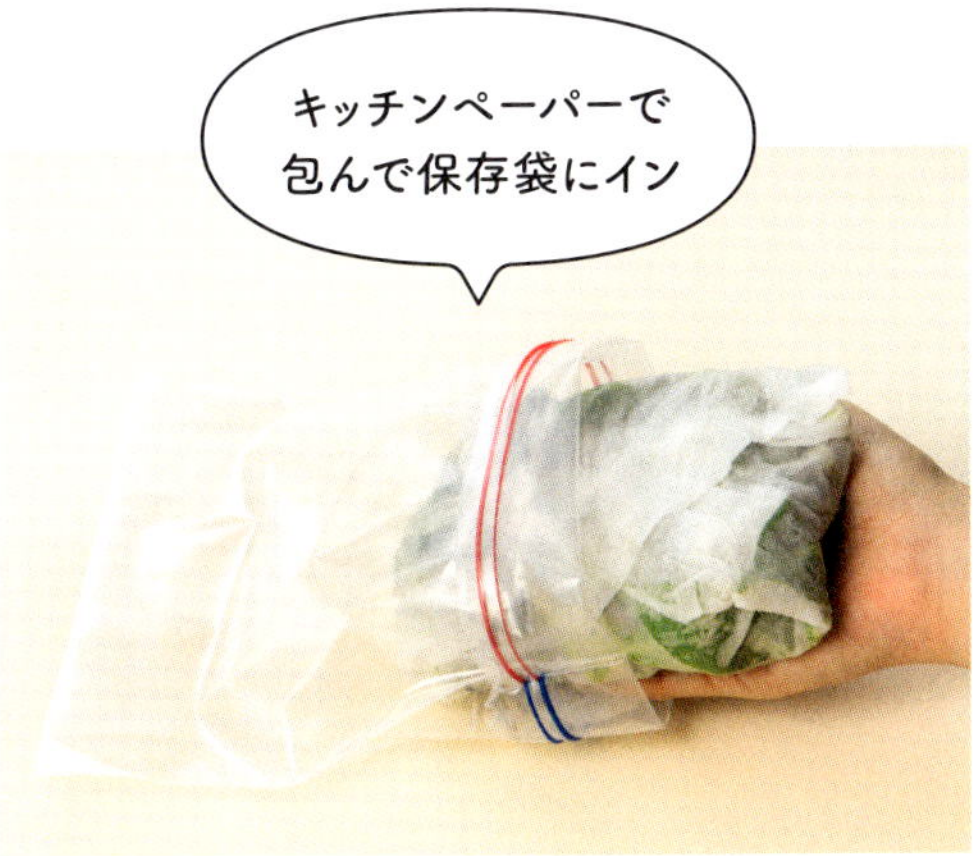
キッチンペーパーで
包んで保存袋にイン

保存のアイデア

葉がしんなりするのを抑える保存テクニック

ベビーリーフは日持ちしにくく、使い切る前にしんなりしてしまった……ということもあるもの。なるべくフレッシュな状態を保つには、まず**冷水に5分ほど浸けて水を吸わせましょう。**葉がピンと張った状態になったら、**キッチンペーパーで押さえて水気を切ってから包み、袋や容器に入れて冷蔵保存**すると1週間ほど鮮度を保ってくれます。葉に傷がつくとそこから傷んでしまうので、水気を切るときはやさしく扱うのがポイントです。

食べ方アイデア

いつもの野菜をベビーリーフに置き換え！　活用アイデア集

食べやすく便利なベビーリーフですが、「サラダ以外には使ったことがない」という方も多いようです。そこで、**いつもの野菜をベビーリーフに置き換える活用例**をご紹介！　①えぐみの少なさを生かして小松菜のかわりにスムージーに使う、②やわらかさと彩りを生かして三つ葉のかわりに卵焼きに入れる、③三色丼に緑の彩りが足りないときにのせる、など。いつもの料理が、ちょっとおしゃれで新鮮な感じになりますよ。

CHECK!

ベビーリーフの種類と特徴の一例

- **ビート**／ビーツ（ビート）の幼葉。葉が緑色で茎が赤色なのが特徴で、料理を華やかに演出する
- **スピナッチ**／ほうれん草の幼葉。濃い緑色の葉は厚みがあり、やわらかな口当たり。鉄が豊富
- **レッドケール**／青汁の原料として知られる、ケールの幼葉。紫色の葉軸が特徴で、まろやかなうまみがある

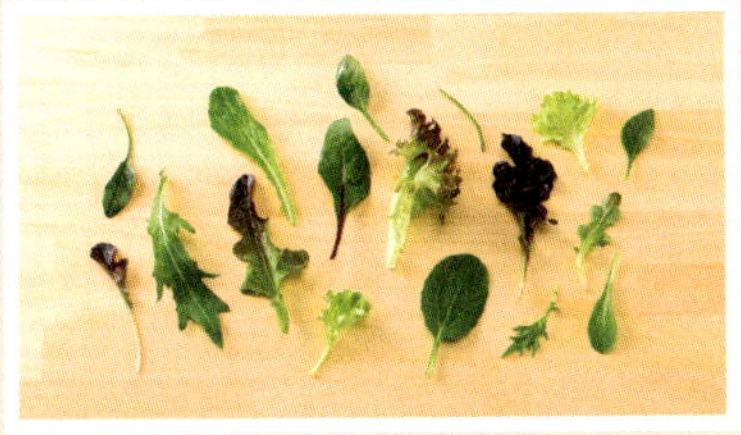

- **ミズナ**／水菜の幼葉。シャキシャキとしたみずみずしい食感
- **レッドロメイン**／キク科の葉野菜の幼葉。赤い葉が特徴で、ほんのり苦みがある
- **グリーンハリヤー**／リーフレタスの幼葉で、先のとがった形が特徴。シャキシャキとした食感
- **オーク**／レタスの仲間で、キク科の野菜の幼葉。ナッツのような風味とソフトな食感
- **グリーンロメイン**／ロメインレタスの幼葉。やわらかく、サクッとした食感
- **ピノグリーン**／小松菜の幼葉。濃い緑色とシャキシャキとした茎が特徴
- **ルッコラ**／イタリア料理によく使われるアブラナ科の野菜の幼葉。ごまのような香りとほのかな苦みが特徴

パセリは、料理では脇役になりがち？
でも栄養価は主役級！積極的に取り入れて

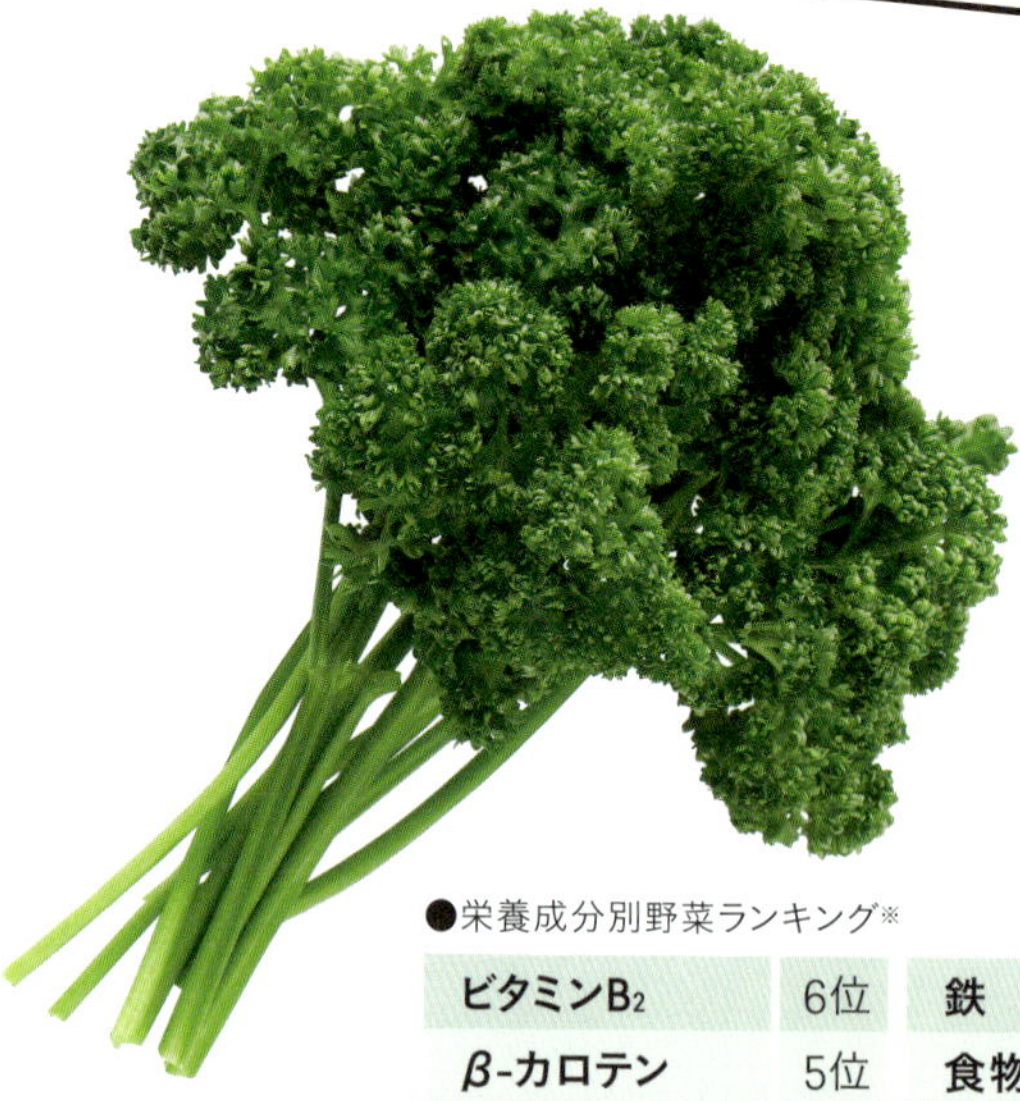

●栄養成分別野菜ランキング※

ビタミンB_2	6位	鉄	1位
β-カロテン	5位	食物繊維	7位
ビタミンC	7位	カリウム	1位
カルシウム	1位		

※出典：独立行政法人農畜産業振興機構栄養成分別野菜ランキング
https://www.alic.go.jp/content/001186540.pdf

POINT

- 水を入れたコップに立ててポリ袋をかぶせ、輪ゴムで留めて冷蔵。約2週間保存可
- 冷凍するときは洗ってヘタを除いて水気を切り、葉と茎に分けて冷凍用保存袋へ

洋

食の横にちょこっと添えられるつけ合わせ、というイメージが強いパセリですが、実はとても栄養豊富。多様なビタミン・ミネラルを含んでいるので、ぜひ残さずに食べていただきたい野菜です。そんなパセリは、つけ合わせだけでなくさまざまな料理に使えます。鮮やかな緑色をした葉の部分は、スープやサラダ、和え物などに。茎の部分は、カレーやシチューなどに入れて煮込むと食べやすく、臭み消しにもなってくれます。葉が密集しているところに汚れがたまりやすいので、洗うときはブロッコリーと同じように、水の中にしっかり浸して振り洗いしましょう。

from 野菜と生活 管理栄養士ラボ

パセリは濃い緑色からも想像できる通り、β-カロテンが豊富です。かぼちゃのβ-カロテン含有量が100gあたり4000μgであるのに対して、パセリは100gあたり7400μgなので、かなり多い数値といえるでしょう。ほか、β-カロテンと同じく抗酸化作用があるビタミンC、ビタミンEも豊富なので、刻んでドレッシングに混ぜる、卵焼きに入れるなど、積極的に取り入れてみましょう。

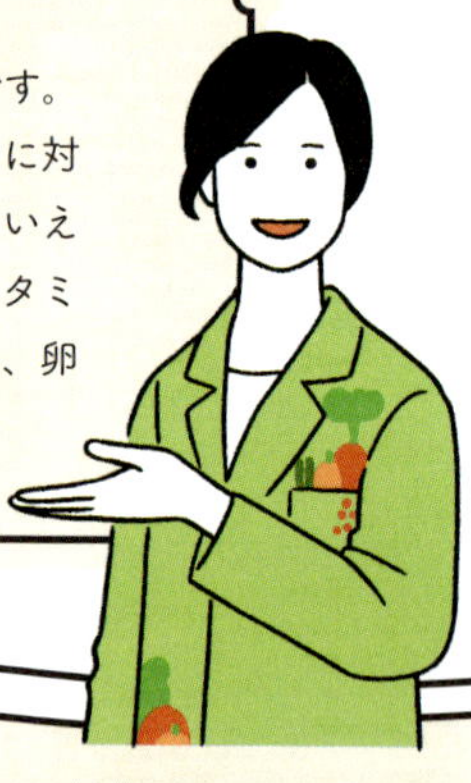

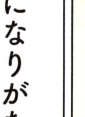

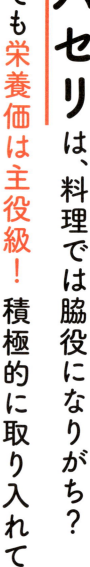

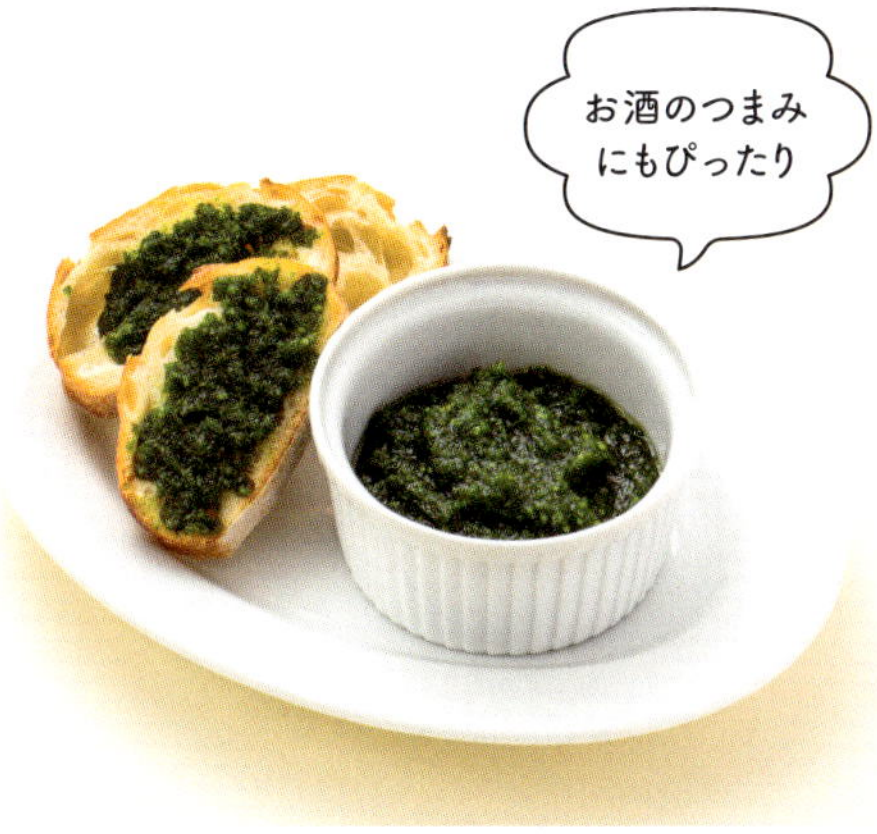

簡単レシピ　大量消費におすすめ！　パセリのジェノベーゼ風ソース

パセリを一気に使い切りたいときは、**バジルのかわりにパセリを使ってジェノベーゼ風ソースにしてみましょう。**洗ったパセリ30gとオリーブ油120g、にんにく1片、ナッツ30gをフードプロセッサーにかけるだけ。バジルでソースを作るとなると、バジルの葉が大量に必要なので材料費が高くついてしまいがちですが、パセリなら比較的お手頃に作れます。パスタにはもちろん、パンに塗る、ドレッシングにするといった使い方もできますよ。

簡単レシピ　パセリが主役！　サクサク食感の天ぷら

トッピングやつけ合わせなど脇役に回ることが多いパセリですが、天ぷらにすると主役に大変身！　下のほうの硬い部分だけ切り落とし、茎を数cm残した状態で天ぷらの衣をつけ、20～30秒ほどさっと揚げます。**サクサクした食感が楽しく、油でコーティングされて苦みも感じにくいので、あっという間にひと株食べ切ってしまうほど。**また、油によってβ-カロテンの吸収効率がアップするのもうれしいポイントです。

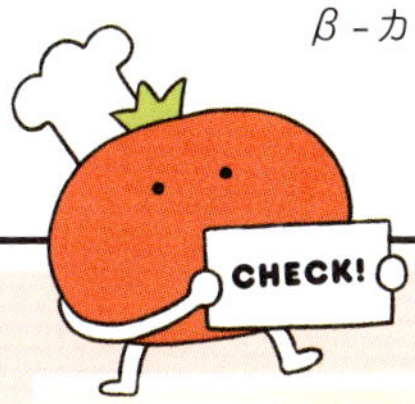

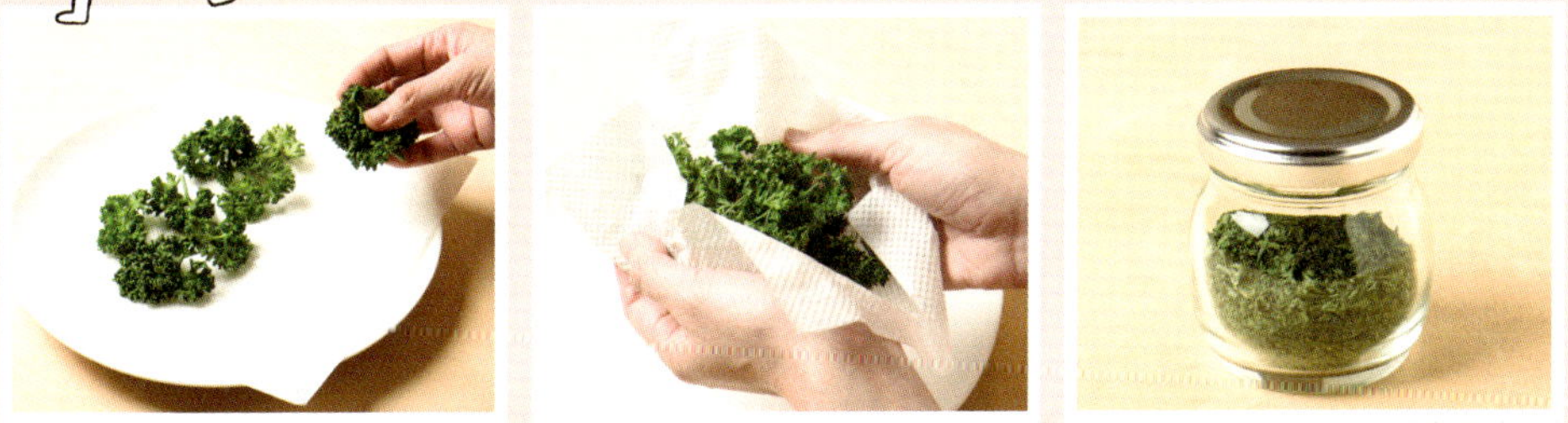

ドライパセリにして保存しても◎

❶耐熱皿の上にキッチンペーパーを敷き、その上にパセリの葉を広げ、電子レンジ（600W）で3分ほど加熱する。量が多い場合は、7～8分加熱しつつ、様子を見ながら調整を。耐熱皿が熱くなるためやけどに注意。❷乾燥したら粗熱を取り、手でもんで細かくする。❸ビンや密閉容器などに入れて保存する。保存期間の目安は、高温多湿の場所を避ければ約1ヶ月。パスタやサラダ、肉料理などに使える。

アスパラガスはアスパラギン酸による旨味たっぷり。茹でても炒めても濃厚なおいしさ

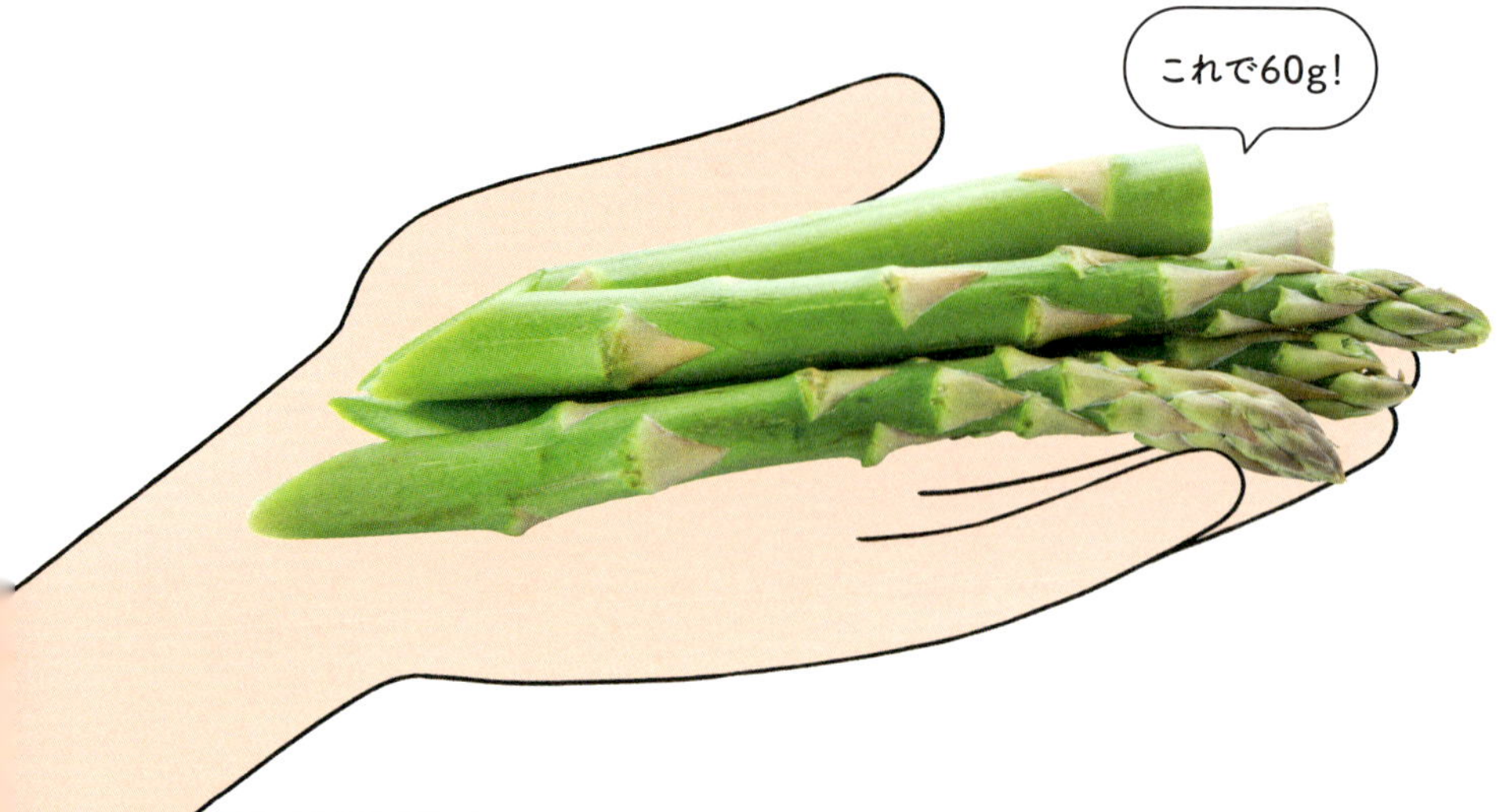

POINT

- 穂先が締まっているものが◎。根元が乾いて筋張っているものは避けて
- ホワイトアスパラは土をかぶせて育てたもので、グリーンよりやわらかな食感

アスパラガス特有の旨味や甘みは、「アスパラギン酸」というアミノ酸の一種によるもの。シャキッ、ホクッとした独特の歯ごたえも魅力です。ただし、**アスパラガスは鮮度が命。おいしさを味わうには、買ってきたら1〜2日のうちに使うのがおすすめ**です。使い切るまでの間は、ポリ袋に水を注いだところにアスパラガスを入れ、口を閉めてコップなどに立てて冷蔵しておくと、おいしさを保ちやすくなります。下のほうは硬いので、普通は根元を1㎝ほど切り落とし、穂先を残してピーラーなどで皮をむいて使います。ただ、春先のやわらかいものなら、根元1㎝を切り落としたあと、根元から3㎝ほどのところだけ皮をむけば十分です。

from 野菜と生活 管理栄養士ラボ

旨味や甘みのもととなるアスパラギン酸は、名前の通りアスパラガスから発見されたものだそう。ほかには、葉酸、ビタミンC、ビタミンKなどが含まれています。β-カロテンの量は、日光に当てないホワイトアスパラガスよりグリーンのほうが豊富。一方、紫アスパラガスには紫色の色素であるアントシアニンが含まれるなど、色によって栄養素が異なるのもアスパラガスの特徴のひとつです。

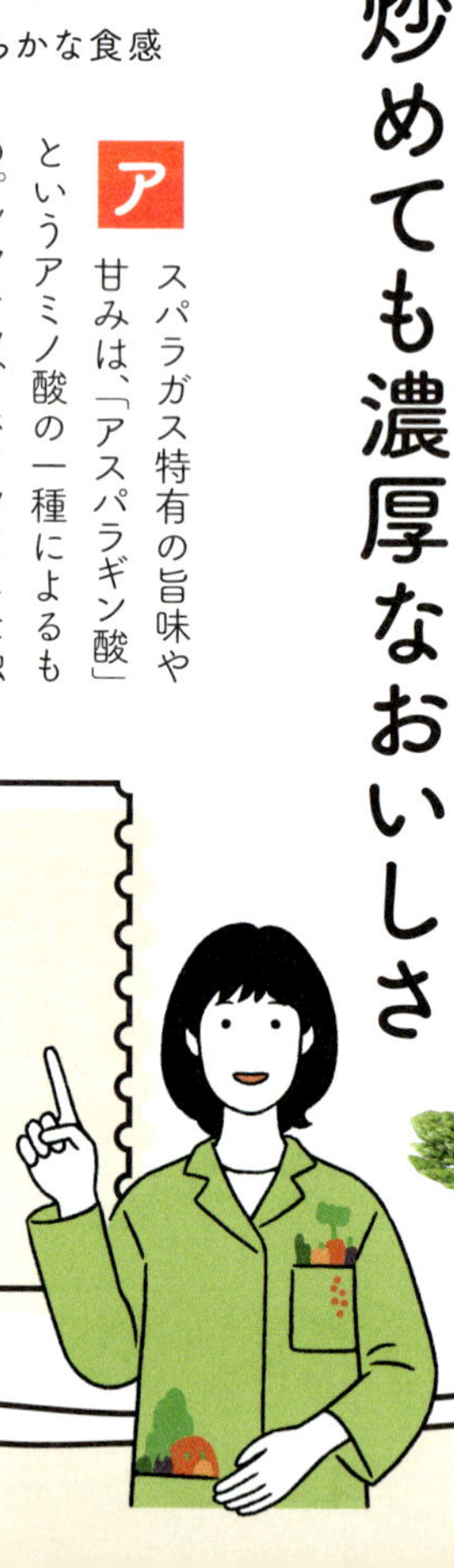

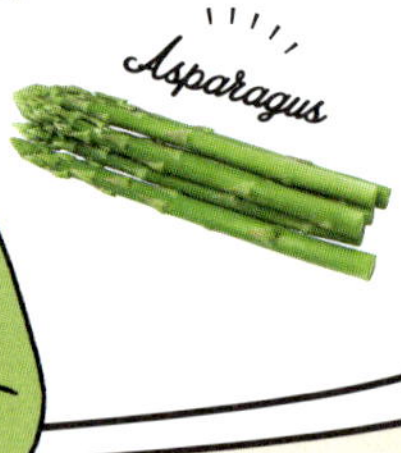

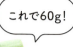

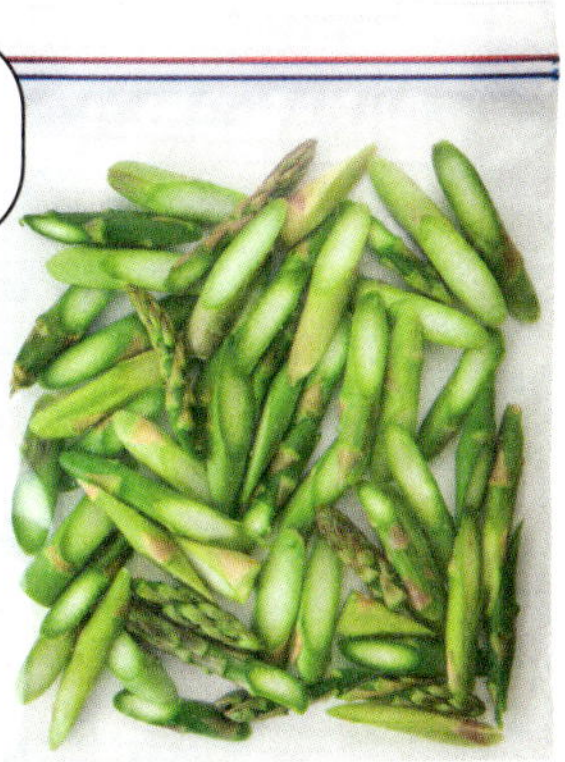

保存のアイデア　冷凍アスパラガスの上手な活用方法

アスパラガスは、茹でずに切ってそのまま冷凍することもできます。ただし、**凍らせると繊維が崩れて食感が変わり、ドリップも出やすくなるので、その特徴を生かした食べ方で楽しむのがおすすめ**です。たとえば、炊いたご飯に混ぜて香りや旨味をしみ込ませたアスパラガスご飯にしたり、味噌汁に入れてドリップごと楽しんだりなど。あえてドリップを出しやすくするには、数cmの斜め切りにして繊維を断つようにすると効果的です。

食べ方アイデア　鉄板レシピ！　根元までおいしい豚肉巻きアスパラ

アスパラガスのおいしい食べ方といえば、やはり豚肉巻きは欠かせません。長いまま作るとメインディッシュ感も出ますが、アスパラガスは上のほうがやわらかく、下のほうが硬いのが注意点。**全体を同じ食感に仕上げるには、下のほうを触って手でポキッと折れる場所を探しましょう。そこは硬いので、取り除いてよい部分**。折れなければ、下のほうの皮をむくだけでかまいません。この状態で肉を巻いて焼けば、全部おいしく仕上がりますよ。

RECIPE

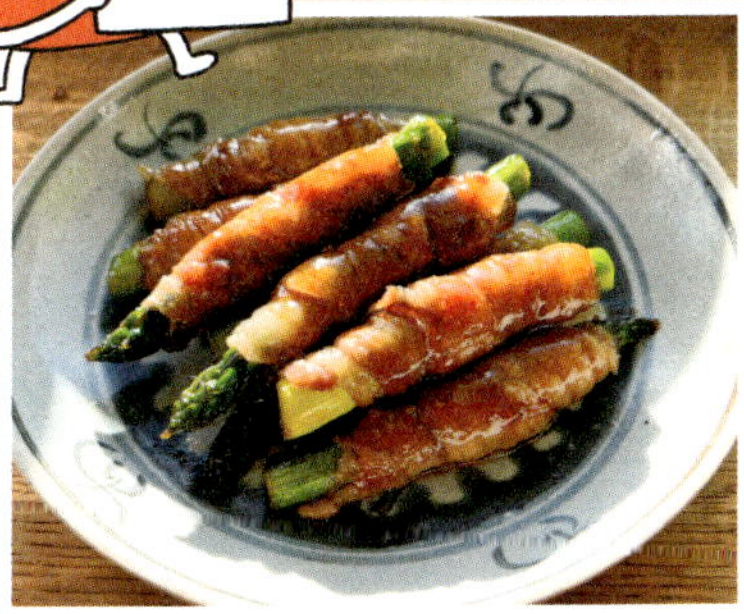

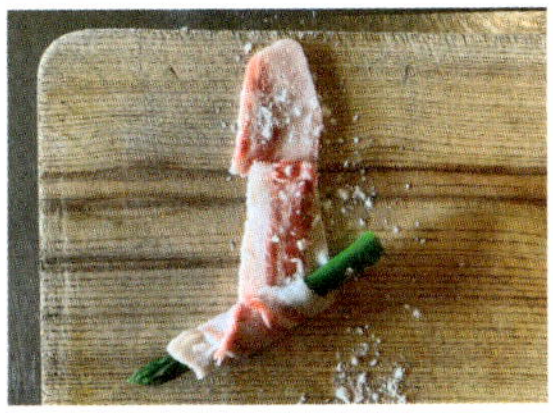

アスパラの豚肉巻き（2人分）

❶アスパラガス4本の根元の、筋張って硬い部分の皮はピーラーでむく。「はかま」も硬い場合は取り除く。酒大さじ2、しょうゆ大さじ1、みりん大さじ1、砂糖大さじ1/2をボウルで合わせておく（A）。

❷アスパラガスを2等分に切り、熱湯でさっと硬めに茹でて粗熱を取っておく。

❸豚バラ肉（しゃぶしゃぶ用）を8枚用意し、うち1枚をまな板にのせ片栗粉を少々ふり、その上にアスパラガスを斜めに置いて、写真のように豚肉を巻いていく。

❹巻き終わったら表面にも片栗粉をふって、手でギュッと握る。残りのアスパラガスも同様に豚肉を巻く。

❺フライパンに油大さじ1をひき、❹を、巻き終わりを下にして中弱火で焼く。焼き色がついたらひっくり返し、全面に焼き色をつける。フライパンの余分な脂をキッチンペーパーなどで拭き取る。

❻❺に合わせておいたAを加え、転がしながらとろみがつくまで中弱火でたれを絡める。

さやいんげんは、さやごと食べられる 若採りの豆。彩りと食感が料理のアクセントに

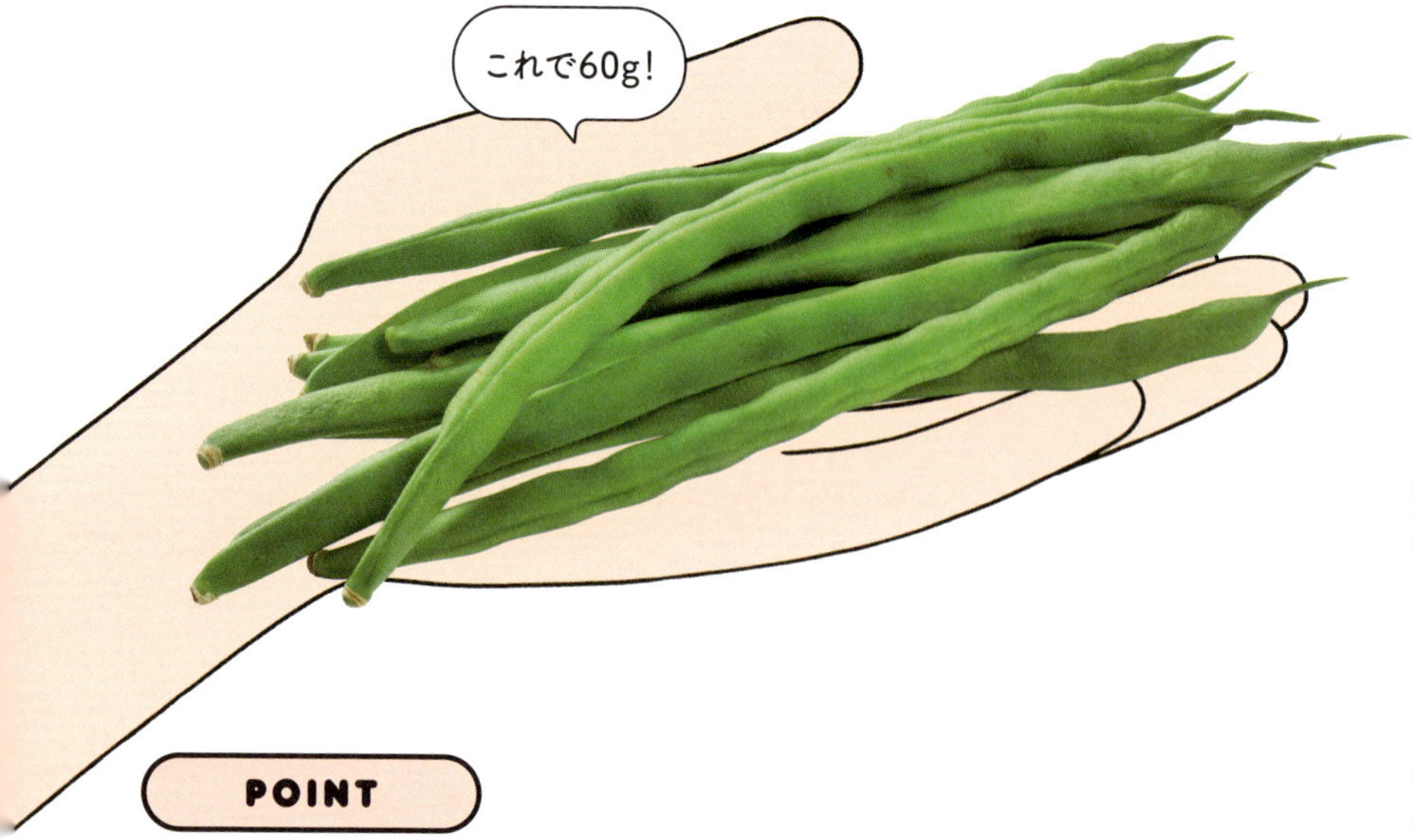

POINT

- さやが太すぎず、全体にハリがあってピンとしているものが◎
- 冷凍する場合は洗ってヘタを除き、使いやすい長さに切って冷凍用保存袋へ

さやいんげんとは、いんげん豆が未熟なうちにさやごと収穫したもの。鮮やかな緑色と、シャキシャキ、キュッキュッとした独特の食感が特徴です。夏の出盛り期は1袋の内容量が増えることもあり、気軽に食べられるチャンス。味噌マヨ、ごまマヨなどコクのある調味料はさやいんげんと相性がよく、お子さんにも好まれる味つけなので、たくさん食べてほしいときには特におすすめです。冷蔵庫で保存するときは、買った袋のまましまわず、洗ってからキッチンペーパーで包み、保存袋に移します。さらに、実がなっているときと同じように、立てた状態で置いてあげましょう。

from 野菜と生活 管理栄養士ラボ

青い豆は、春から夏にかけて最もおいしくなります。スナップエンドウは4～5月が旬で、肉厚でほんのり甘いのが特徴。さやいんげんは6～9月が旬で、みずみずしく歯ごたえが抜群です。どちらもさやごと食べられます。炒め物や汁物に使う場合は5秒ほどさっと湯通ししてから使えば、雑味が取れ、栄養素も逃げません。鮮やかなグリーンが食卓に季節感を添えてくれますよ。

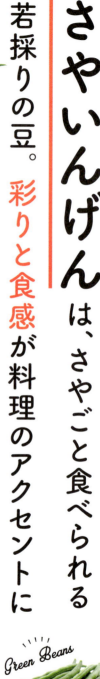

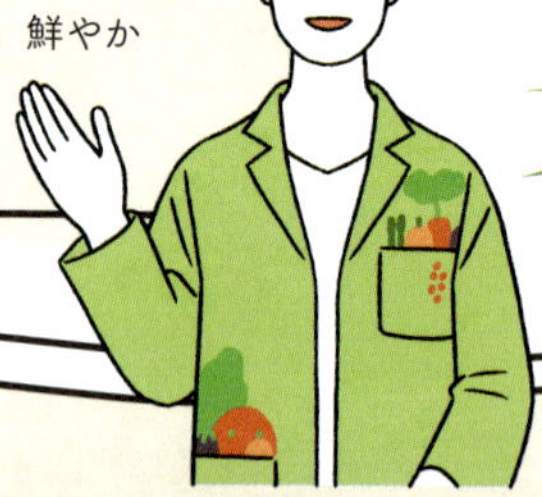

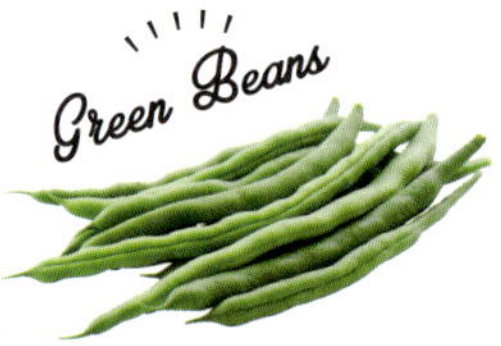

食べ方アイデア さやいんげんでも試して! 半熟茹で卵のせ

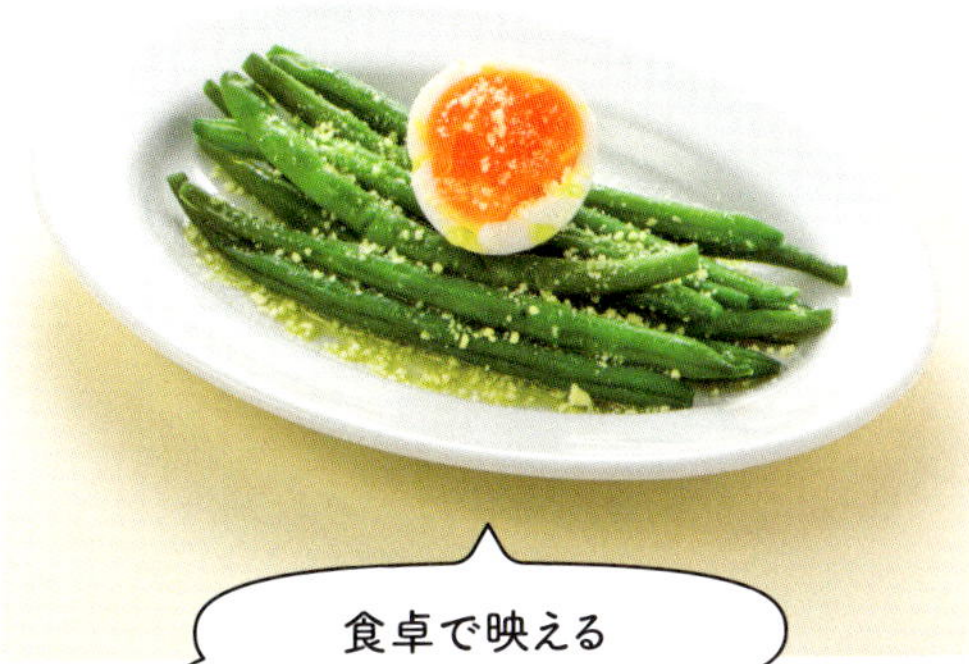

食卓で映える
主役級の一品

豆類は卵との相性がバツグン。そこでおすすめしたいのが、さやいんげんの半熟茹で卵のせ！ 一般的にはアスパラガスで作るメニューですが、さやいんげんもよく合います。作り方は、下茹でして適当な長さに切ったさやいんげんの上に、半熟に茹でた卵をのせるだけ。トロッとした卵がソースのようにさやいんげんに絡んで、まろやかなおいしさ。お好みで粉チーズや黒こしょうをふったり、温泉卵に変えたりしてもおいしくいただけます。

食べ方アイデア 日が経ったさやいんげんをおいしく食べるには?

さやいんげんは収穫してから日が経つと、だんだん水分が抜けて硬くなっていきます。こうなると、長めに茹でても口の中に繊維が残ってしまいがち。そんなときは、思い切って高温で調理するのがおすすめです。たとえば､油で揚げると100℃以上の高温になるので、さやにしっかり火が通って食べやすくなります。買ってから日が経ってしまったときや、鮮度の落ちたおつとめ品を購入したときは、ぜひ試してみてください。

RECIPE

さやいんげんとツナのひと口豆腐ハンバーグ（8個分）

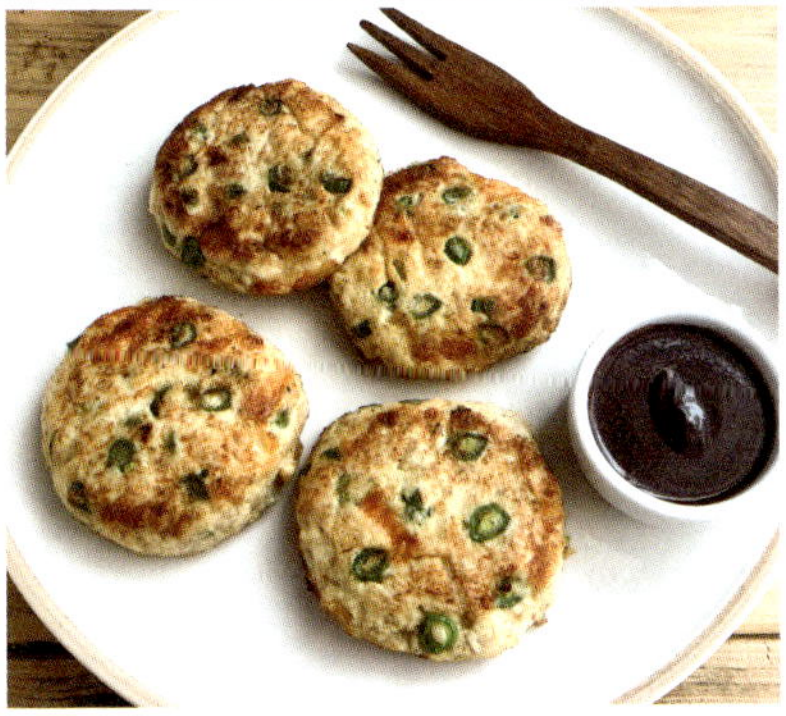

さやいんげんのシャキシャキ感が楽しい、ツナ缶を使った豆腐ハンバーグ。チーズを加えてコクをプラスしています。ひと口サイズなのでおつまみやお弁当にどうぞ。

❶木綿豆腐1丁（350g）は手でざっくりと崩してザルにのせ、冷蔵庫に30分程度おいて水切りする。
❷さやいんげん10本（80g）は5㎜幅に切る。玉ねぎ1/4個（50g）はみじん切りにする。
❸ボウルに軽く油を切ったツナ缶小1缶と❶、溶き卵1/2個分、塩小さじ1/4、こしょう少々を入れてよく混ぜる。なめらかになったら❷とピザ用チーズ50gを加えて混ぜる。
❹❸を8等分して円く成形する。
❺フライパンにサラダ油大さじ1を中火で熱し、❹を並べ入れる。焼き色がついたら裏返し、ふたをして弱火で4分ほど蒸し焼きにする。
❻器に❺を盛る。
❼❺のフライパンにトマトケチャップ大さじ2、ウスターソース大さじ1、カレー粉小さじ1/4を入れてソースを作り、❻に添える。

枝豆はたんぱく質が豊富な野菜。買ったらその日のうちに茹でて

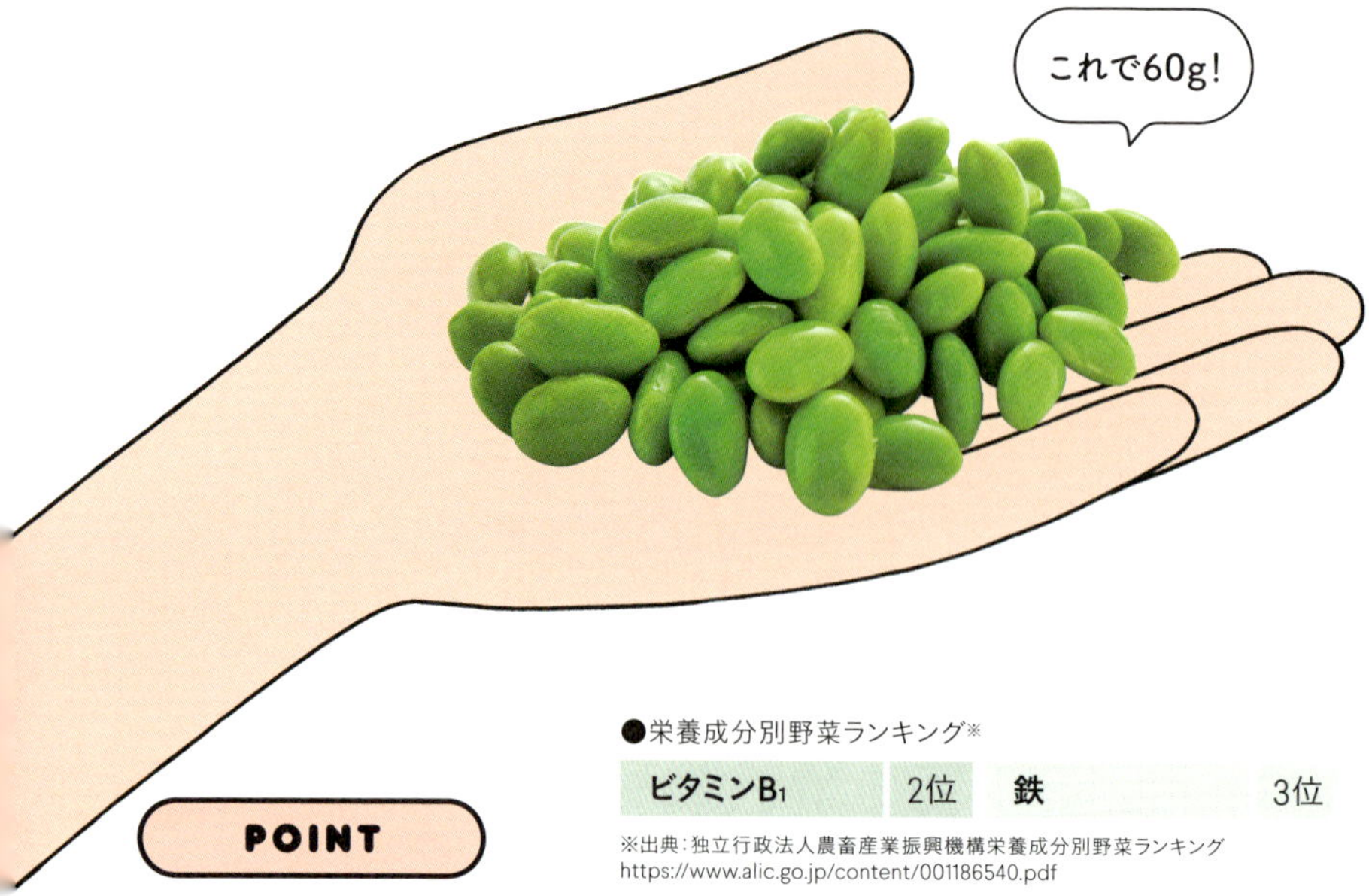

●栄養成分別野菜ランキング※

ビタミンB_1	2位	鉄	3位

※出典：独立行政法人農畜産業振興機構栄養成分別野菜ランキング
https://www.alic.go.jp/content/001186540.pdf

POINT

- 400以上の品種があるといわれ、味わいもそれぞれ
- 冷凍する場合は、茹でてから破れにくい冷凍用保存袋に入れて

夏を中心に出回る枝豆は、大豆を未成熟のうちに収穫したものです。茹でるだけでおいしく食べられるのがメリットですが、鮮度が落ちるのがとても早いので、買ったらその日のうちに茹でるのが鉄則。さらに言うと「今日茹でられないなら買ったらダメ！」と、ラボメンバーも自制しているほど。粗塩でしっかりもんで、産毛と汚れを洗い流してから塩茹でにしますが、大量の湯で茹でるよりは、少量の湯で蒸し煮のようにすると旨味がギュッと凝縮した仕上がりになります。茹でたあとも長く置かず、新鮮なおいしさを味わえる1～2日のうちに食べ切るようにしましょう。

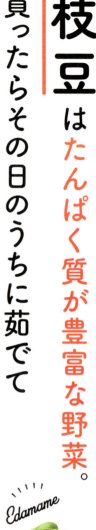

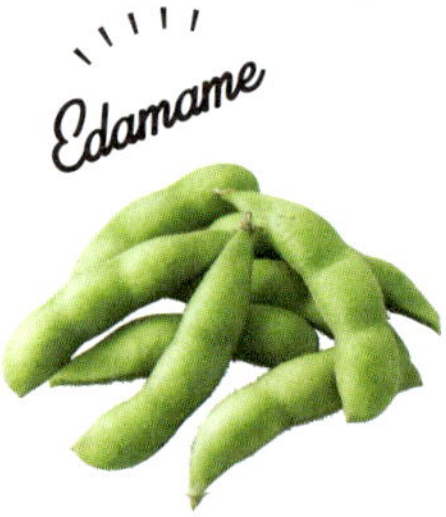

from 野菜と生活 管理栄養士ラボ

枝豆の栄養素のなかで、注目したいのはたんぱく質。100gあたり11.7gと豊富に含まれています。また、枝豆のたんぱく質の中に含まれる「メチオニン」は、人間が体内で作り出せない必須アミノ酸のひとつです。そのほか、カリウムやマグネシウム・鉄などのミネラル、食物繊維が摂れます。特に鉄が豊富ですよ。ご飯に混ぜたり、サラダに入れたりすると、まとまった量を食べやすくなりますよ。

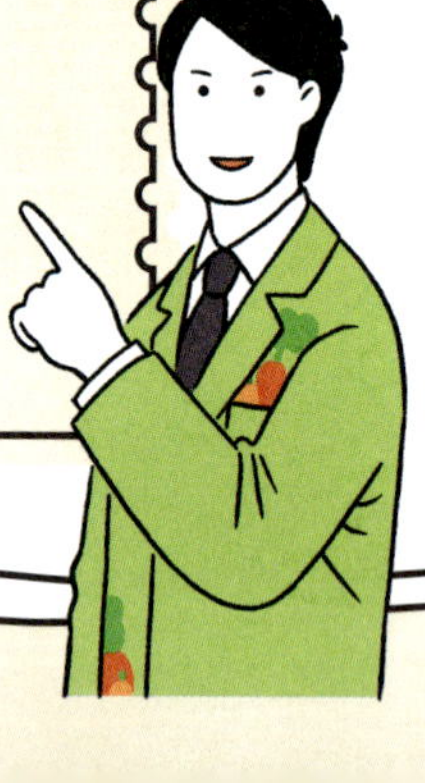

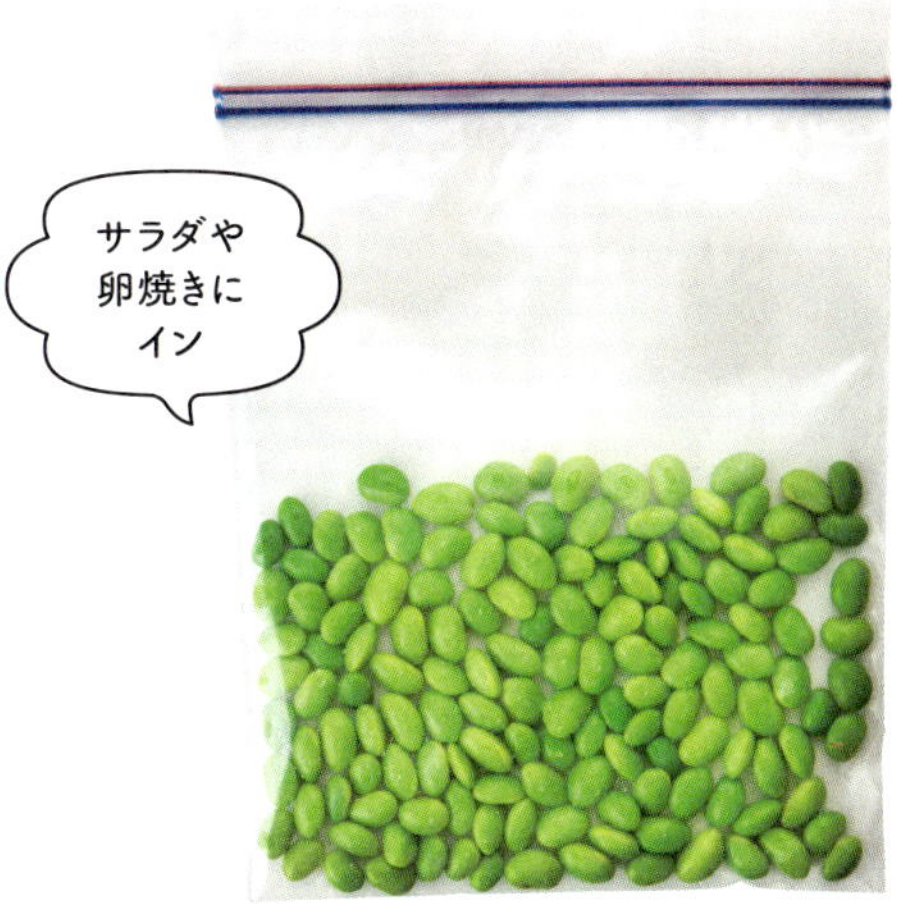

保存のアイデア さやから出した豆を冷凍しておくと便利

茹でた枝豆は、冷凍保存することもできます。さやごと冷凍してもOKですが、**ひと手間かけてさやから豆を出しておくと、活用範囲が広がって便利**です。少し硬めに茹でたら、さやが重ならないように広げて粗熱を取り、さやから豆を出します。アルミトレーに広げてラップで覆い、急速冷凍させたら冷凍用保存袋に入れて保存しましょう。ご飯に混ぜて即席豆ご飯にしたり、コールスローや卵焼きに加えたりと、いろいろな料理に使えますよ。

簡単レシピ つまむ手が止まらない!? ペペロンチーノ風枝豆

塩茹でした枝豆はビールのおつまみにぴったりですが、ペペロンチーノ風にして味変を楽しむのもおすすめです。ペペロンチーノと同じ材料である、にんにく・鷹の爪・オリーブ油を合わせてフライパンで熱し、茹でた枝豆をさやごと焼きつけたら、塩で味を調えます。**にんにくの香りとピリ辛がやみつきになり、手が止まらなくなってしまうほどのおいしさ！** にんにくと鷹の爪は焦げやすいので、弱火でゆっくり香りを立たせましょう。

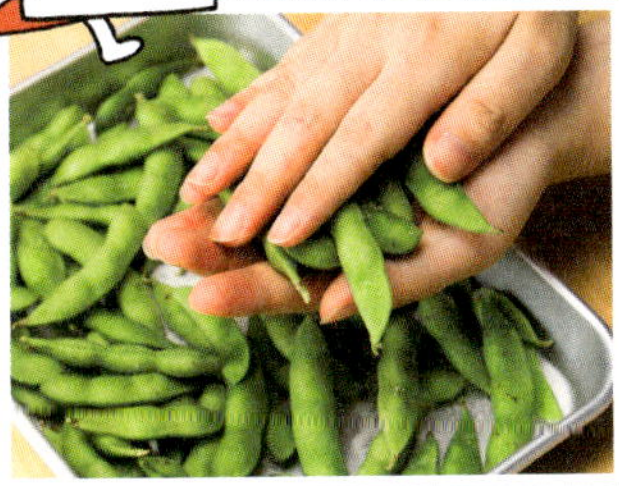

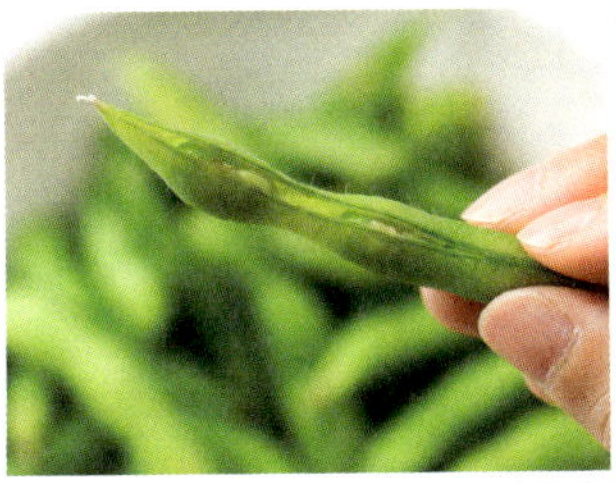

下処理と茹でるときの塩加減が大事

茹でる水の量に対して、4%の塩を用意。そのうちの1/3量の塩を枝豆にまぶし、両手でやさしくもんで産毛を落とします。産毛を落としたらバットに広げて、5～10分置くと、アクや汚れなどが水分とともに浮き出てきます。そのあと、沸騰した湯に、塩がついたままの枝豆と残りの塩を入れ、4分茹でます。下写真のように、さやの口が開いたら、茹で上がりのサインです。ザルに取り、うちわで扇いで冷ますと色が鮮やかになります。水はかけないで。

時間が経った枝豆は砂糖を入れて茹でる

入手したその日のうちに茹でられなかった場合は、甘みが落ちてしまうので、茹でるときにひと工夫加えるとよいでしょう。茹でる水の量に対して塩2%＋砂糖2%で茹でると、甘みが戻ります。

コラム 1

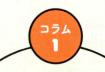

茹でたら栄養が減る？ 野菜の栄養ロスの考え方

栄養素がすべて流れ出るわけじゃない！

野菜を茹でると栄養素がほとんどなくなる、というのは誤りです。主に流れ出るのは水溶性の成分で、ビタミンC、ビタミンB_1、ビタミンB_2、カリウムなどです。

調理法ごとのビタミンC残存率

調理における全体的な傾向において、食品が含むビタミンCを100％とすると、調理法ごとの残存率は、茹でる46％（± 23％）、蒸す83％（± 9％）、フライパンで焼く・炒める71％（± 17％）、電子レンジ80％（± 20％）であることがわかりました。ビタミンCは水溶性なので茹で汁への流出分がありますが、スープなどで効率よく摂取することもできます。

出典：小島 他、ビタミン、91、2017
https://www.jstage.jst.go.jp/article/vso/91/2/91_87/_pdf

水溶性ビタミンを賢く摂る工夫

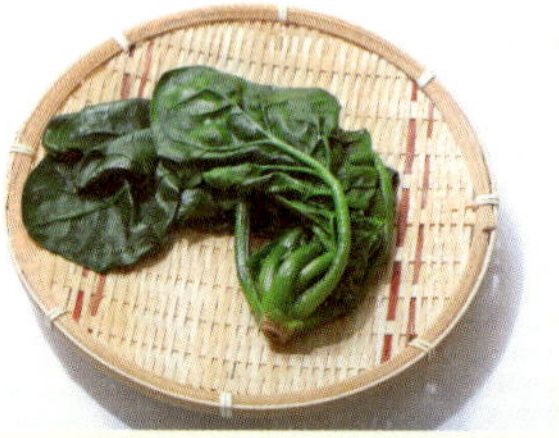

ビタミンB_1、ビタミンB_2も水溶性のため茹でると多少失われますが、ビタミンCほど残存率は低くなりません。このため、洗うときや切った後に水に浸けすぎないようにしたり、小分けして茹でて加熱時間を短縮したりと、調理時の工夫で流出を少なくとどめることができます。

出典：小島 他、ビタミン、91、2017
https://www.jstage.jst.go.jp/article/vso/91/2/91_87/_pdf

茹でることのメリットもたくさん！

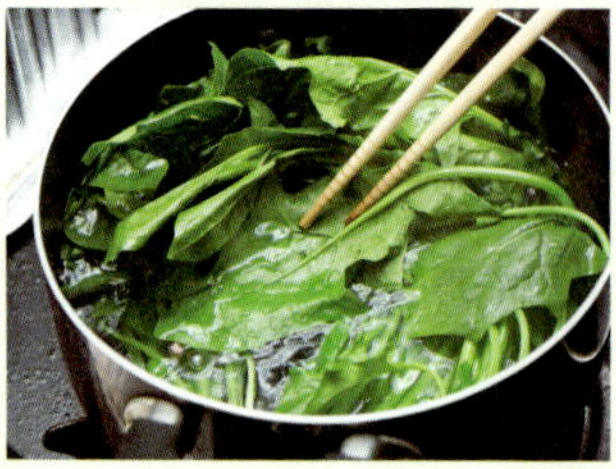

生の野菜で1食あたりの目標量である2ベジハンド（P10参照）食べるのはなかなか大変です。一方、茹でた野菜ならかさが減るので、たっぷり食べられるようになります。野菜によっては生の3～5倍の量を食べられます。

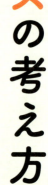

茹でたときの重量変化率（※）

キャベツ：89％　小松菜：88％　ほうれん草：70％　豆苗：65％

※生の食品を「100」とした場合に、どれくらい重量が変わるかの割合を示したもの。
キャベツの場合、可食部100gを茹でると89gになるということ。

※出典：日本食品標準成分表（八訂）増補2023年
https://www.mext.go.jp/content/20230428-mxt_kagsei-mext_00001_011.pdf

茹でた野菜は、子どもも食べやすい

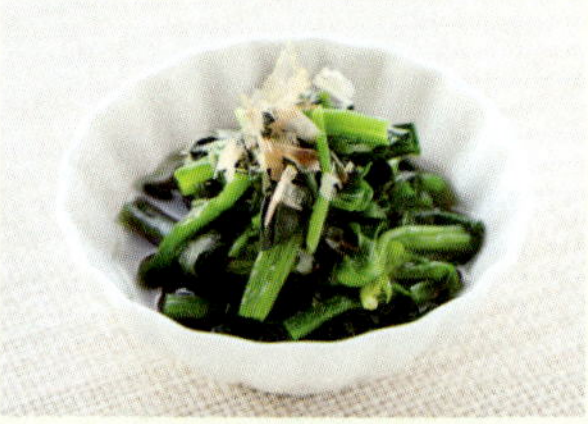

「茹でる」という調理法には、油を使う調理法に比べ、アクや臭みが取れてしっとりした食感になり、野菜嫌いの子どもが食べやすくなるというメリットも。また、油を使う料理よりもカロリーを抑えられるところもうれしいポイントです。

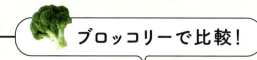

ブロッコリーで比較！

「塩茹で」「蒸し焼き」「レンチン」の栄養変化

〈塩茹で〉

ミネラル類のなかでもカリウムと亜鉛は50%以下に減りました。一方、ビタミン類に関しては、β-カロテンの残存率はほぼ100%でしたが、ビタミンB_1（58%）、ビタミンB_2（35%）、ビタミンC（44%）は大きく減りました。ただし実際の調理の際は、茹で時間を短くしたり、スープに入れて汁ごと食べたりすることで工夫できます。

塩茹でにしたブロッコリーの栄養残存率
（生を100とした場合の100g中の残存量）

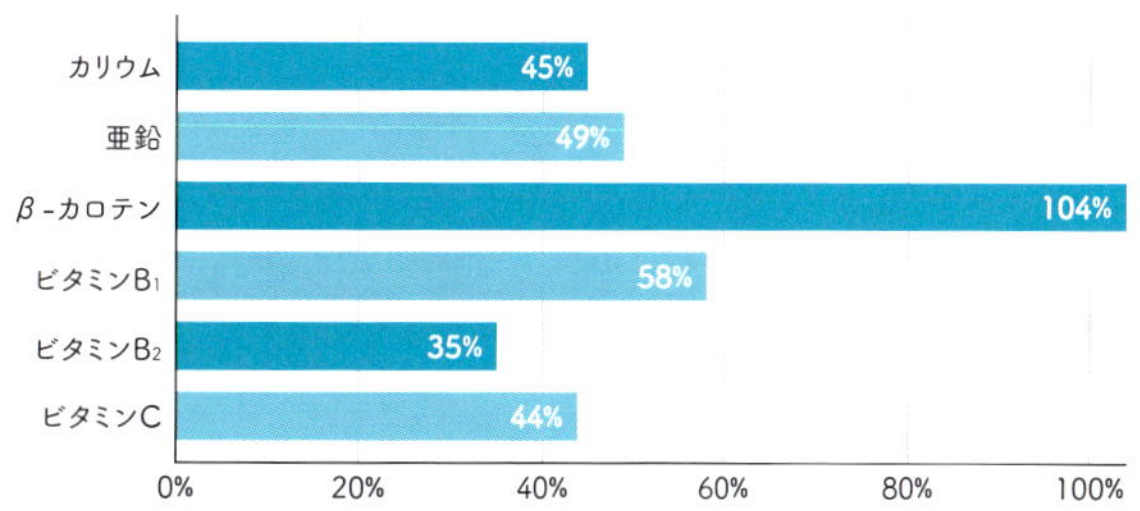

〈蒸し焼き〉

無水鍋を使って蒸し焼きにした場合は、ほとんどのミネラルが90%以上残ります。茹でたときに水に溶け出す量が多かったカリウムと亜鉛も約90%残っており、ミネラル類を残すには有効な方法です。ビタミン類も、β-カロテンやビタミンB_1（ほぼ100%）だけでなく、ビタミンB_2(80%)やビタミンC(94%）も多く残りました。

蒸し焼きにしたブロッコリーの栄養残存率
（生を100とした場合の100g中の残存量）

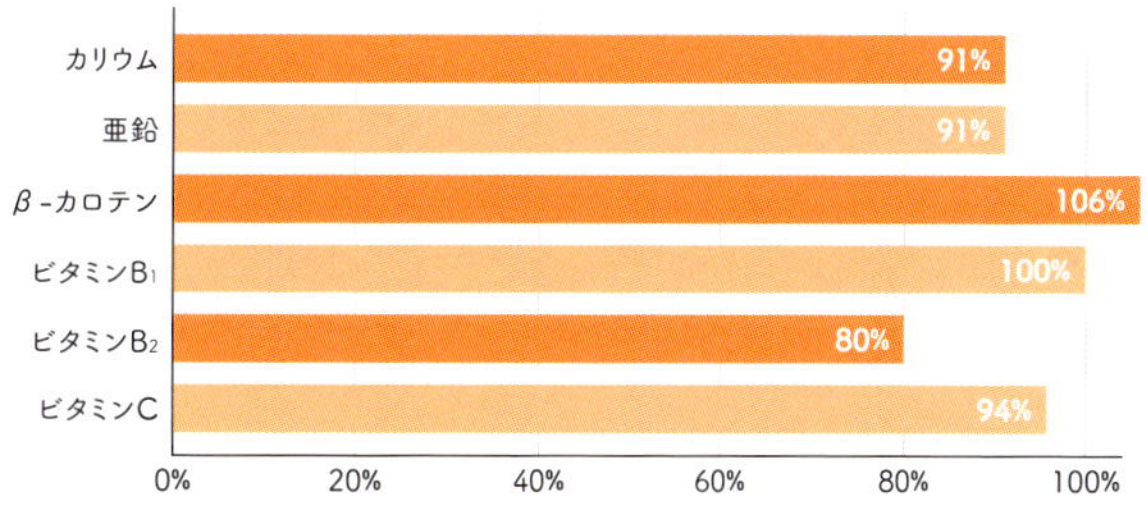

〈電子レンジで加熱した場合〉

電子レンジで加熱したブロッコリーは、蒸し焼きと同様にミネラル類とビタミン類が多く残ります。特にビタミンCは97%と、蒸し焼きを上回りました。電子レンジでの加熱も、栄養の変化が少ない調理法といえます。

電子レンジで加熱したブロッコリーの栄養残存率
（生を100とした場合の100g中の残存量）

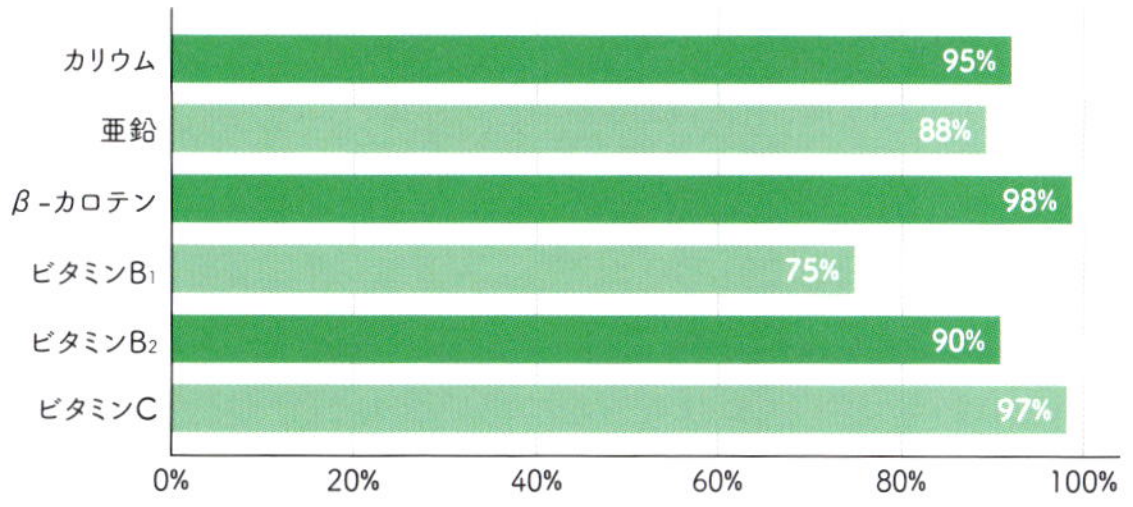

出典：川越他、生活衛生、42、1998

油を使った調理で脂溶性ビタミンを賢く吸収

油を使った調理方法は、野菜に含まれるβ-カロテンの吸収率をアップさせます。かぼちゃに含まれるビタミンEや、ブロッコリーや小松菜などに含まれるビタミンKも脂溶性ビタミンのため、油との組み合わせがおすすめです。

参考：Garter C et al., Am J Clin Nutr. (1997)、Livny O et al., Eur J Nutr. (2003)

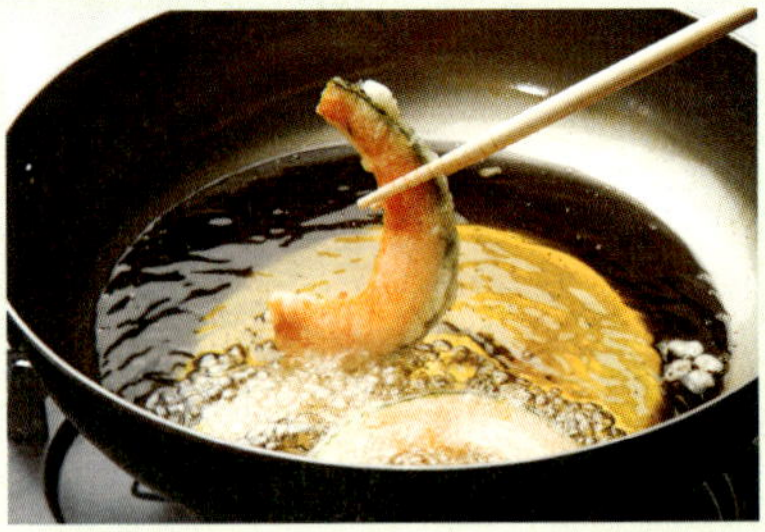

野菜の切り方と栄養の関係

細かく切って、栄養の吸収率をアップ。水に流出した栄養はスープで摂って

野菜の栄養は強固な「細胞壁」の中に閉じ込められており、この細胞壁が体内への栄養の吸収を阻んでいます。この細胞壁を壊すのに有効な方法のひとつが「破砕」です。野菜を細かく切ることで細胞壁をしっかり破壊でき、体内への栄養の吸収率が高まります。一方で、野菜を切って水にさらすと、断面からビタミンCやβ-カロテンといった栄養素が水に流出しますが、スープなどで汁ごと食べれば、溶け出した栄養素まで無駄なく摂取することができます。

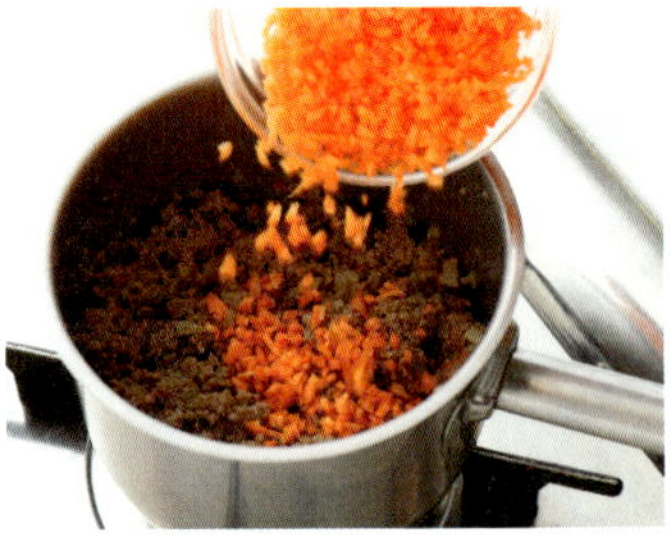

保存の際は切り口の乾燥を防いで

野菜は切り刻んだり、断面を広く切ったりしたまま放置すると乾燥しやすく、水分が蒸発することでビタミンCなどの水溶性の栄養素が減少します。保存する際は、断面が乾燥しないよう、キッチンペーパーでしっかり包んで袋に入れましょう。食べやすい大きさに切ってから保存する際も、全体をキッチンペーパーでしっかり包み、乾燥を防いでください。長持ちにもつながります。

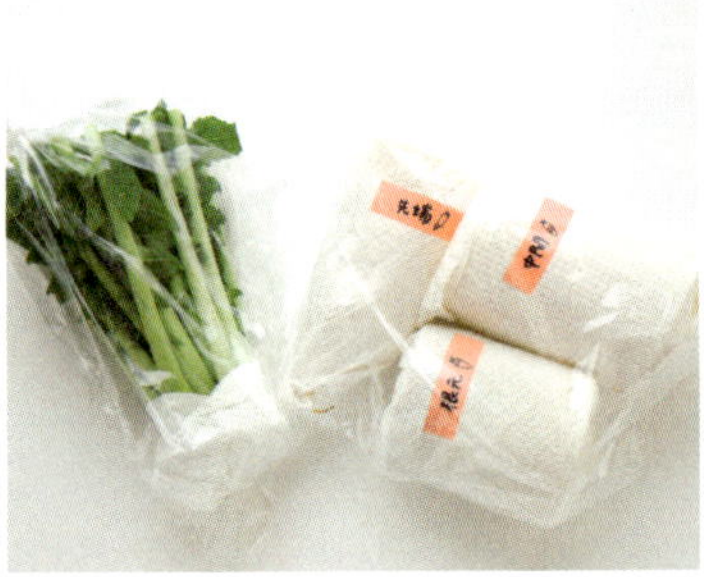

CHAPTER.2

淡色野菜

キャベツやレタス、大根、玉ねぎなど、
みなさんが日常的によく食べる淡色野菜の
知られざる魅力をお伝えします。
意外な食べ方も、きっと見つかるはず！

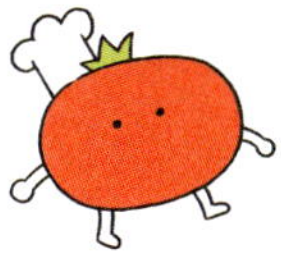

「たくさん食べても意味がない？」と思っていませんか

もっと知りたい！ 淡色野菜のこと

淡色野菜の定義ってなに？

中身まで色がついている緑黄色野菜に対して、中身が白っぽい、または色の薄いものが淡色野菜に分類されます。緑黄色野菜と淡色野菜の分岐点はカロテン含量のみ[※1,2]。緑黄色野菜ばかり注目されますが、その他の野菜もさまざまな栄養素を含んでいます。

※1 出典：厚労省「日本食品標準成分表2020年版(八訂)」の取扱いについて
※2 カロテン含量が可食部100gあたり600μg以上。ただしトマトやピーマンはこの基準を下回るが、食べる回数や量が多いため緑黄色野菜に分類

野菜の代表的な 栄養素をしっかり含みます

淡色野菜

〈 ビタミンC 〉

白菜、大根、レタス、きゅうり、カリフラワー、れんこん、もやし、さつまいも、じゃがいもなどに含まれます。特に、さつまいもやじゃがいものビタミンCは加熱に強いのが特徴的。

〈 カリウム 〉

P6でご紹介した通り、ナトリウム過多な現代人がぜひ摂取したいのがカリウム。カリウム摂取で特におすすめの淡色野菜は、キャベツ、白菜、大根、きゅうり、玉ねぎ、なす、れんこん、かぶ、もやしなどです。

〈 食物繊維 〉

日本人に不足しがちな食物繊維。1日の食事から摂る目標量は、15～64歳の女性で1日あたり18g以上です。食物繊維を含む淡色野菜は、ごぼう、とうもろこし、グリーンピースなどがあります。

〈 その他の栄養素も 〉

淡色野菜にはビタミンCやカリウム、食物繊維以外にも、ビタミンBやビタミンE、ビタミンU、マグネシウムなどさまざまな栄養素が含まれます。さらに注目したいファイトケミカルについて、次のページでご紹介します。

野菜の
ファイトケミカルに注目!

ファイトケミカル

Phytochemical

植物 ／ 化学成分

ファイトケミカルとは、植物の中に含まれる化学成分を指します。植物が紫外線や昆虫などから自らの身を守るために作り出した成分のことで、植物の色や香り、辛みや苦み、ネバネバなどのもととなっています。野菜のアクの成分もファイトケミカルがもととなっています。ファイトケミカルの種類は、フェノール類、カロテノイド類、イオウ化合物類、含窒化合物類、アルカロイド類など約5,000種類以上もあり、野菜のほか果物や豆類などの植物に含まれています。

〈ファイトケミカルを摂取するメリット〉

ファイトケミカルの代表的な働きは、抗酸化作用です。
体内で発生する活性酸素のダメージから体を守る働きがあります。

ポリフェノール系

- **アントシアニン類**（紫玉ねぎ、紫キャベツ、紫いも、赤しそ、赤かぶなど）
- **ナスニン**（なす）
- **クロロゲン酸**（じゃがいも、なす、ごぼうなど）
- **フラボノイド類**（ケルセチン［玉ねぎ］、ケンペロール［ねぎ］など）
- **ショウガオール**（しょうが）
- **アピイン**（セロリ）

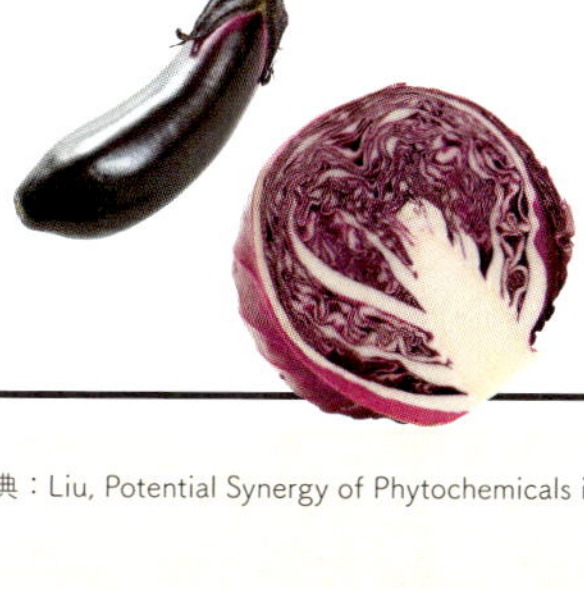

カロテノイド系

- **β-カロテン**（にんじん、かぼちゃ、ほうれん草など）
- **リコピン**（トマト、にんじん、スイカなど）
- **ルテイン**（ほうれん草、ブロッコリー、トマト、にんじんなど）
- **ゼアキサンチン**（とうもろこし、パプリカなど）

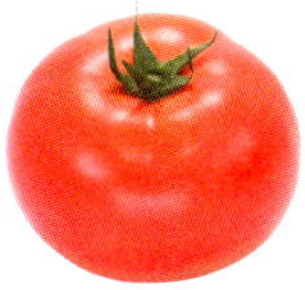

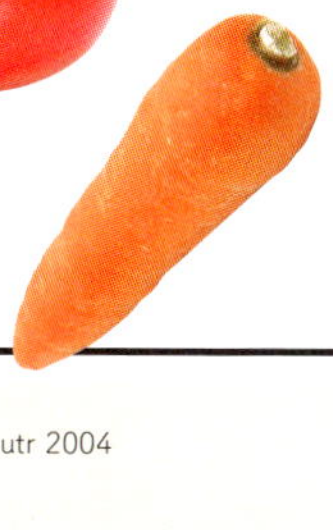

イオウ化合物系

- **イソチオシアネート**（キャベツ、大根、ブロッコリーなど）
- **硫化アリル**（玉ねぎ、ねぎ、にんにくなど）

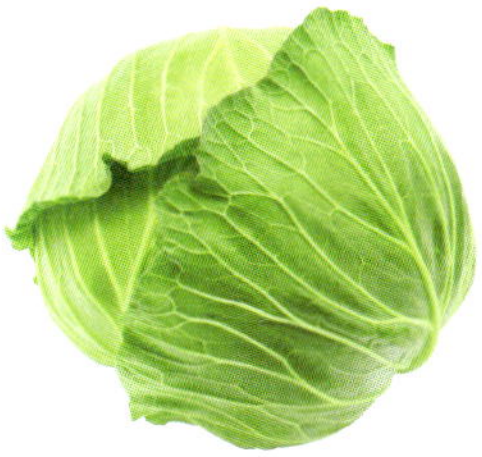

出典：Liu, Potential Synergy of Phytochemicals in Cancer Prevention_J Nutr 2004

キャベツは使い勝手のいい葉物野菜。

生食から炒め物、スープまで

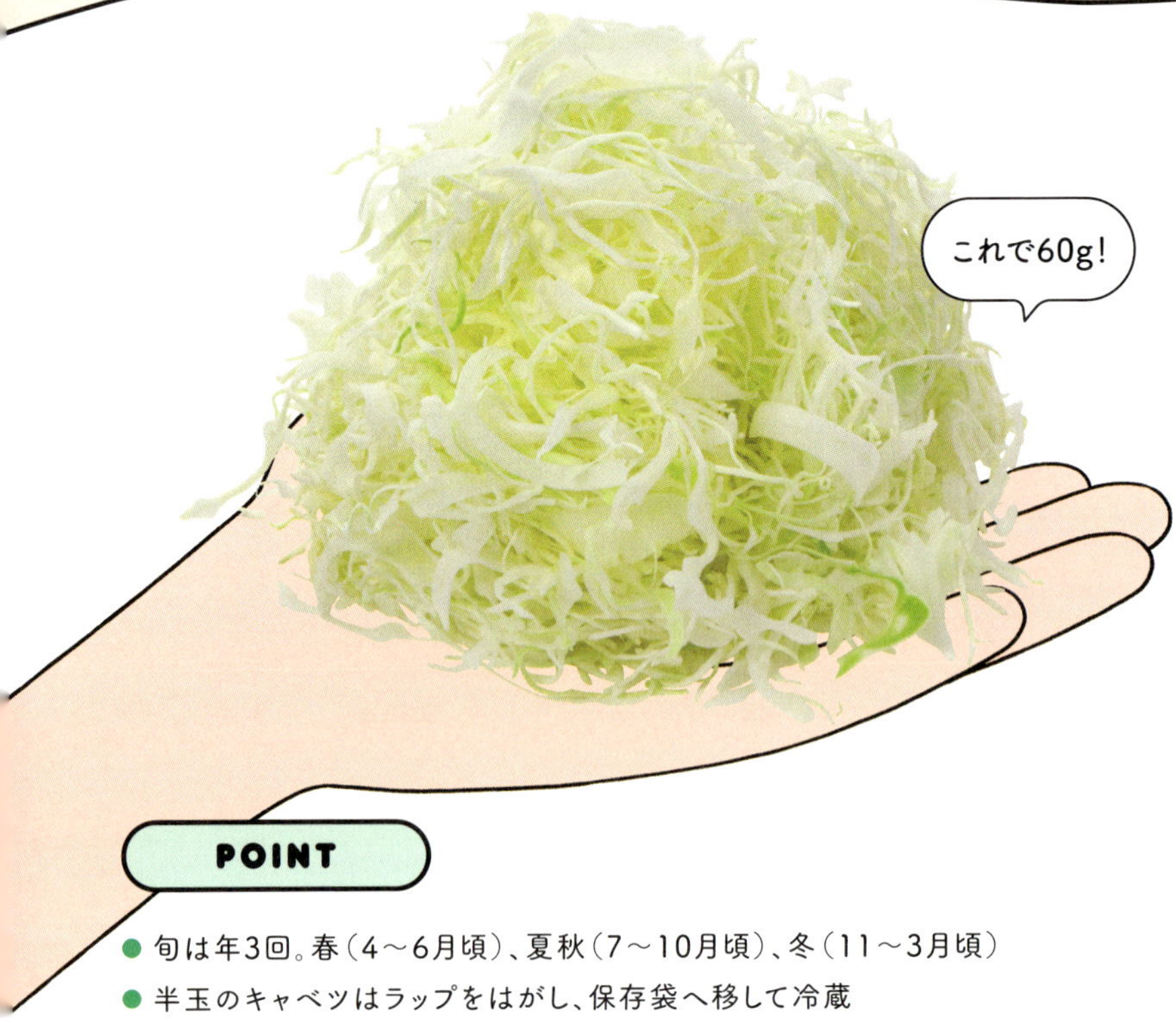

POINT

- 旬は年3回。春（4～6月頃）、夏秋（7～10月頃）、冬（11～3月頃）
- 半玉のキャベツはラップをはがし、保存袋へ移して冷蔵

キャベツはどんな調理法にも合う、とても使いやすい野菜です。玉ねぎ・じゃがいも・にんじんといった常備野菜セットに加えれば、ポトフや味噌汁、豚肉と一緒に味噌野菜炒めにするなど、幅広く応用がききます。買ってきたら芯をくり抜き、湿らせたキッチンペーパーを詰めて保存袋で冷蔵しておくと、長持ちしやすくなるだけでなく、使う分だけ外側から葉をはがしやすくなります。ひと玉丸ごと使うときは、まず表面を水洗いし、芯をくり抜いたところに水を流して、葉が重なっているところの汚れも落としましょう。特に春キャベツは葉の巻きが甘く、土や虫が入りやすいので、しっかり洗い流すのがポイントです。

from 野菜と生活 管理栄養士ラボ

キャベツにはビタミンCやビタミンK、葉酸が多く含まれています。また、「キャベジン」とも呼ばれるビタミンUは、キャベツから発見された栄養素として知られています。ビタミンUはビタミンCと同様に水溶性なので、スープにしたり、葉がやわらかい春キャベツを生で食べたりすると、効率的に摂取できますよ。

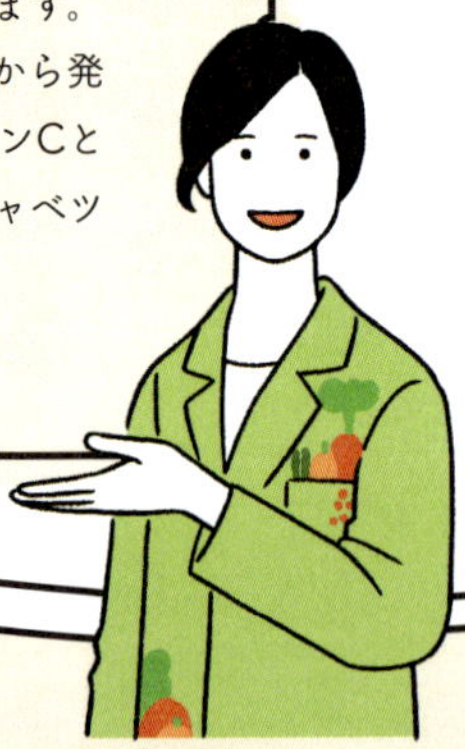

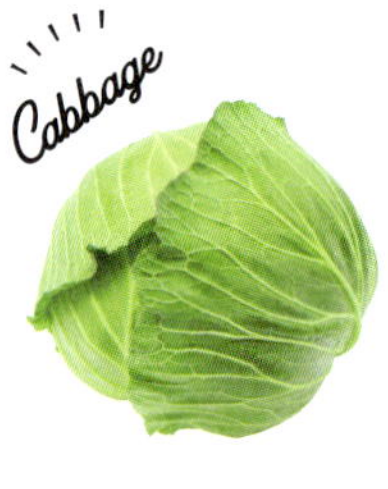

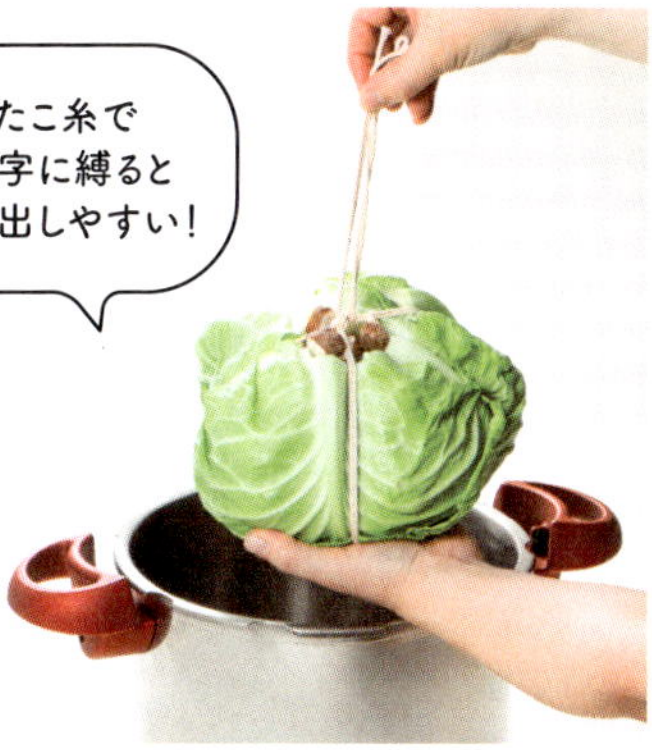

簡単レシピ

芯をくり抜いたキャベツで丸ごと煮

丸のままのキャベツの芯をくり抜いたところに、干ししいたけ、ホタテ水煮缶（ツナでも可）、鶏ガラスープの素、オイスターソース、塩・こしょうと砂糖少々を詰め、カップ２～３杯の水を入れた鍋か深めのフライパンで蒸し煮にします。１時間弱ほどじっくり煮込むと、芯に詰めた食材の旨味や調味料が葉の間に入っていき、丸ごとひと玉ペロリと食べられるおいしさに！　切った断面も見映えがよく、おもてなしにもおすすめの一品です。

食べ方アイデア

これなら簡単！　巻かないロールキャベツ

コトコト煮込んだロールキャベツは冬の定番メニューですが、肉だねを巻いて形を作るのはちょっと大変ですね。でも、巻かずに重ねて作る方法があります！　電子レンジで加熱したキャベツとひき肉を、深めのフライパンや鍋の中に重ねて入れたら、あとはコンソメスープやトマトソースなどで煮込むだけ。トロッとした食感のキャベツにひき肉の旨味がしっかりしみ込み、時短でもちゃんとロールキャベツのような味わいに仕上がります。

RECIPE

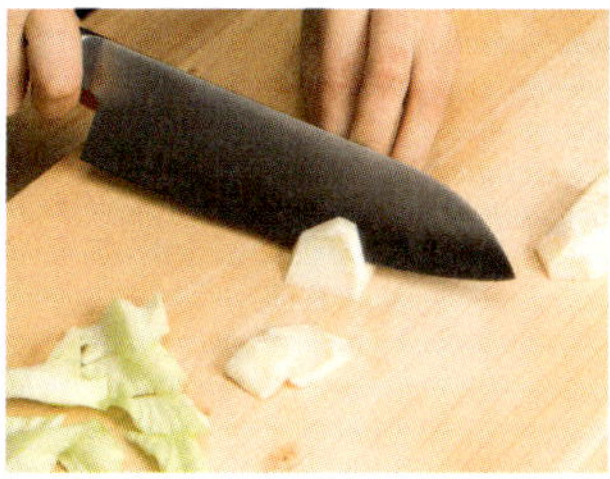

芯には、葉よりも多く含まれる栄養もあり！

キャベツの芯にはカルシウム、マグネシウム、カリウム、リンが結球葉※（丸まっている葉部分）よりも多く含まれていることがわかっています。芯は左写真のように「そぎ切り」にして調理するのがおすすめ。火の通りがよくなり味もしみ込みやすくなります。炒め物やサラダにどうぞ。

※結球葉：外葉（結球葉から外側の５枚）を除き、外側から16～20枚目を対象とした

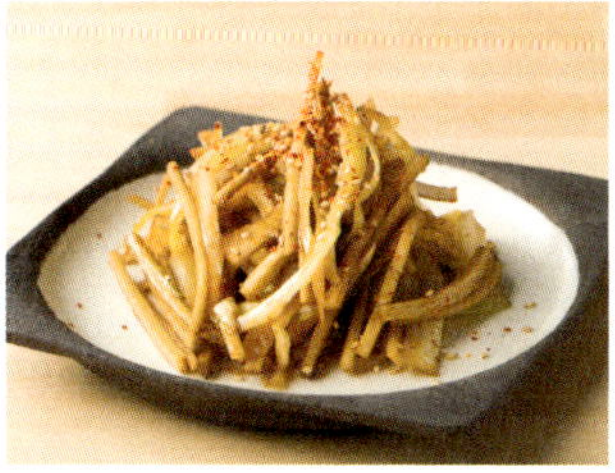

キャベツの芯とごぼうのきんぴら（2～3人分）

❶キャベツの芯１個分はマッチ棒くらいの細切りにする。ごぼう（太め）1/2本はたわしできれいに洗い、皮ごとキャベツの芯と同サイズの細切りにする（皮が気になる場合は、むいてから使う）。❷フライパンにごま油大さじ１を熱し、❶を強火で１～２分炒める。❸中火にし、しょうゆ大さじ１、みりん大さじ１、砂糖大さじ1/2、和風だしの素小さじ1/3程度を加え、炒め合わせてなじませる。汁気がなくなったら、塩少々で味を調える。❹皿に盛り、白ごま小さじ1/2と一味唐辛子少々をふる。

淡色野菜

① キャベツの常備菜レシピ お弁当にもぴったりです

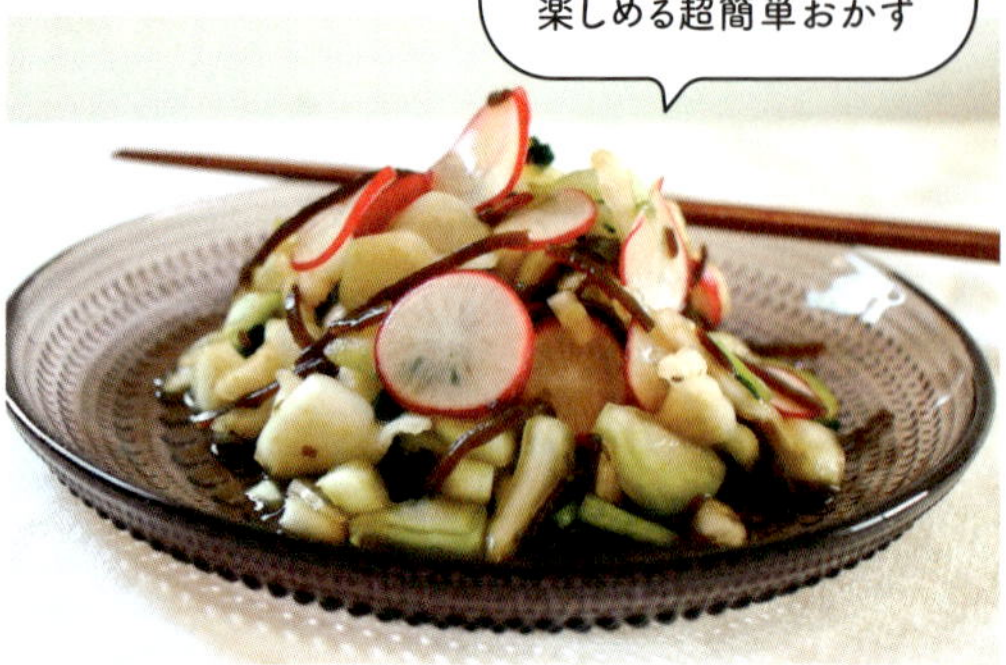

キャベツの歯ごたえも
楽しめる超簡単おかず

RECIPE.1

キャベツとラディッシュの塩昆布漬け（1～2人分）

❶キャベツの葉（太い葉脈も使ってもよい）100gは約2cm幅に切る（太い葉脈は2mm幅くらいの薄切りに）。ラディッシュ3個も2mm幅の薄切りにする。❷ポリ袋に❶と塩ひとつまみ、塩昆布大さじ1を入れ、袋を振り軽くもみ込む。10～15分おき、味をなじませる。

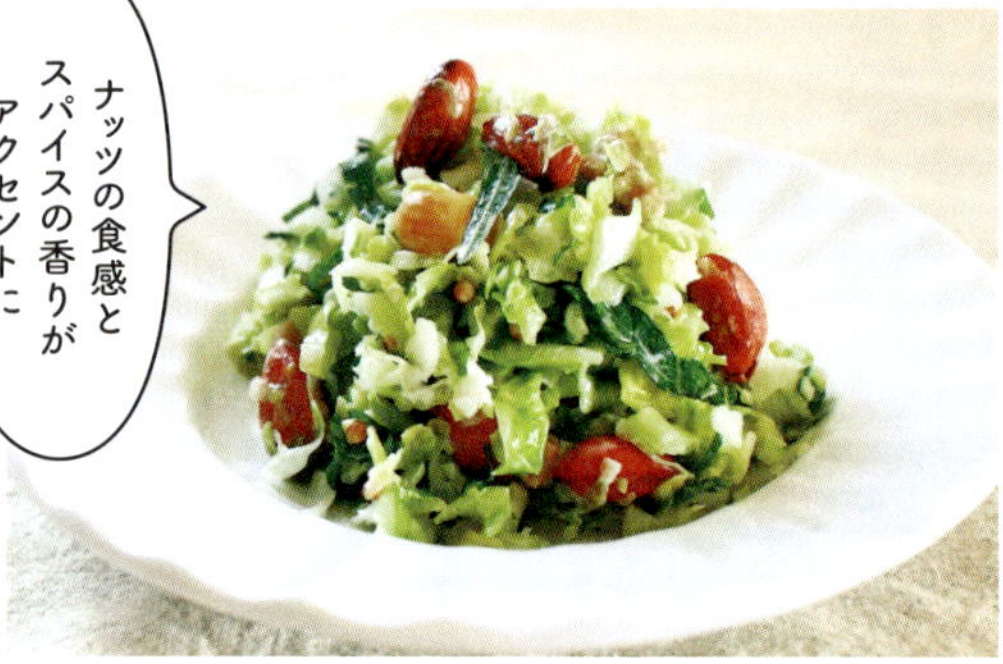

ナッツの食感と
スパイスの香りが
アクセントに

RECIPE.2

キャベツとナッツのごちそうコールスロー（1～2人分）

❶キャベツ130gは千切りにし、ボウルに入れ、塩ひとつまみを加えてもみ込んでおく。❷セロリ20g、大葉3枚を千切りにする。❸キッチンペーパーで❶を包み、水分を絞って、ボウルに戻す。❹ ❸に酢小さじ2、マヨネーズ大さじ2/3～1を加え、混ぜ合わせる。❺ ❹に❷とミックスナッツ（素焼き）12g、コリアンダーシード（パウダーでも可）大さじ1を加えて混ぜ合わせ、塩、こしょう各少々で味を調える。

② キャベツはすぐに使える ざく切り冷凍が◎

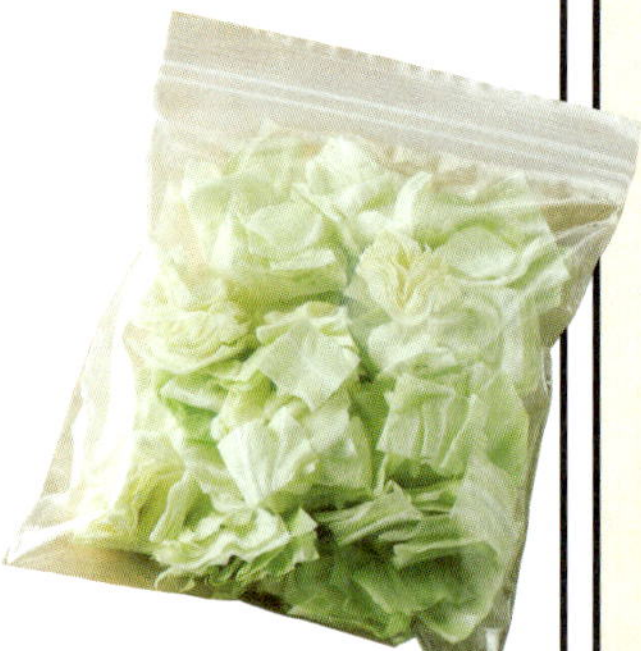

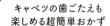

調理をグッと時短できる

ざく切りにして冷凍庫に常備すると、使うたびにはがして切る手間が省けます。まずは葉を1枚ずつはがし、芯を切り取ってからざく切りにして冷凍用保存袋にイン。空気を抜いて密封し、冷凍庫で保存して。使うときは凍ったまま調理を。そのままサラダや和え物に使う場合は、熱湯をかけて解凍し、水気を絞ればOK。また、さっと塩茹でしてから冷凍すると、かさが減って保存しやすくなります。

3 キャベツたっぷり！変わり種鍋レシピ

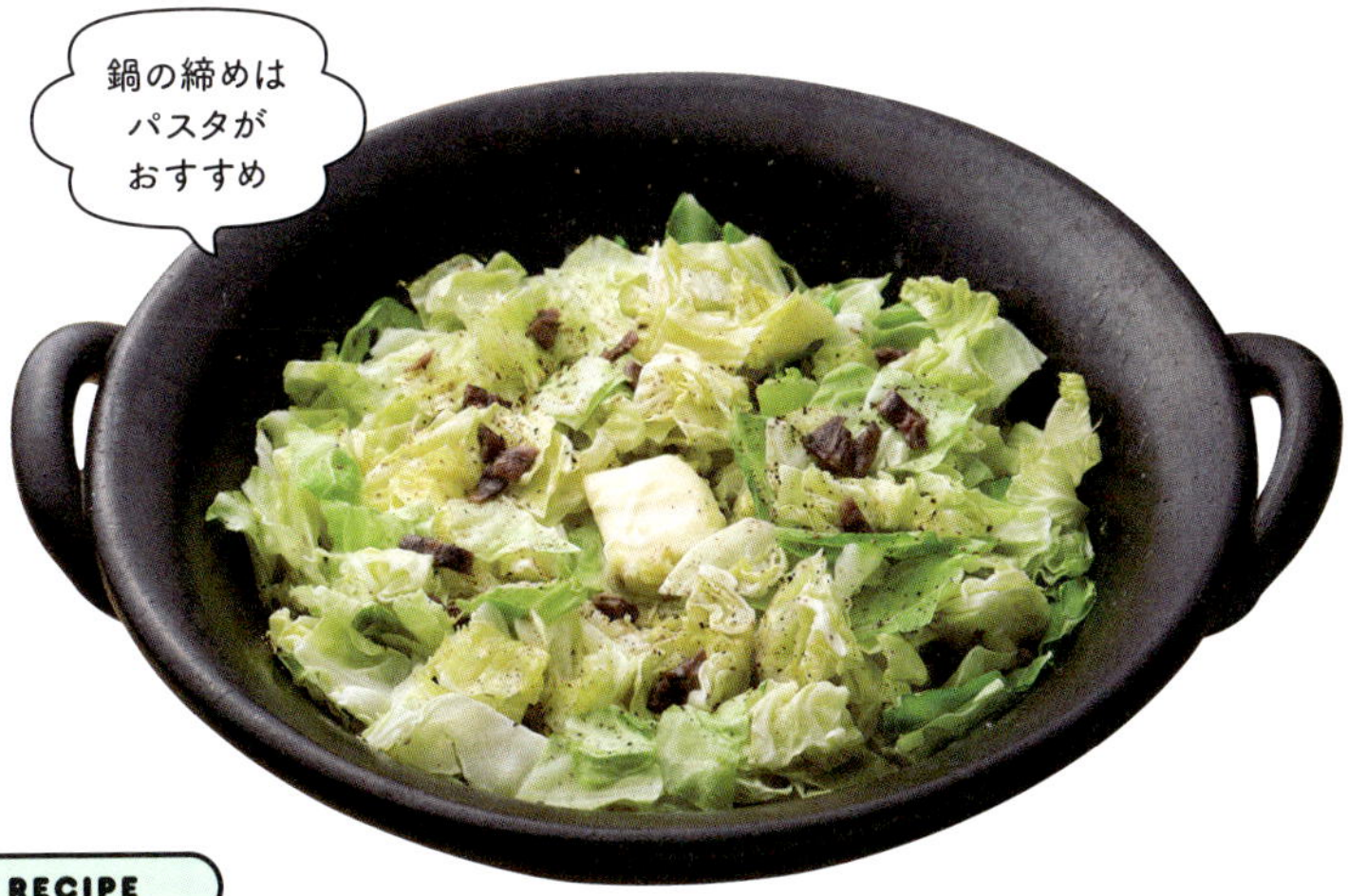

RECIPE

シャキシャキ食感が楽しい**キャベツのイタリアン鍋**（4人分）

❶キャベツ 1/2 個（600g）は芯を切り取り、適当な大きさに切る。切り取ったキャベツの芯と玉ねぎ 1 個（200g）は薄切りにする。にんにく 6 片（30g）はすりおろし、アンチョビ（フィレ）40g は粗く刻む。

❷鍋にオリーブ油大さじ 1 とにんにくを入れて弱火で熱し、香りが立ってきたら、玉ねぎとアンチョビ（❹用に少量残しておく）を加え、中火で炒める。

❸玉ねぎが透き通ってきたら、キャベツと白ワイン 100mℓを加え、木べらで鍋底から返すように全体をよく混ぜ、ふたをして弱火で約 10 分蒸し煮にする。

❹残しておいたアンチョビと、バター 20g を加えて全体に絡め、粗びき黒こしょう適量をふり、お好みでパセリを散らす。

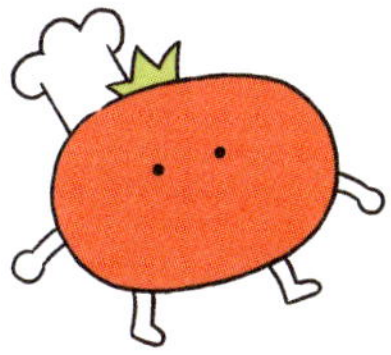

4 実は栄養豊富！　芽キャベツに注目

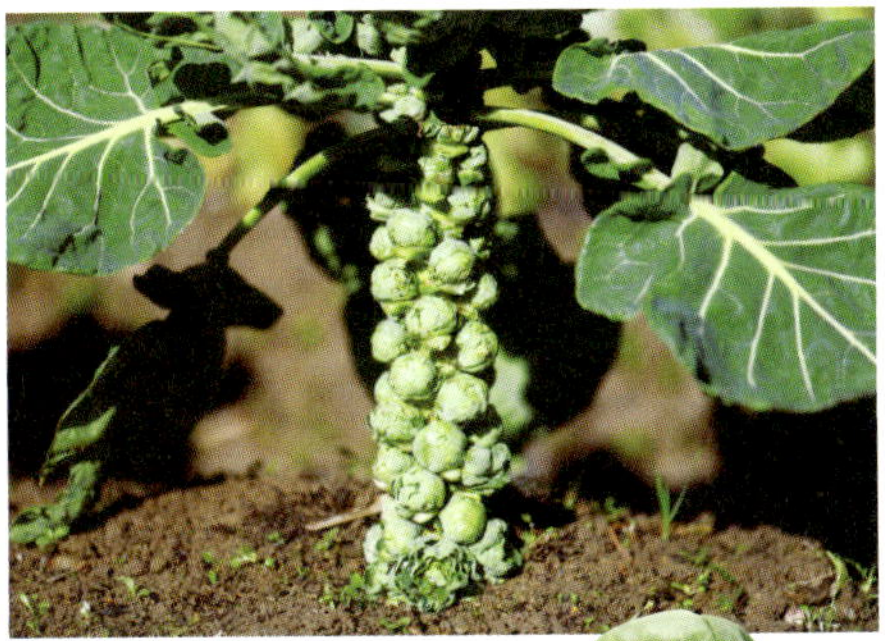

1株に50個以上できる、子だくさんキャベツ

芽キャベツは、分類上れっきとしたキャベツの仲間。1 株に 50 個以上の実ができるため、別名「子持ちキャベツ」とも呼ばれます。甘みの中にほのかな苦さがあり、バター炒めやシチューなどの洋風料理向き。そのままフライにしても美味！

ビタミンCも食物繊維もキャベツ以上

実は、芽キャベツは緑黄色野菜に分類されます。可食部 100g あたりの栄養素をキャベツと比べると、ビタミン C は約 4 倍、食物繊維は約 3 倍、ビタミン B_2 は約 7 倍、β-カロテンはなんと約 14 倍も含まれます。

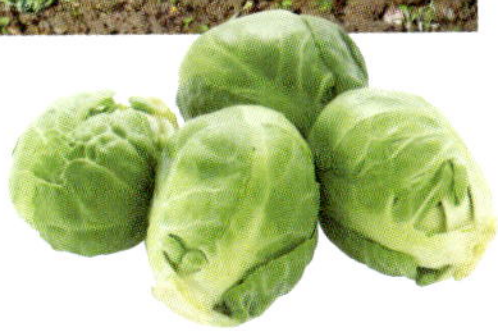

白菜は冬の食卓で大活躍！ あっさりした味わいで
たくさん食べても低カロリー

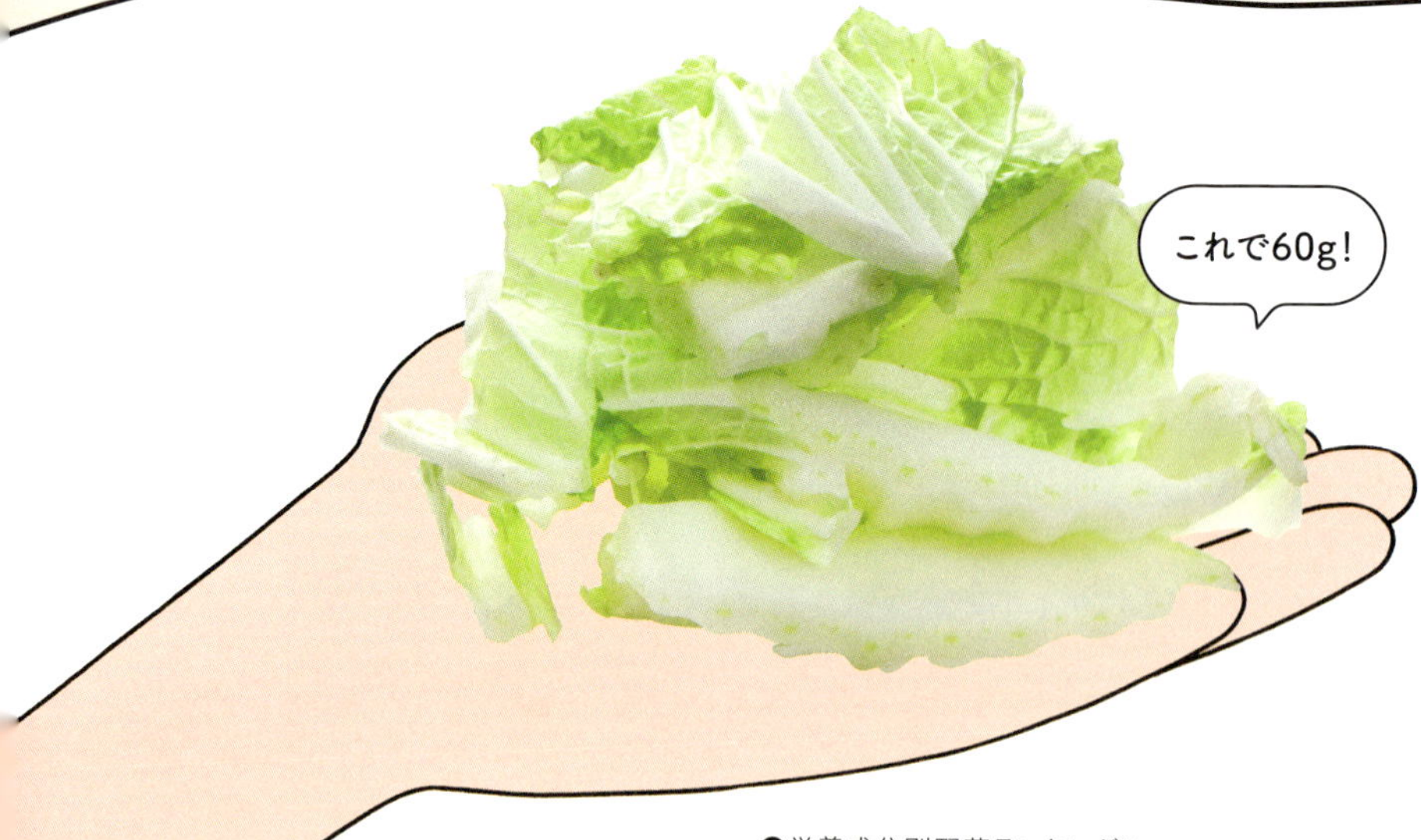

●栄養成分別野菜ランキング※

カルシウム	8位

※出典：独立行政法人農畜産業振興機構栄養成分別野菜ランキング
https://www.alic.go.jp/content/001186540.pdf
※山東菜が対象

POINT

- 丸ごとの白菜はキッチンペーパーで包んで新聞紙で覆い、冷暗所で立てて保存
- カット白菜は、切り口がみずみずしく葉が詰まっているものが◎

白菜は、ほかの葉物野菜に比べると味が淡白で匂いもクセがなく、大人から子どもまで食べやすいというメリットがあります。また、鍋料理ではたくさん食べられるので、野菜不足を補うのに一役かってくれる存在といえるでしょう。スーパーでは、半分または4分の1にカットされた形で売られているのが一般的ですが、結球している葉物は芯の部分から生長し続けるので、芯を三角錐の形に切り落とすと日持ちしやすくなります。さらに、キッチンペーパーに包んで保存袋に入れたら、立てた状態で冷蔵保存するのがポイント。野菜は生えているときと同じ向きで保存すると長持ちします。

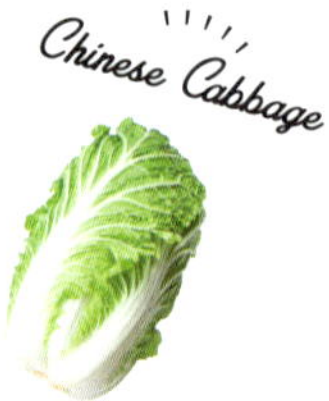

from 野菜と生活 管理栄養士ラボ

白菜には、ビタミンC、ビタミンK、葉酸などの栄養素が含まれています。塩もみして浅漬けにすることも多い野菜ですが、漬け物にすると水分が抜けるので、その分かさが減って食べやすくなるというメリットも。また、白菜は野菜のなかでも特にカロリーが低いのが特徴です。鍋物や煮込み料理などにざく切りの白菜をたっぷり入れると、食事のバランスを整えるのにも役立つでしょう。

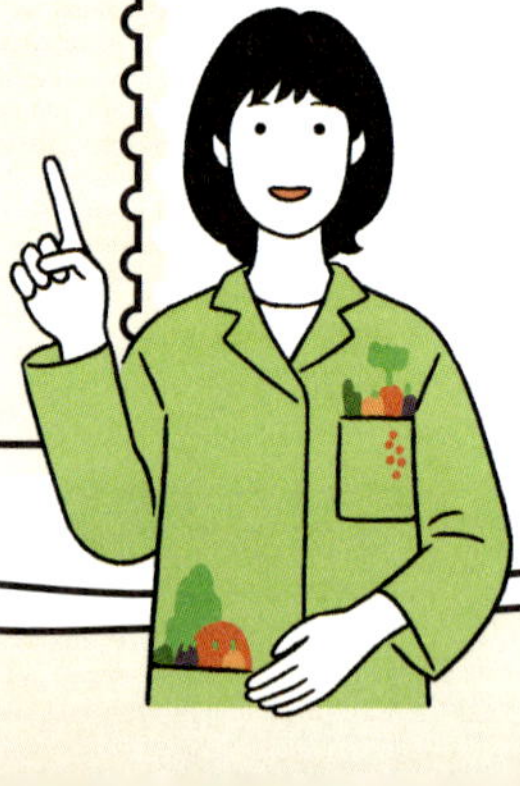

食べ方アイデア　新鮮な白菜の芯は生でも楽しめる！

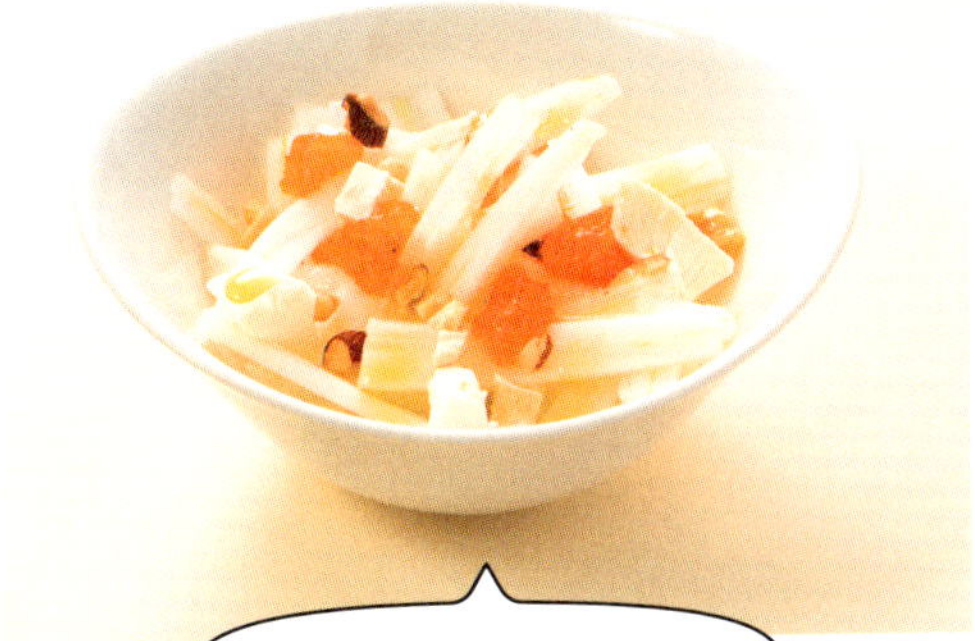

シャキシャキの白菜の甘みを味わって

買ってきたばかりの新鮮な白菜は、芯の白い部分も甘みが強く、生でおいしく食べられます。繊維に沿って5cmほどの薄切りにすると、シャキシャキとした食感でサラダにぴったり。また、同じ冬場のフルーツである**柿やりんごの薄切りをのせ、クリームチーズやナッツを合わせるのも意外なおいしさでおすすめです。**フルーツのかわりに生ハムやスモークサーモンをのせれば、パーティーメニューにもなってくれますよ。

簡単レシピ　余った白菜は簡単浅漬けで消費

余った白菜を使い切りたいときは、定番の浅漬けがおすすめです。**洗って切った白菜を保存容器やファスナーつき保存袋に入れ、白だし2：酢1の割合の漬け汁を注いで、30分～1時間おくだけ。**白菜を切るときは、そぎ切りにしてなるべく断面が大きくなるようにすると、漬け汁がしっかり入りやすくなります。また、大人が食べる分にはお好みで鷹の爪を半分に切ったものを加えても、ピリッとした辛みがアクセントになっておすすめです。

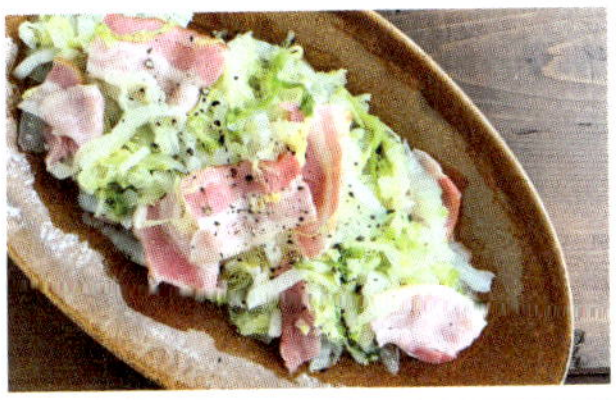

白菜とベーコンのシュークルート風（2人分）

❶白菜300gは千切りにする。ベーコン3枚は4cm幅に切る。❷耐熱ボウルに❶を入れ、ふんわりとラップをかけて電子レンジ（600W）で5分加熱する。❸オリーブ油大さじ1、酢大さじ1、塩小さじ1/2弱を加え、さっくりと混ぜ合わせる。❹器に盛り、粗びき黒こしょう少々をふる。

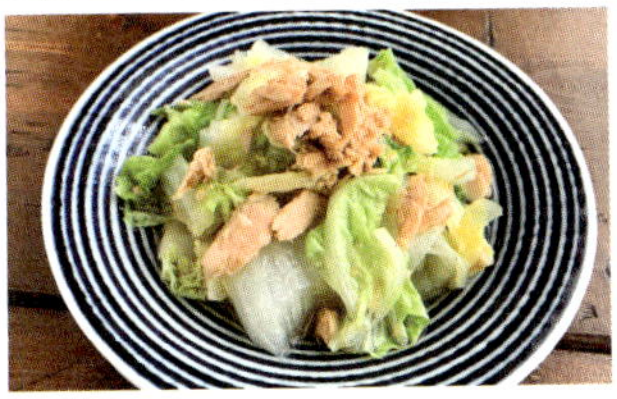

白菜ツナぽん酢（2人分）

❶白菜300gは3cm幅に切る。❷耐熱ボウルに❶を入れてツナ缶小1缶（約70g）を汁ごとかける。お好みのきのこをプラスしてもよい。ふんわりとラップをかけて電子レンジ（600W）で5分加熱する。❸ポン酢しょうゆ大さじ1を加え、さっくりと混ぜ合わせる。

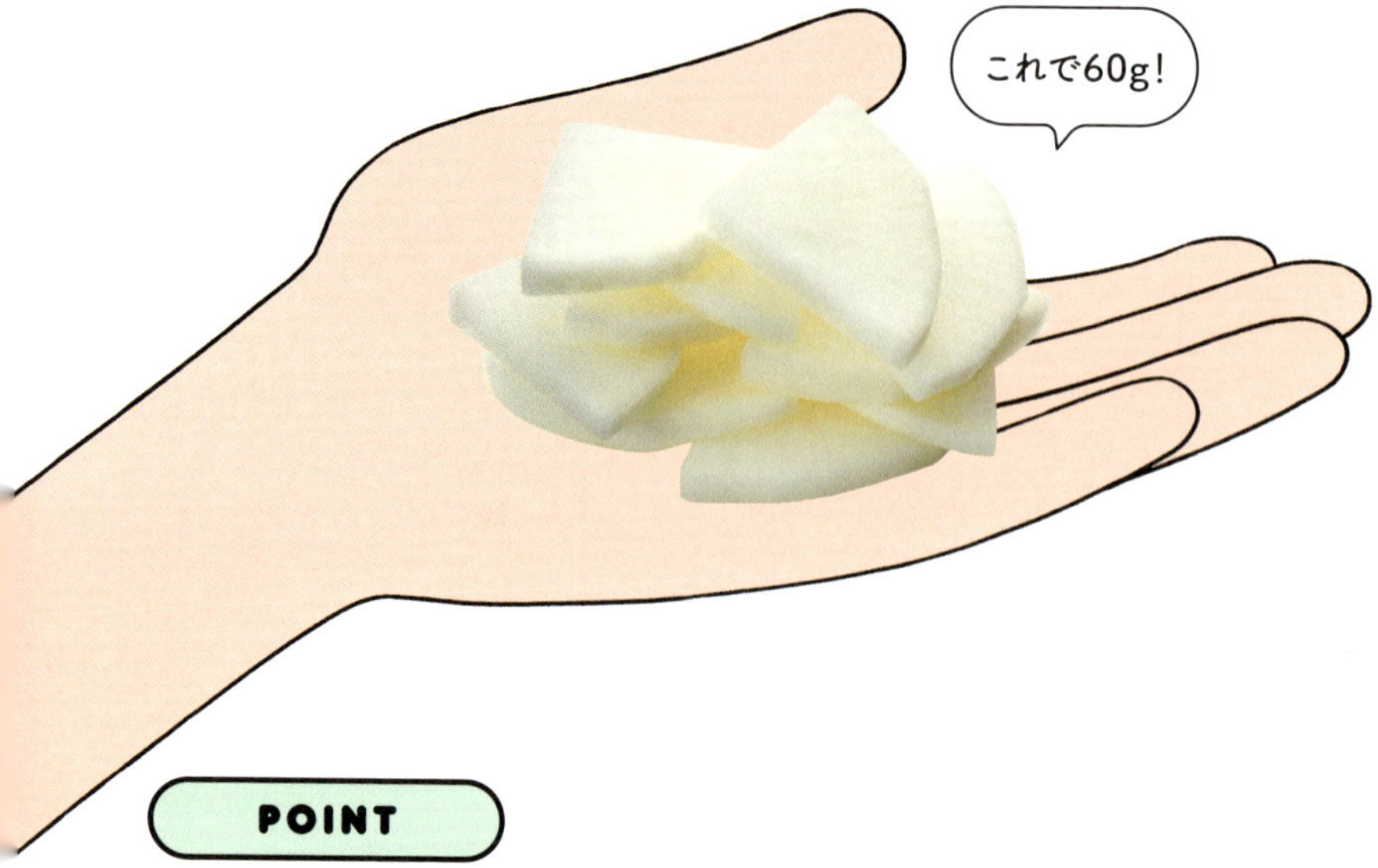

大根は葉まで丸ごと食べられる！

部位ごとに違う風味と食感を使い分けて

POINT

- β-カロテン豊富な葉の部分は緑黄色野菜に分類される
- まっすぐでずっしりと重く、表面にひげ根が少ないものが◎

大根には、部位によって味や食感が異なるという個性があります。葉に近い部分は最も甘く硬めなので、生でサラダや大根おろしに。真ん中は甘みがあってやわらかいので、おでんやふろふき大根に。先端は辛みが強く筋が多いので汁物にするほか、辛い大根おろしが好きな方はこの部分を使うのもおすすめです。皮は炒め物やきんぴらに、栄養豊富な葉も刻んで菜飯やふりかけに使えるので、捨てるところはほとんどなし！　保存するときは冷蔵庫に入る大きさに切り、断面を湿らせたキッチンペーパーで包んで保存袋に入れると日持ちしやすくなります。雑菌の繁殖を避けるため、ペーパーは2日おきくらいに交換しましょう。

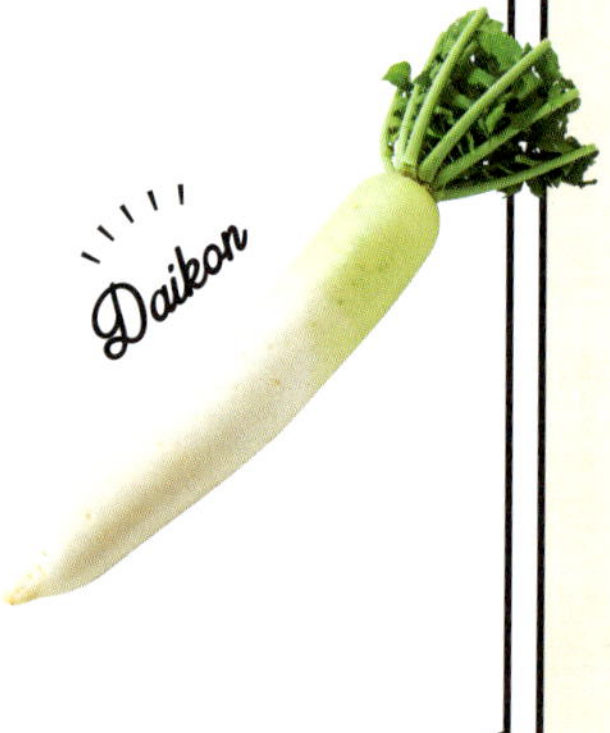

from野菜と生活 管理栄養士ラボ

大根の葉の部分にはβ-カロテン、ビタミンC、ビタミンKが豊富に含まれています。根の部分には、たんぱく質を分解する働きがあるプロテアーゼが含まれていますので、たんぱく質を含む食材を使った料理にはとてもおすすめです。肉を大根おろしに漬けてからみぞれ煮にすると、やわらかい食感に仕上がりやすくなりますよ。

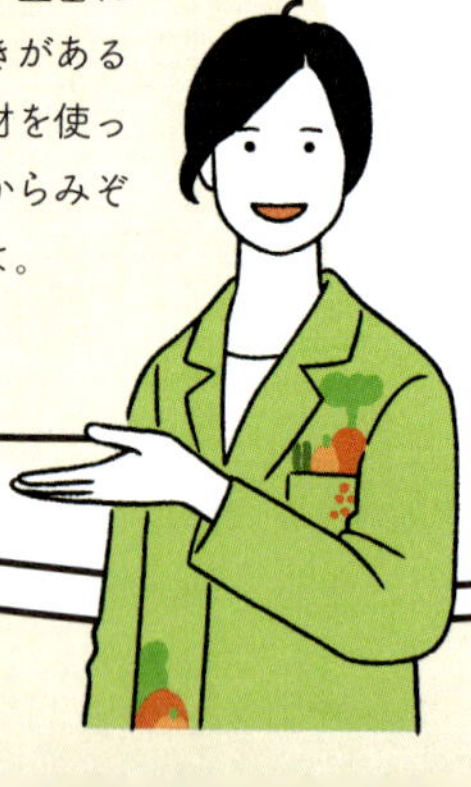

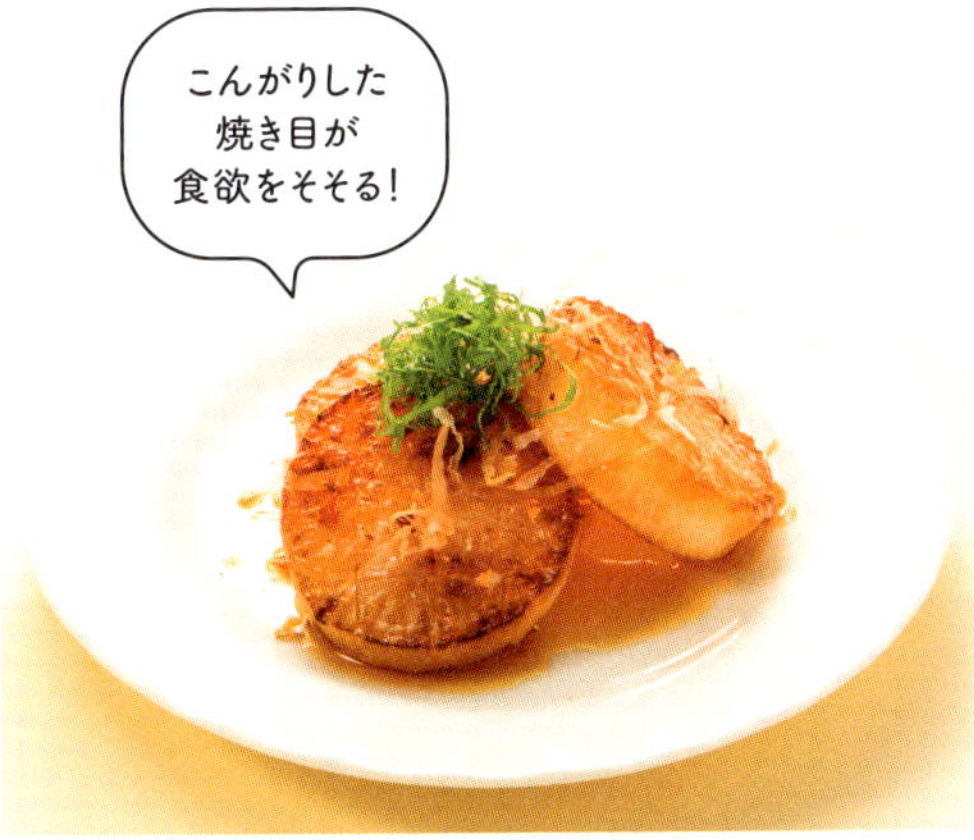

こんがりした
焼き目が
食欲をそそる!

簡単レシピ　野菜をメインディッシュに! 大根のステーキ

メインディッシュがほしいけれど、肉や揚げ物はちょっとつらい……という方におすすめなのが、大根のステーキ。分厚い輪切りにした大根を、みりんとしょうゆを合わせた甘辛ダレで両面焼きつけます。生から焼いて火を通そうとすると時間がかかってしまうので、**先に電子レンジ（500W）で4～5分ほど加熱してやわらかくしておくのがコツ**。同じ大根メインおかずのおでんやブリ大根より時短で仕上がり、かつ食べごたえもしっかりある一品です。

食べ方アイデア　辛みの強い大根おろしは火を通してみぞれ煮に

大根おろしは、ものによってかなり辛みが出てしまうこともあります。**辛みが強すぎてそのままではどうしても食べにくいというときは、火を通してみぞれ煮にするのがおすすめ**です。たとえば、鶏肉を焼いたところにしょうゆだしと大根おろしを汁ごと加えて軽く煮ると、辛みが飛んでお子さんでも食べやすくなります。大人向けには、刻んだゆずの皮や大葉を散らしたり、ポン酢しょうゆをかけたりしても、さっぱりとおいしくいただけますよ。

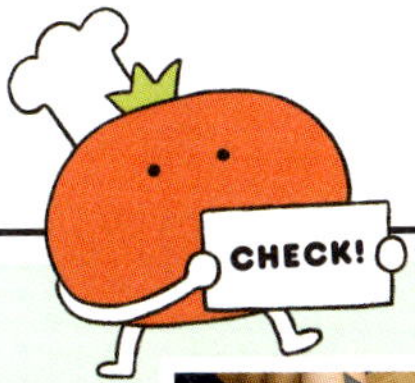

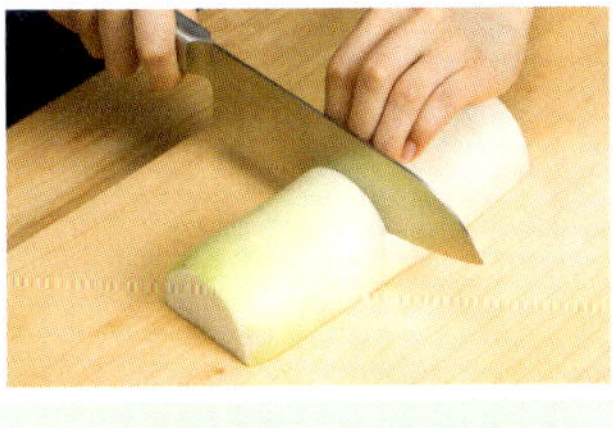

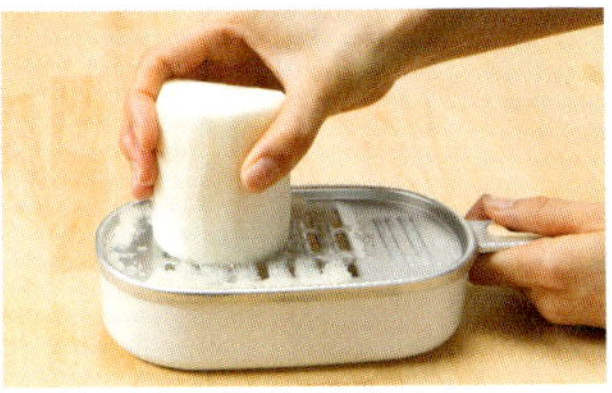

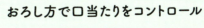

CHECK!

基本の大根おろしを上手に作るコツ

すりおろしてから時間が経つと口当たりのよさや辛み、ビタミンCが損なわれてしまうので、食べる直前にすりおろしましょう。大根おろしの基本の作り方は次の通りです。❶左写真のように縦半分に切り、片手に収まる程度の太さにする。❷おろし器に対し、大根を直角に当て、円を描くようにゆっくりすりおろす。

おろし方で口当たりをコントロール

大根おろし器に直角に当てておろすと、繊維が細かくなり、口当たりのよい仕上がりになります。斜めに当てておろすと、繊維が粗くなり、直角よりも大根の食感が感じられます。

VEGEDAY COLUMN — DAIKON

1 定番のブリ大根をおいしく作る

RECIPE 失敗知らずのブリ大根（2人分）

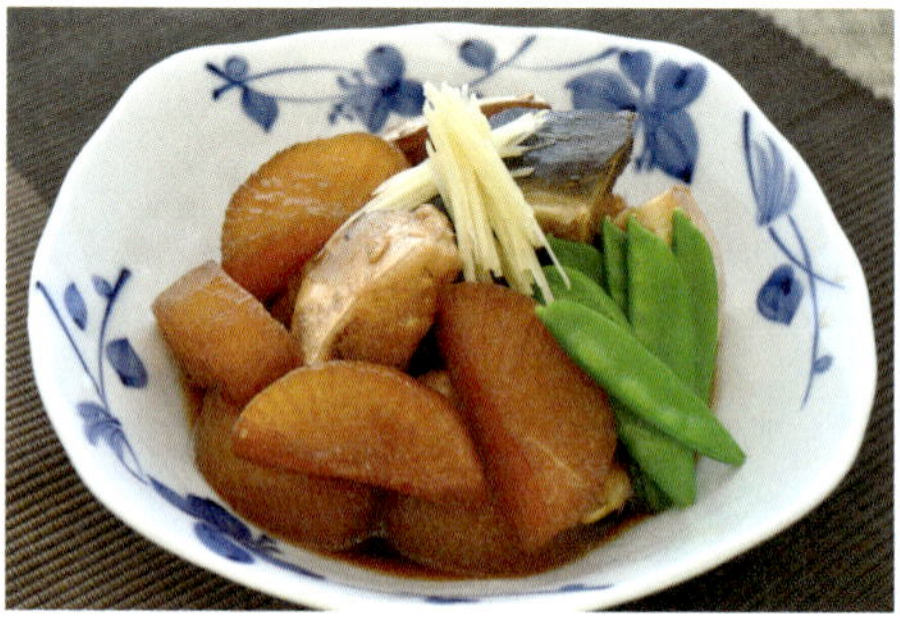

❶大根300gは皮をむき、2cm幅の半月切りにする。
❷鍋に米のとぎ汁（ない場合は水に米を少し入れる）を、大根が完全にかぶるくらい入れて、やわらかくなるまで20～30分茹で、水洗いをする。
❸別の鍋に湯適量を沸かし、沸騰したら火を止め、ブリのあら300gを加えてひと混ぜする。身が白っぽくなったら水に取り、血合いや残ったうろこ、ぬめりを取る。
❹鍋にブリ、大根、煮込み用のしょうが薄切り4枚、砂糖大さじ2、酒大さじ2、みりん大さじ2、しょうゆ大さじ2、水150～180mℓを加え、落としぶたをして火にかける。アクをすくい、中弱火で5～6分煮て、弱火にしてさらに15～20分、煮汁が少し残るくらいまで煮る。
❺飾り用のしょうが適量を細い千切りの針しょうがにし、水にさらして水気を切る。
❻❹を器に盛り、茹でた絹さや6枚、❺を添える。

2 大根は下ごしらえして冷凍すれば1ヶ月保存できる

すりおろして冷凍

大根おろしの水気を切り、ラップに小分けして金属トレーにのせて冷凍庫へ。凍ったらラップごと冷凍用保存袋に入れて保存を。約1ヶ月保存可能。自然解凍して使って。

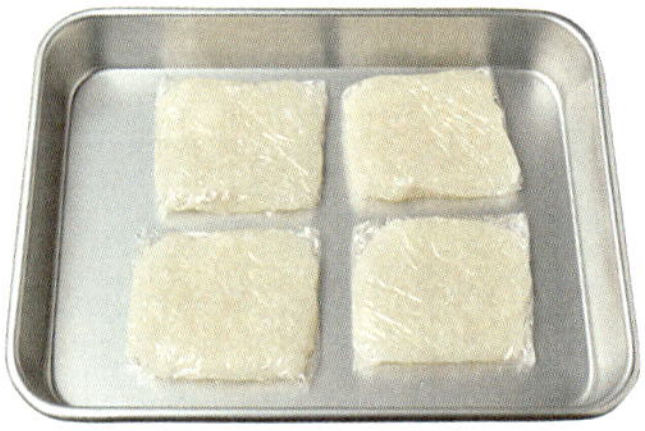

まとめて
すりおろして冷凍！

カットして冷凍

葉と根を切り分け、根は皮をむいて、いちょう切りなど使いやすい大きさに切って冷凍用保存袋に。できるだけ空気を抜いて平らにならして口を閉じ、アルミのバットなどの金属トレーにのせて冷凍庫へ。葉は、細かく刻んで塩もみし、水で洗ってから水気をしっかりと絞ります。小分けにしてラップで包み、冷凍用保存袋に入れて冷凍庫へ。どちらも約1ヶ月保存可能。凍ったまま調理できます。

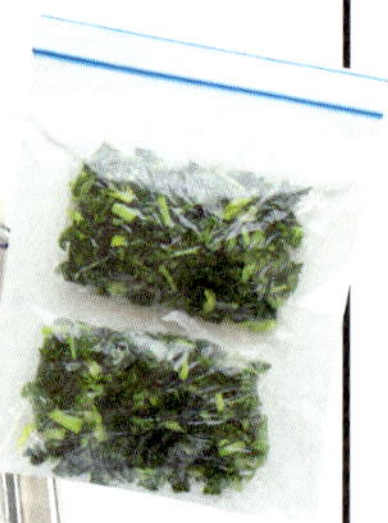

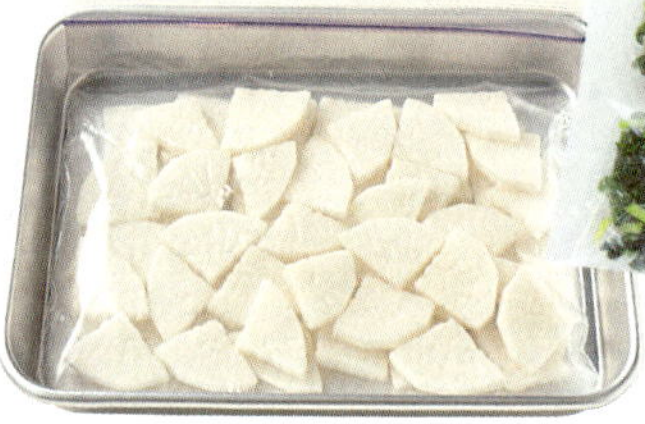

3

大根が好きになる！子どもも喜ぶメインおかず

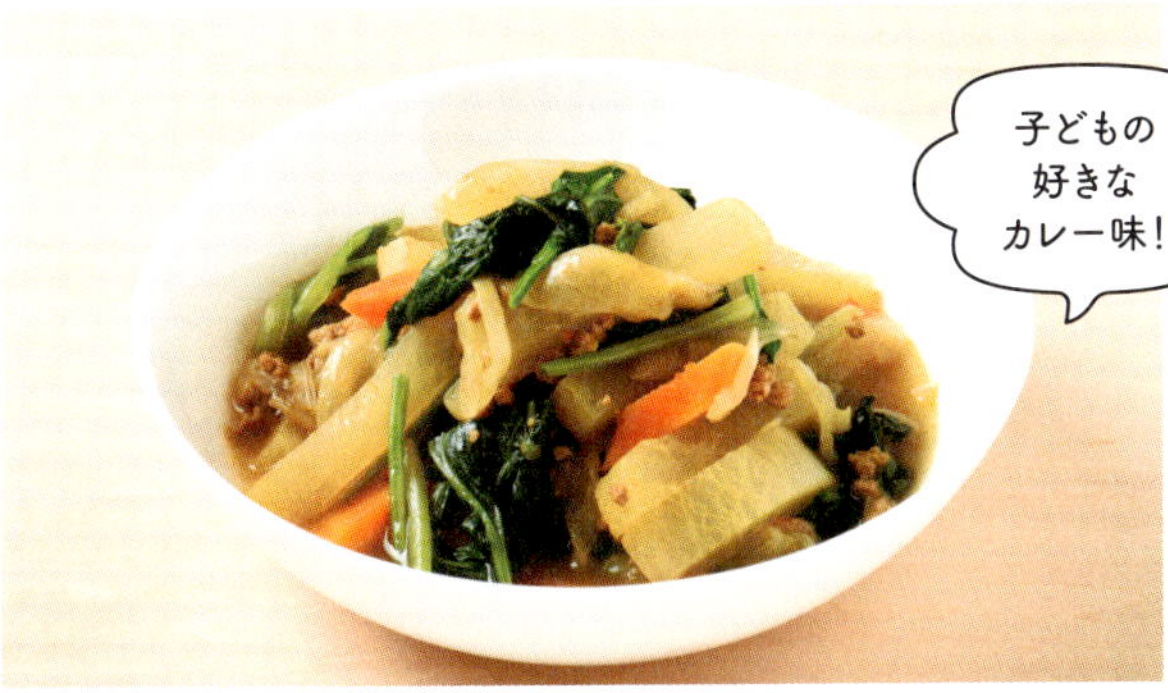
子どもの
好きな
カレー味！

葉つきの大根があれば、ほうれん草を大根の葉に替えてもおいしく食べられます。

RECIPE.1 大根のカレー煮（4人分）

❶大根1/4本（300g）とにんじん1/2本（100g）は5cmの長さで拍子木切りに、玉ねぎ200g（中1個）は薄切りにする。ほうれん草2/3束（200g）は茹でて4cm幅に切り、水気を絞る。
❷フライパンにサラダ油大さじ2を熱して豚ひき肉100gを炒め、肉の色が変わったら玉ねぎを加え、透き通るまで炒める。
❸❷に大根、にんじんを加えて油が回る程度にさっと炒め、固型チキンブイヨン1個、水400mℓを加えて煮る。煮立ったらアクを取って、カレー粉大さじ2、砂糖小さじ1、塩少々で味つけをする。
❹大根、にんじんがやわらかくなったらほうれん草を加えて1～2分煮る。

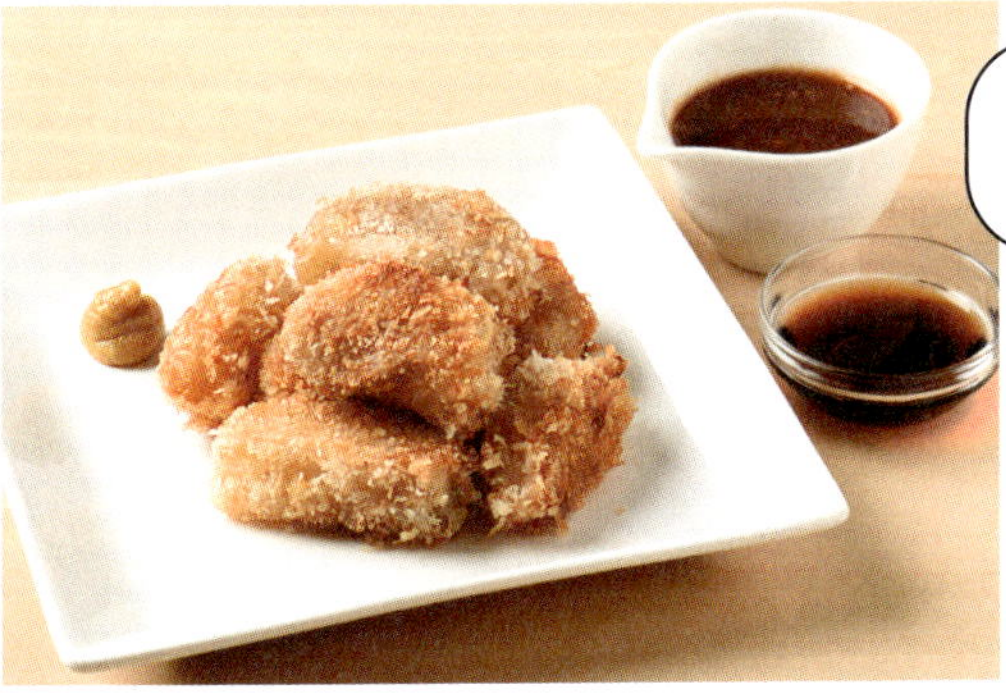
甘いタレが
揚げた大根に
ぴったり！

蒸し煮にした大根に下味をつけ、パン粉をつけて焼くことで、外はカリッと中はジューシーに仕上がります。

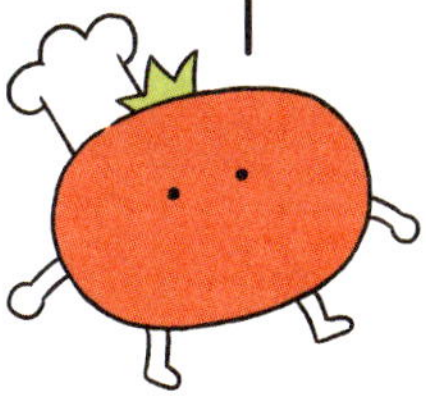

RECIPE.2 大根カツ（4人分）

❶大根1/2本（600g）は皮ごと1.5cm幅の半月切りにして、厚手の鍋に入れる。水100mℓ、塩少々を加え、ふたをして弱火で蒸し煮にする。やわらかくなったらふたを取り、混ぜながら水気を飛ばす。
❷❶の大根を冷ましてからポリ袋に移し、しょうゆ小さじ1、おろしにんにく1片分を加える。ときどき上下を返して味をなじませながら、10分ほどおく。
❸❷の大根を取り出してキッチンペーパーで汁気を取ってから、小麦粉適量、長いも（皮をむいてすりおろしておく）適量、パン粉適量の順に衣をつける。
❹フライパンに揚げ油を深さ2cmほど入れて中温（170℃）に熱し、❸の両面をこんがりとした焼き色がつくまで揚げ焼きにする。
❺つけダレを作る。みりんと酒各大さじ1を鍋に入れて火にかけ（電子レンジ加熱でもOK）、アルコールを飛ばしたら、味噌、トマトケチャップ、ウスターソース、砂糖、すりごま、はちみつ各大さじ1を加えて混ぜる。
❻❹を器に盛り、練り辛子適量、❺を添える。

※はちみつを使用しているので、1歳未満の乳児には食べさせないでください

淡色野菜

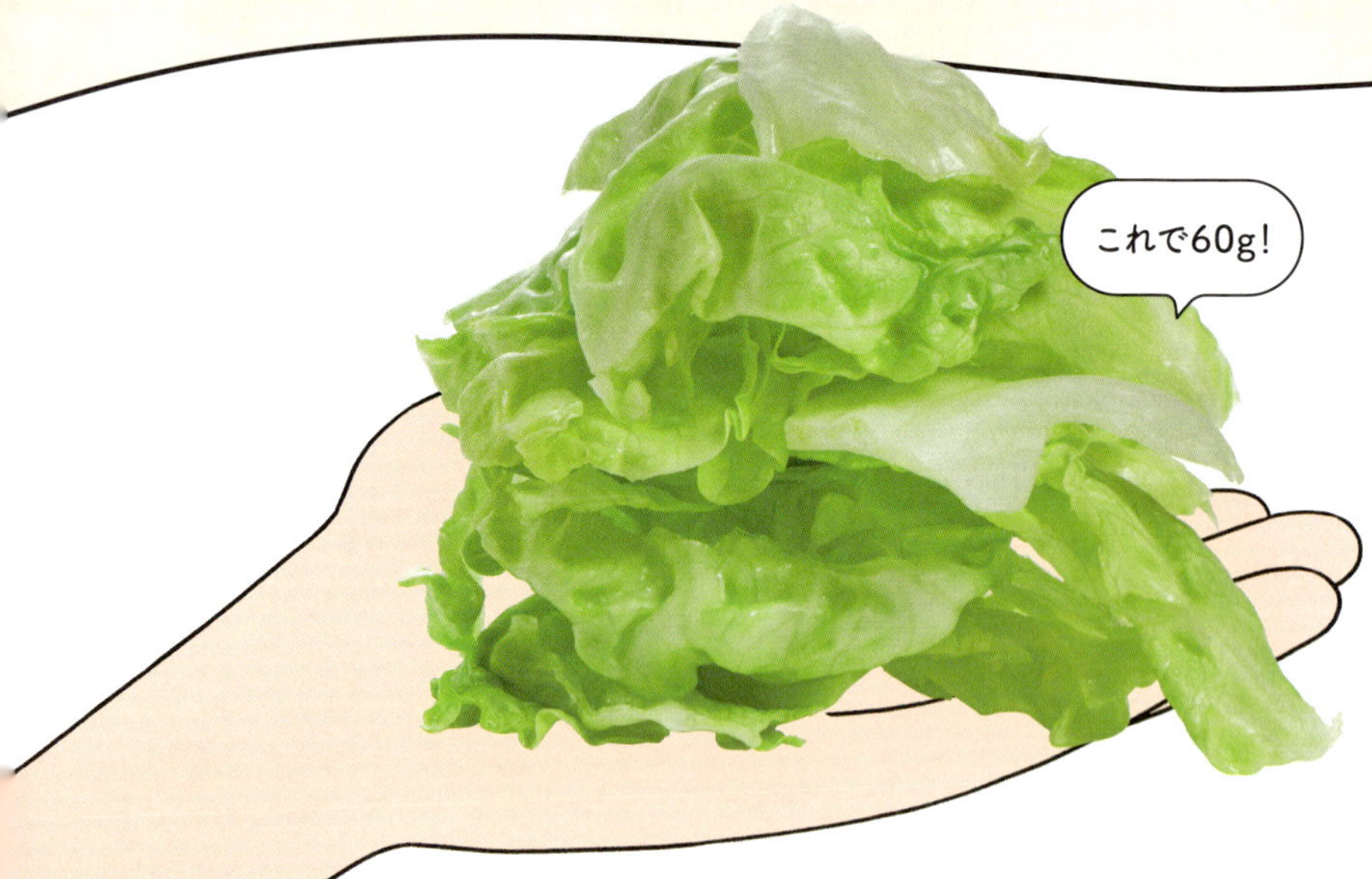

レタスはみずみずしさとクセの少ない味わいが魅力。種類によって異なる栄養あり

●栄養成分別野菜ランキング※

鉄	9位

※出典：独立行政法人農畜産業振興機構栄養成分別野菜ランキング
https://www.alic.go.jp/content/001186540.pdf
※サニーレタスが対象

POINT

- 保存するときは芯をねじり取り、湿らせたキッチンペーパーを詰め、ポリ袋に入れて冷蔵
- 通常の保存方法の場合は、日持ちしにくいのでなるべく早く使い切る

レタスは葉物野菜のなかでも特にクセが少なく、生で食べられる野菜の王道的な存在です。さまざまな種類がありますが、一般的なのは丸く結球する「玉レタス」、葉の巻き方が少し緩やかな「サラダ菜」、葉先が赤褐色になる「サニーレタス」など。そんなレタスには「金気を嫌う」という特徴があり、**鉄の包丁で切るとそこから変色してしまうことがあります**。小さく切るときは手でちぎる、あるいはステンレスやセラミックの包丁を使うと安心です。洗うときも、切らずになるべく大きな葉っぱのまま洗うようにするとよいでしょう。

from野菜と生活 管理栄養士ラボ

玉レタスは淡色野菜に、サラダ菜は緑黄色野菜に分類されます。サラダ菜は、ビタミンA（β-カロテン等）、ビタミンEを含み、鉄が豊富。食物繊維の多くは不溶性食物繊維です。ちなみに、レタスは軽くてかさばるので、生で食べると「野菜をたくさん食べた」と勘違いしがち。1日350gの野菜摂取を目指すなら、加熱してかさを減らす、レタス以外の野菜もしっかり食べるなどの工夫をしましょう。

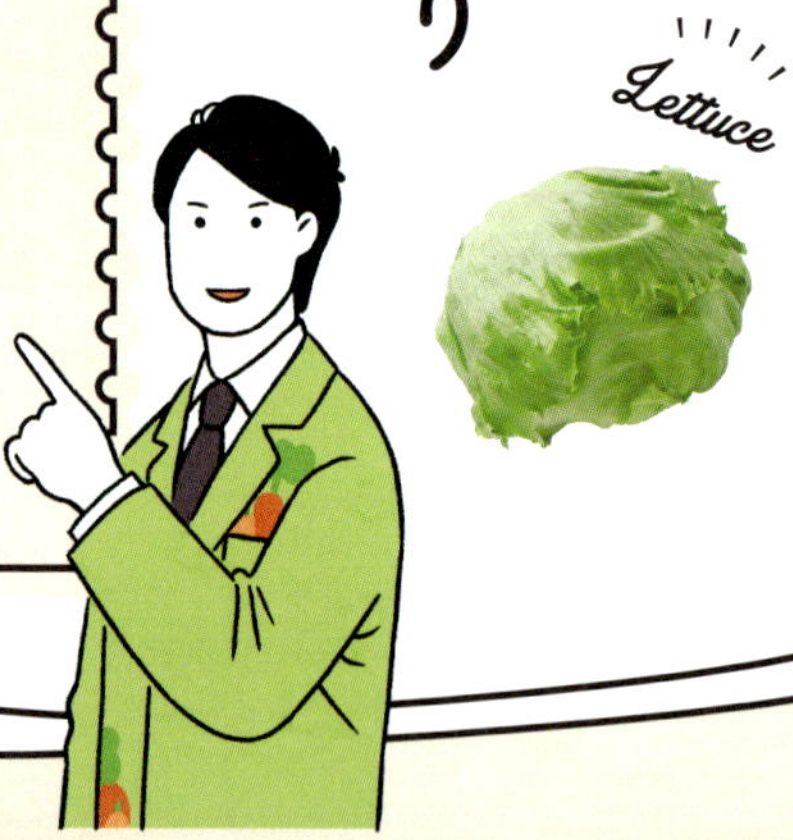

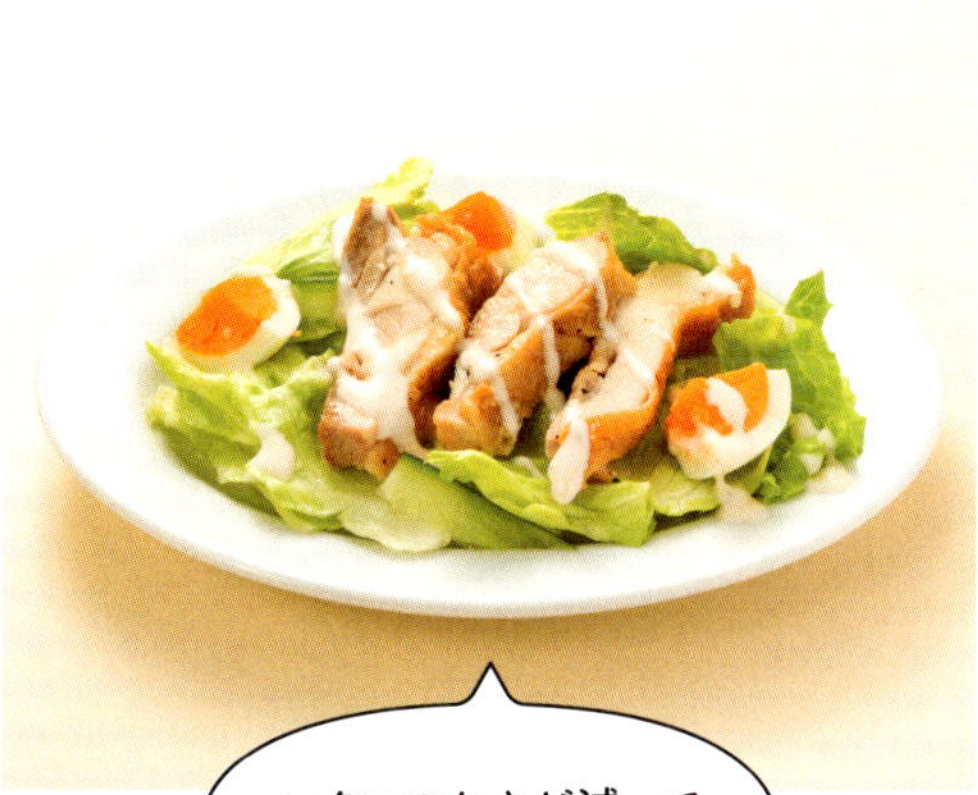

レタスのかさが減って
たっぷり食べられる!

食べ方アイデア

野菜もたんぱく質も一皿で摂れるごちそうサラダ

レタスは生食することが多い野菜ですが、小さくちぎってもかさが高く、たくさん食べるのはなかなか難しいもの。でも、その上に**焼いたり茹でたりした肉をのせて「ごちそうサラダ」にすると、肉の熱でしんなりしてかさが減ります**。また、レタスだけを食べるのは大変でも、肉と一緒だとパクパク食べられるのもメリット。サラダといってもメインディッシュ感があり、野菜とたんぱく質を一皿で摂れる、ヘルシーな一品です。

食べ方アイデア

大量消費に！　レタスのしゃぶしゃぶ

レタスが安く手に入りやすい夏場には、レタスが主役になる「レタスしゃぶしゃぶ」をどうぞ。**鍋にだし汁を沸かし、肉と同じようにレタスをくぐらせるだけ**。お好みのつけダレでいただくと、ひと玉あっという間に消費できます。暑い時期は食卓に鍋を置かず、キッチンでさっと火を通してから出してもよいでしょう。ただし、いったん火を通したレタスは長くおくとどんどん茶色に変色してしまうので、なるべく早く食べましょう。

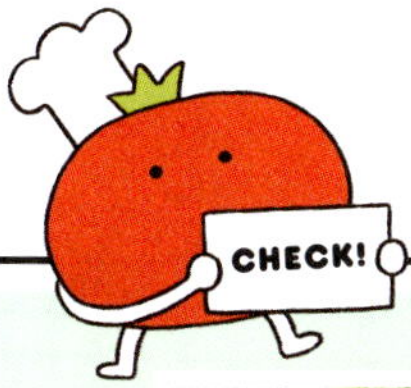

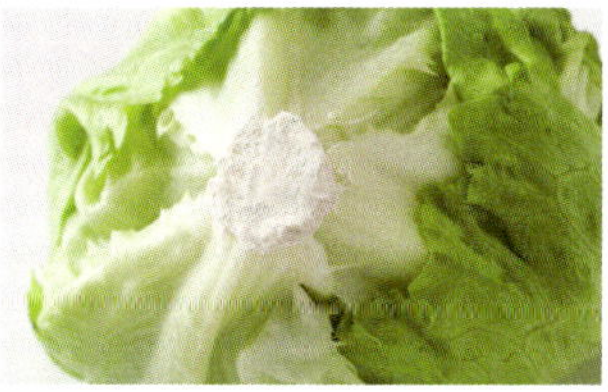

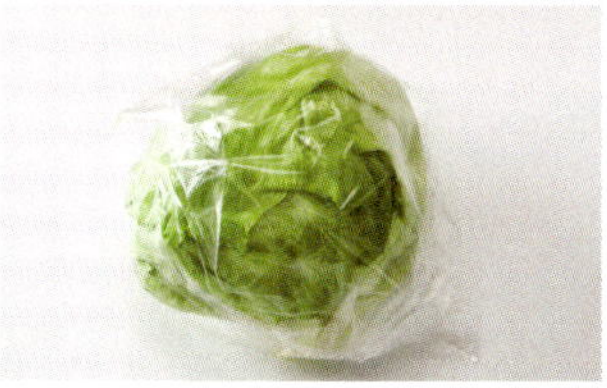

「レタスに小麦粉」で日持ちが長くなる

「レタスは日持ちしないから」と買うのを控えていた人に朗報です！　レタスの芯に小麦粉をつけると日持ちが長くなるのをご存じでしょうか。その理由は、小麦粉がレタスの水分が抜けるのを防いでくれるから。外側の葉から使っていけば、2～3週間程度も日持ちするのです。

保存方法

❶レタスの芯を少し包丁で切り落とし、その部分に小麦粉をまぶす。
❷❶をポリ袋に入れ、しっかりと結び、芯の部分を下にして、冷蔵庫の野菜室で保存する。

きゅうりには「栄養がない」は誤解！
実は加熱してもおいしい、可能性広がる野菜

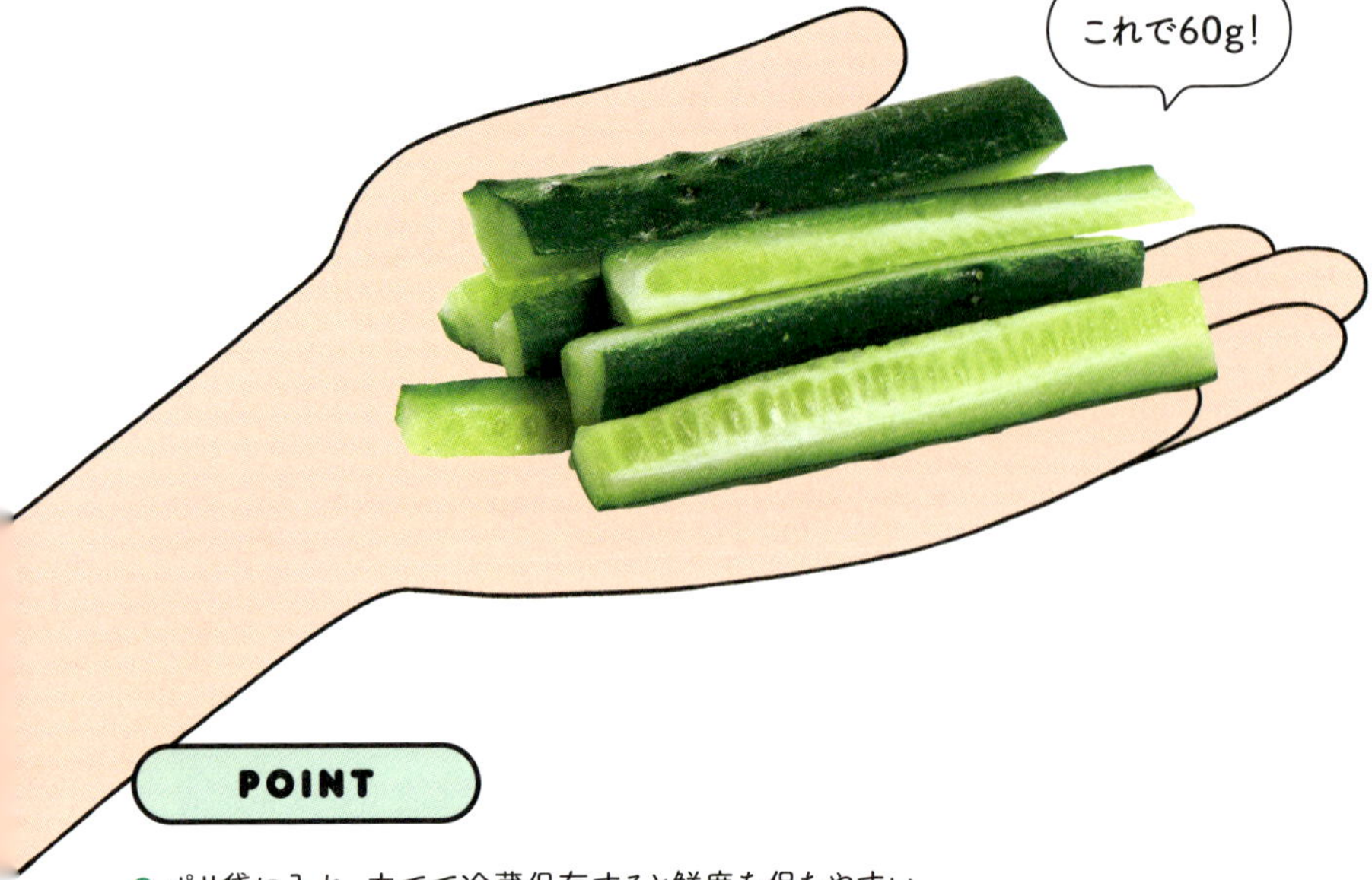

POINT

- ポリ袋に入れ、立てて冷蔵保存すると鮮度を保ちやすい
- なり口（ヘタ）には苦みがあるので、1cmほど切り落としてから使う

きゅうりには「栄養がない」という不名誉なイメージを持たれがちな野菜。95％以上は水分なので、一度に食べられる量からすると栄養が少なく見えますが、実はカリウムやビタミンKなどを含んでいます。また、洗えばそのまま丸かじりできるという手軽さは、野菜のなかでも貴重なメリットといえるでしょう。きゅうりはサラダなどの生食用によく使われますが、実は加熱してもおいしく食べられます。たとえば、乱切りにして肉と一緒に炒め物にすると、脇役になりがちなきゅうりがメインおかずに昇格！　生長が早く日持ちしにくいので、新鮮なおいしさを味わうにはなるべく早く使い切りましょう。

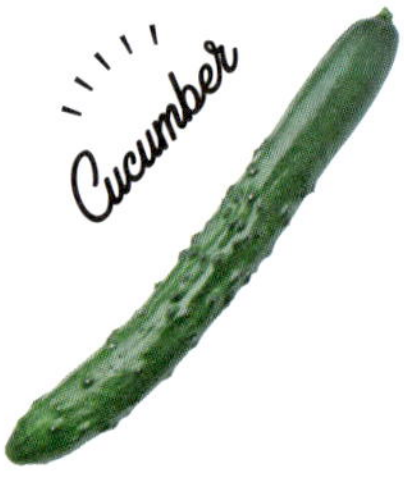

from 野菜と生活 管理栄養士ラボ

100kcalあたりに含まれるきゅうりの栄養素を見ると、食物繊維はレタスと同量、ビタミンCはトマトと、カリウムはなすとほぼ同量。実はなかなか優秀であることがわかります。また、ぬか漬けにすると、ぬかの栄養がプラスされてカリウムやビタミンB_1もアップ。最近は手軽なぬか床も市販されているので、余ったときにはぜひ試してみてくださいね。

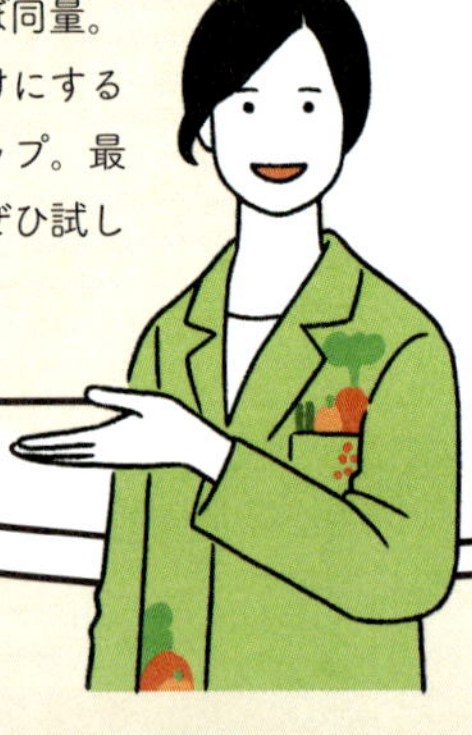

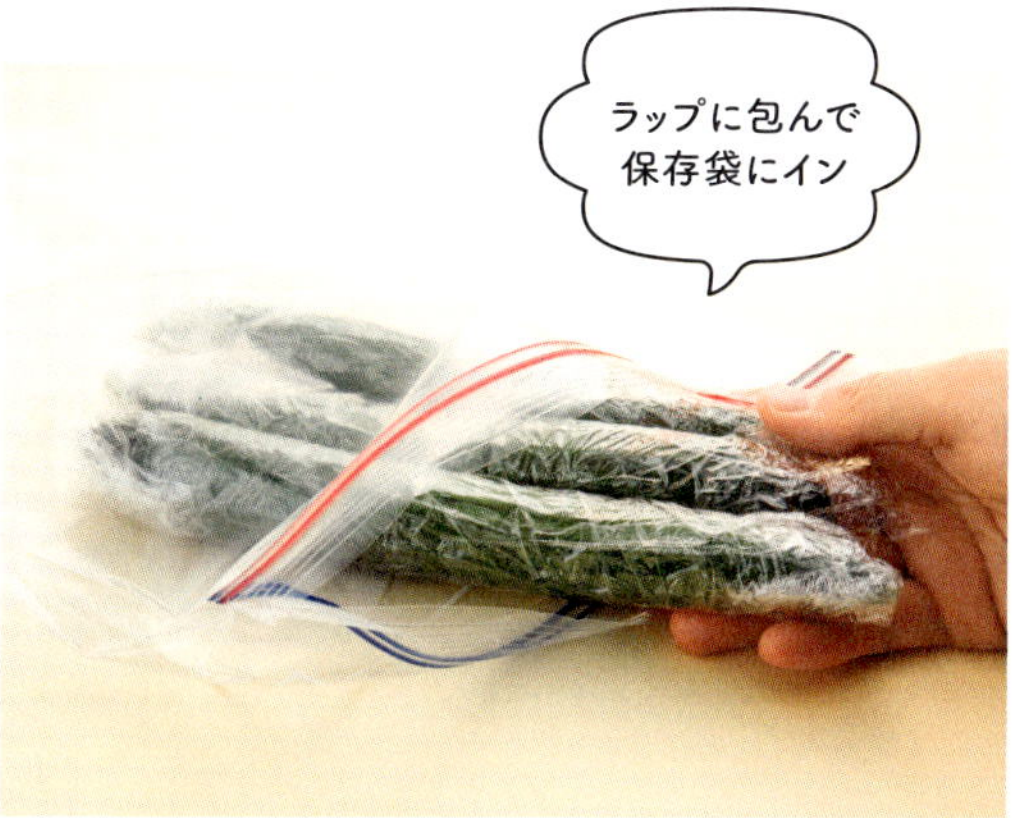

食べ方アイデア

2〜3時間後には食べられる！ きゅうりの塩漬け

きゅうりは育つのが早く、とれるときには大量にとれる野菜なので、家庭菜園で育てている方は食べるのが追いつかずに困ってしまうこともあるのでは？ **とにかくどんどん消費したいというときは、塩漬けが簡単でおすすめです**。洗ったきゅうりに塩をふり、まな板の上で転がして板ずりしたらラップで包み、保存袋に入れて空気を抜くように閉じます。あとは、冷蔵庫で保存するだけ！ 2〜3時間後には食べられるようになりますよ。

調理のアイデア

大量消費したいときは炒め物がおすすめ

きゅうりを大量消費したいときは、炒め物もおすすめ。たとえば、鶏肉はバンバンジーに代表されるようにきゅうりとの相性がとてもいいので、むね肉やささみとごま油で軽く炒め合わせるとおいしくいただけます。**きゅうりを炒め物にするときは、千切りのように細かくせず、やや大きめの乱切りにするのがポイント**。火が入ってもほどよく食感が残り、きゅうりらしいみずみずしさも味わえる仕上がりになります。

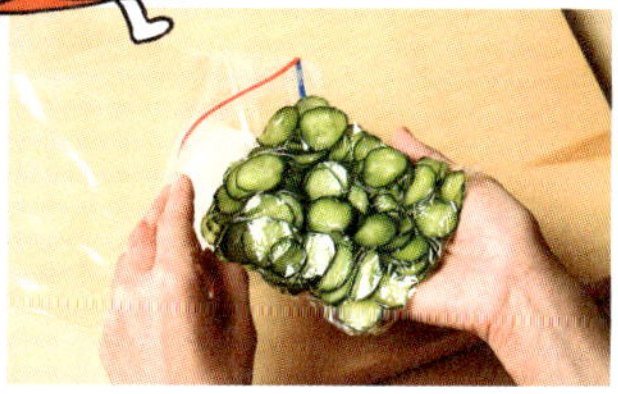

きゅうりの冷凍保存方法

きゅうりは下ごしらえしてから冷凍して。まず、きゅうりは薄い輪切りにし、ボウルに入れて塩少々を加えてもみ込みます。5分ほどおくとクタッとしてくるため、手で絞って水気を抜きます。1本分ずつに小分けして、ラップで包みます。冷凍用保存袋に入れて、冷凍庫へ。保存期間は約1ヶ月です。

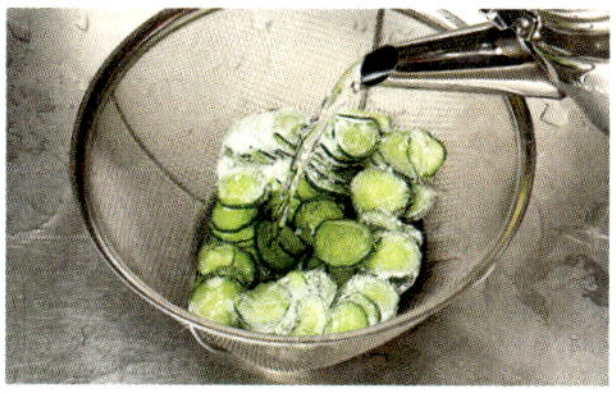

冷凍保存したきゅうりの調理法

冷凍したきゅうりは自然解凍するか、ラップを取ってザルに入れ、熱湯をかけても◎。どちらも手で絞って水気を切ります。解凍後は、ポテトサラダや酢の物に使うのがおすすめ。時短でさっと一品足したいときにも便利です。

玉ねぎはどんな料理とも相性がよく食べやすい！

いろいろな切り方で保存しておくと時短に

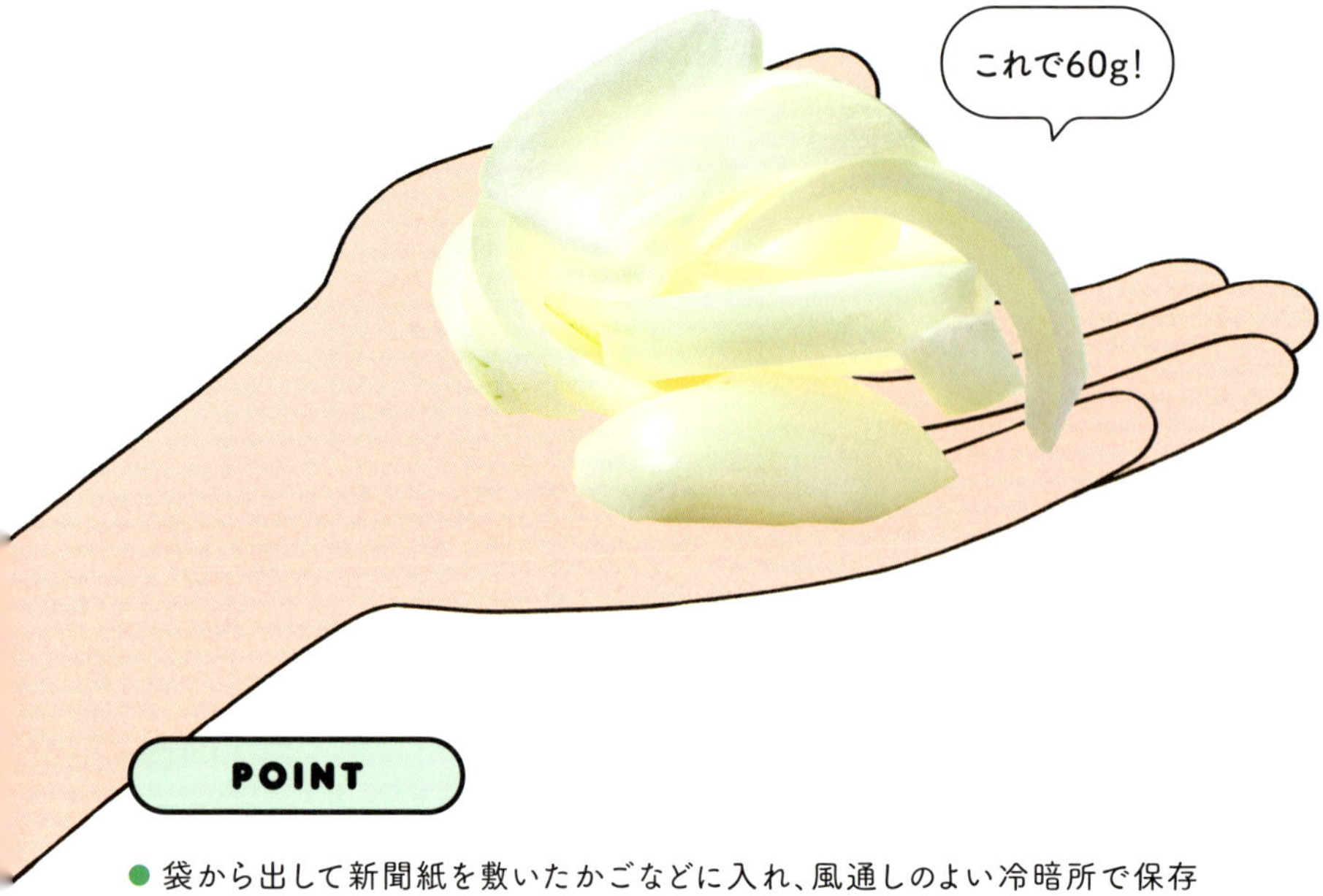

POINT

- 袋から出して新聞紙を敷いたかごなどに入れ、風通しのよい冷暗所で保存
- 使いかけはラップで包んで袋や容器で密閉すれば、冷蔵庫で約2～3日保存可

加熱すると甘くなる玉ねぎは、野菜嫌いの方も「いつの間にか食べていた」というほど、さまざまな料理になじんでくれる優れものです。生玉ねぎ特有の辛みとツンとした匂いは、硫化アリルによるもの。ドレッシングなどに生玉ねぎを加えるとよいアクセントになるように、ほかの食材を引き立てる役割を果たしたり、弱火でじっくりと加熱すると旨味に変わったりする、大切な成分です。**切ると目にしみるのを抑えるには、直前まで冷蔵庫で冷やすと効果的。**玉ねぎは本来常温で保存できる野菜ですが、使う分だけ前日のうちに冷蔵庫に移しておけば、調理がラクになります。また、よく切れる包丁を使うこともポイント。詳しい切り方は左ページをご参照ください。

from 野菜と生活 管理栄養士ラボ

玉ねぎの栄養として特徴的なのは、硫化アリルとケルセチンです。硫化アリルは玉ねぎの辛み成分であり、加熱するとジアリルジスルフィド（二硫化アリル）という、リコピンの吸収を促す成分に変化します※。ケルセチンはポリフェノールの一種で、野菜のなかでは玉ねぎに最も多い成分です。ちなみに、サラダによく使われる紫玉ねぎには、紫色の色素であるアントシアニンが含まれています。

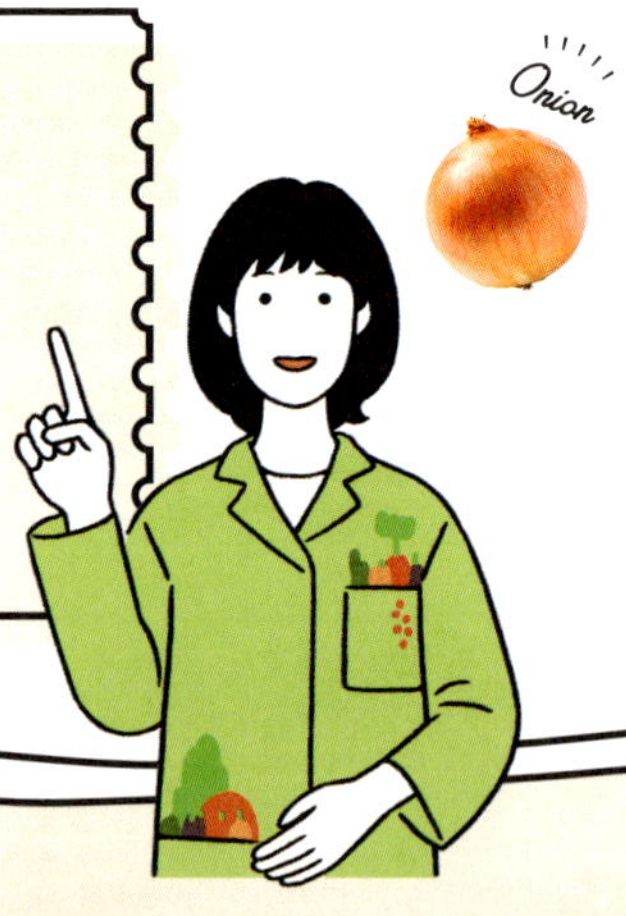

※出典：日本調理科学会誌（J. Cookery Sci. Jpn.）Vol. 52，No. 2，57～66（2019）〔報文〕
特定の野菜との加熱調理によるトマトリコピンの cis 異性化の促進
https://www.jstage.jst.go.jp/article/cookeryscience/52/2/52_57/_pdf

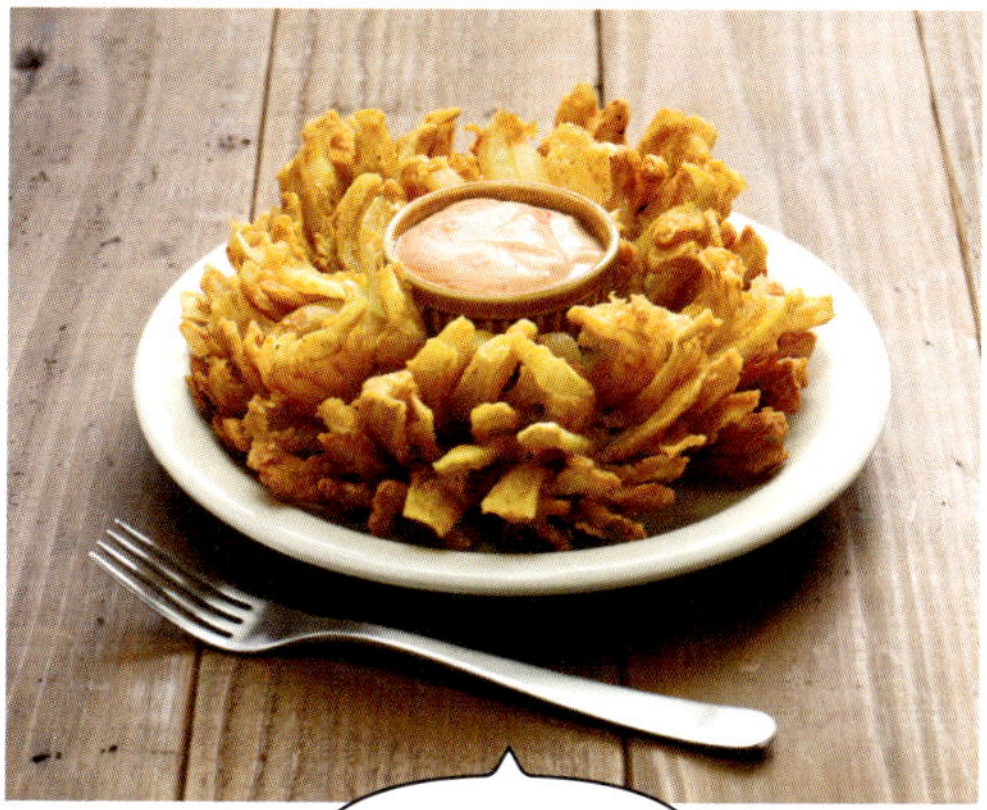

食べ方アイデア

パーティメニューにおすすめ！ 丸ごとオニオンフライ

普通のオニオンフライは輪切りで作りますが、家族や友達が集まる日には、ぜひ丸ごと揚げてみてください。**玉ねぎを縦８等分程度に割るように切り目を入れ、軽く小麦粉や唐揚げ粉をふって揚げると、パーッと花のように開きます。**そのままお皿に盛ればスナックのようにつまんでサクサク食べられる、見ても食べても楽しいメニューに！

お好みでトマトケチャップやオーロラソース、塩をつけて。そのままでも揚げた玉ねぎの甘みを味わえます。

保存のアイデア

いろいろな切り方で冷凍保存しておくと重宝

薄切り、粗みじん、くし形をさらに横半分に切るなど、いろいろな切り方で玉ねぎを冷凍しておくと便利です。**料理にすぐ使えるうえ、繊維が崩れるので加熱時間を節約できる効果も。**また、切った玉ねぎは匂いが出やすいので、冷蔵保存するときはラップで包み、密閉できる容器や保存袋に入れて早めに使い切って。冷凍するときも同様にラップで包んで冷凍用保存袋に入れましょう。

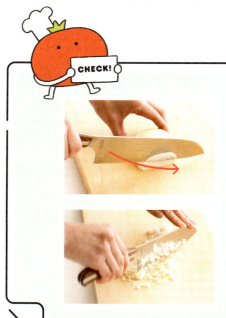

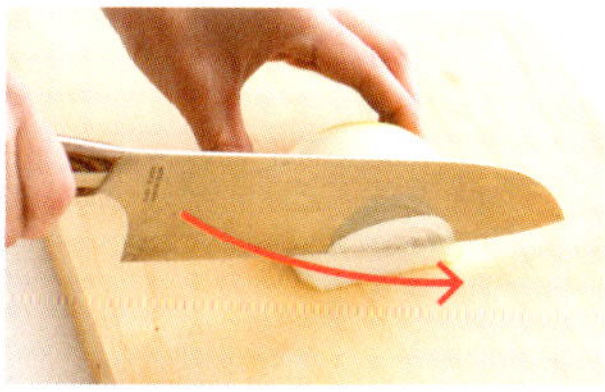

もう泣かない！　玉ねぎの切り方

涙が出る原因は右ページで紹介した通り「硫化アリル」という香味成分。玉ねぎを切るときは、この成分が生み出す催涙物質による刺激をいかに避けるかが大切です。ポイントは、❶切れ味のよい包丁を使う、❷力を入れすぎず、滑らせるように切る、❸短時間で手早く！の３つ。まず、よく切れる包丁を使うと、玉ねぎの細胞を壊さないので硫化アリルの発散を抑えられます。切る際は、包丁の刃を押しつけると玉ねぎの細胞が壊れやすいので、刃の両端２～３cmの部分を除く“面”を広く使うような意識で、軽く押し出して切りましょう。そして、涙が出る前に切り終えること。切れる包丁を正しく使えば、効率よく切れるので時短効果もありますよ。

VEGEDAY COLUMN —— ONION

① 冷凍玉ねぎのメリット あめ色玉ねぎも時短で完成！

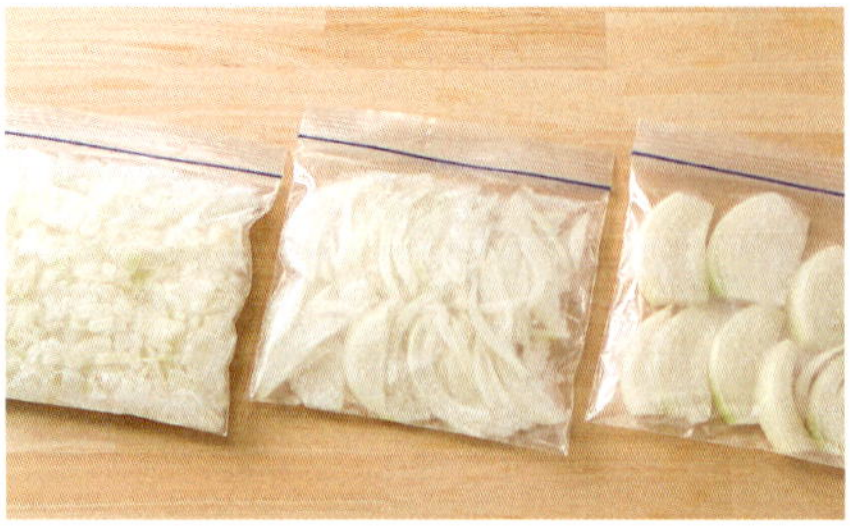

冷凍するだけで甘い玉ねぎに変身!?

玉ねぎは、生で食べると甘みをほとんど感じられませんが、冷凍した玉ねぎを加熱すると甘みが出てきます。なぜなら、冷凍すると細胞が壊れ、水分が出やすくなるため。冷凍したものは基本的に加熱して使うため、加熱によって水分が蒸発して玉ねぎの持つ糖分が凝縮され、甘みを感じやすくなるのです。

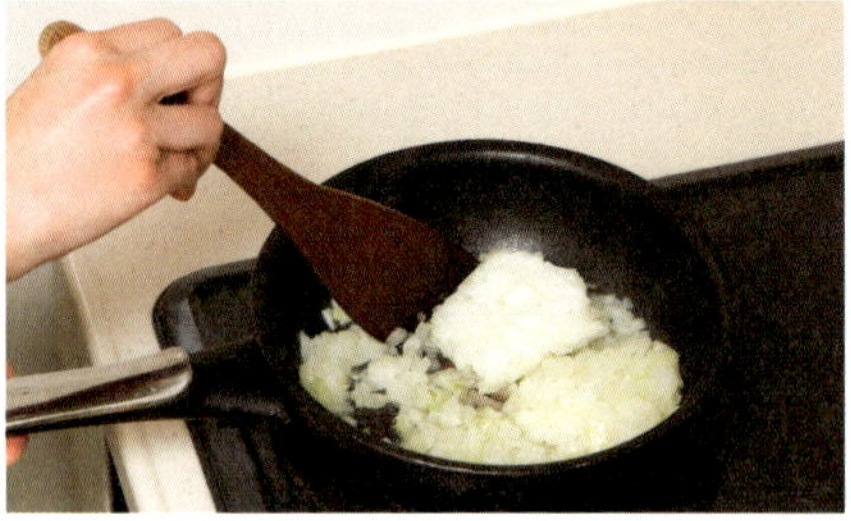

煮込み料理もあめ色玉ねぎも時短で！

冷凍玉ねぎは味がしみやすく、スープなどの煮込み料理を時短で作るのに便利。さらにあめ色玉ねぎも時短で作れます。同じ条件で計測（薄切り玉ねぎ 100g を中火で加熱）したところ、生では約８分、冷凍では約４分と、ほぼ倍の時間差が出ました。解凍しながら炒めるため、温度が上がりすぎず、焦げつかないのもうれしいポイント。

② もう一品ほしいときのレンチンレシピ

RECIPE

丸ごと玉ねぎの電子レンジ蒸し（2人分）

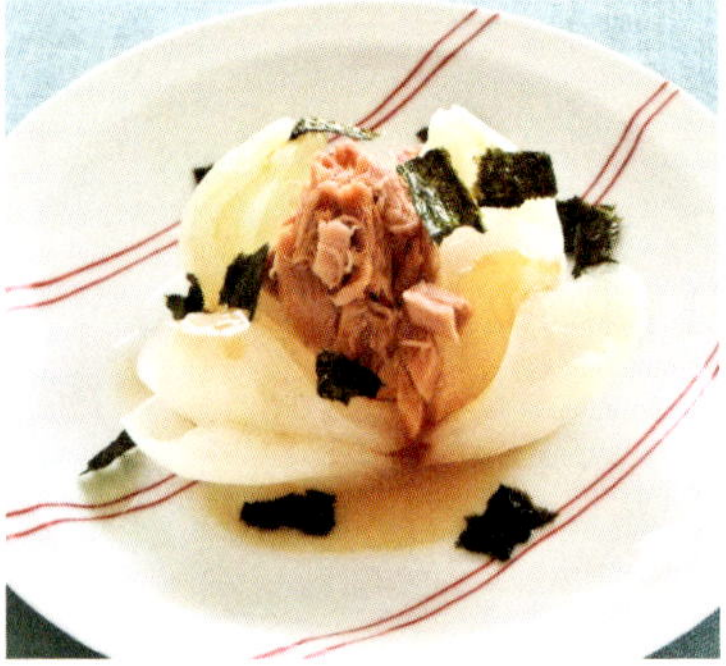

玉ねぎを加熱すると甘みが増し、とろけるような食感に。生とは違った味わいが楽しめます。

❶玉ねぎ（あれば新玉ねぎ）２個（400～450g）は皮をむき、上から半分くらいの深さまで十字に切り目を入れる。❷耐熱容器に❶を入れ、ふんわりとラップし、電子レンジ（600W）で 12～14 分加熱する。ラップは少し隙間があいているくらいでOK。玉ねぎ１個の加熱時間の目安は７～９分。ただし機種、耐熱容器、玉ねぎの大きさにより加熱時間を１～２分加減して。❸器に盛り、ツナ（油漬けの場合は油を切る）小１缶分、焼きのり 1/4 枚、ポン酢しょうゆ小さじ２を半量ずつ玉ねぎにかける。

3 玉ねぎの旨味を堪能！変わり種鍋レシピ

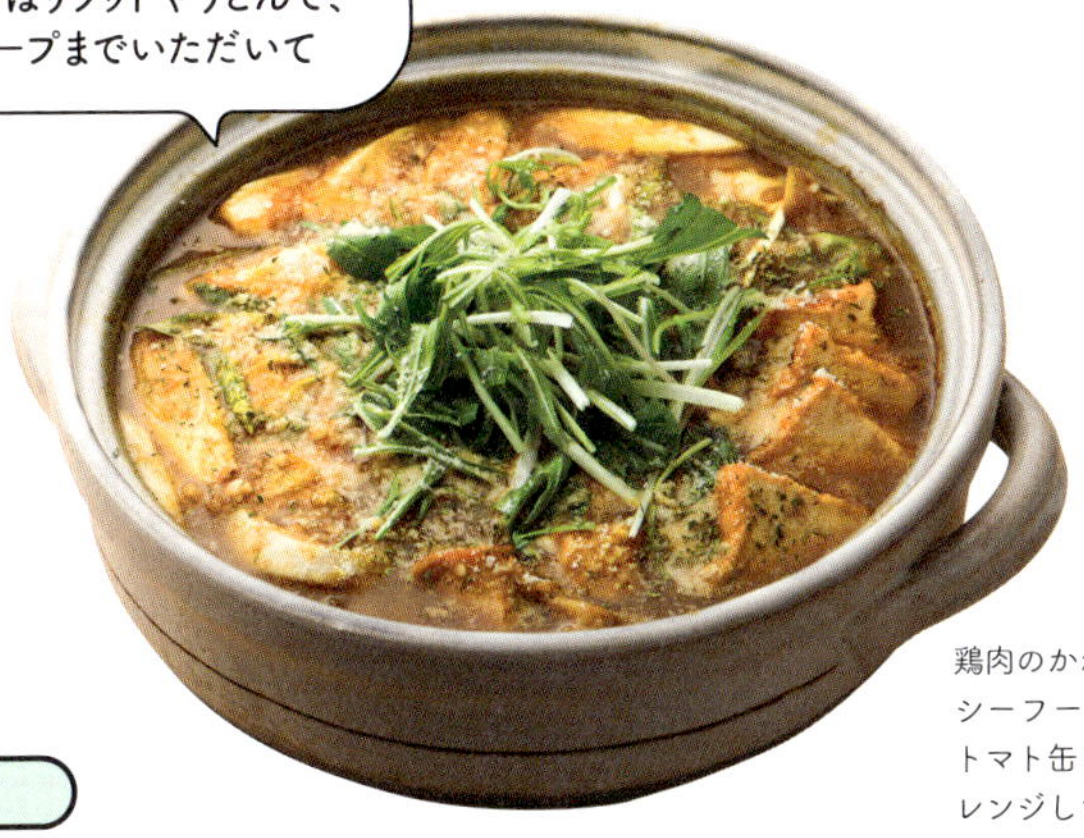
締めはリゾットやうどんで、
スープまでいただいて

鶏肉のかわりにお好みのシーフードを入れたり、トマト缶を加えたりとアレンジしてもおいしい。

RECIPE

すりおろし玉ねぎのカレースープ鍋（4人分）

❶玉ねぎは4個（800g）用意し、2個はすりおろす（フードプロセッサー可）。残り2個は縦に2等分し、繊維に沿って1cm幅に切る。長ねぎ3本（300g）は斜め切りにし、水菜1/2束（100g）は4cm長さに切る。鶏むね肉250gと厚揚げ150gはひと口大に切る。

❷鍋にオリーブ油大さじ1を熱し、すりおろした玉ねぎをあめ色になるまで炒め、めんつゆ200mℓ、カレー粉大さじ3、カレールー1片、水800mℓ、残りの玉ねぎ、長ねぎ、鶏むね肉、厚揚げを加えて煮込む。

❸最後に水菜をのせてできあがり。お好みで粉チーズとパセリをかける。

4 炊飯器に入れて炊くだけ！新玉ねぎの丸ごとご飯

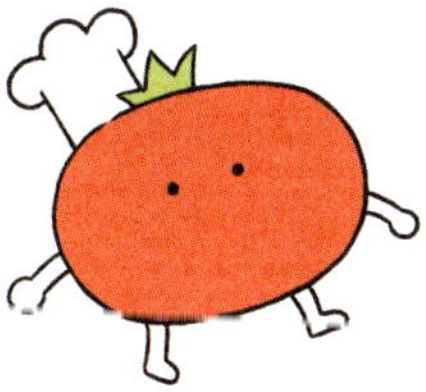

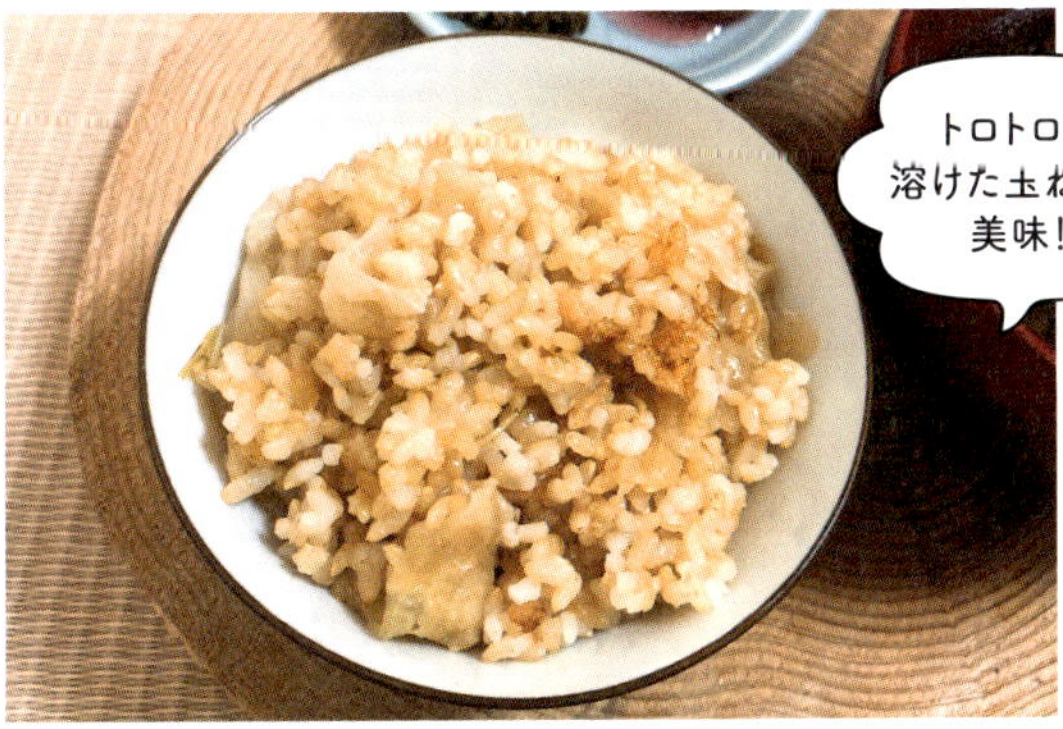
トロトロに
溶けた玉ねぎが
美味！

新玉ねぎの存在がわかるくらいに、ざっくりと混ぜるのがポイント。玉ねぎそのものの甘みが感じられます。

RECIPE

❶米3合を洗って炊飯器に入れ、水650mℓを入れる。

❷新玉ねぎ1個（200g）の皮をむき、そのまま丸ごと❶に入れて炊く。

❸炊き上がったら、しょうゆ大さじ3を回しかけて、しゃもじでざっくりと混ぜる。

なすは料理のだしや旨味を吸うとトロトロに！
特に、油を使った料理との相性が◎

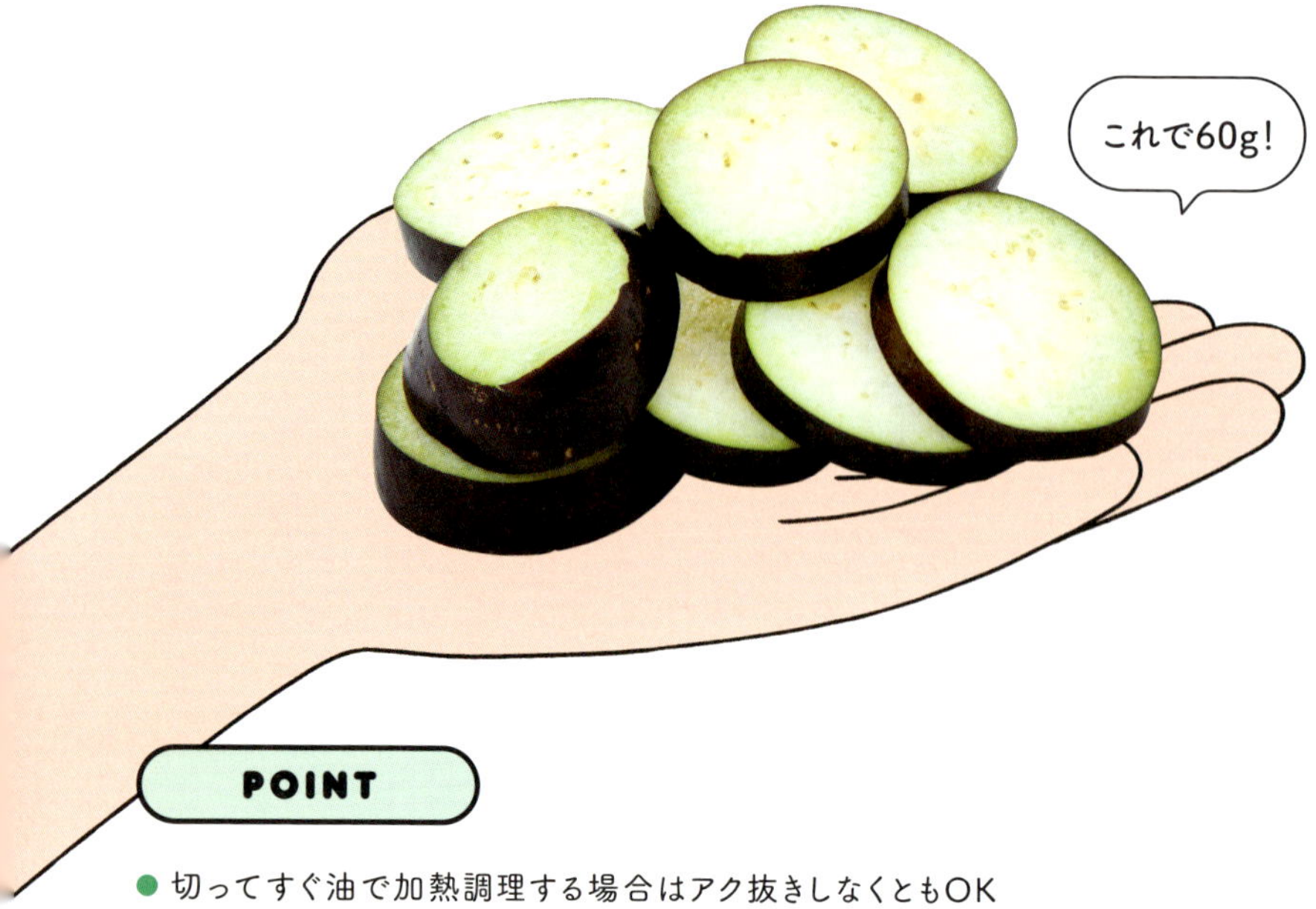

POINT

- 切ってすぐ油で加熱調理する場合はアク抜きしなくともOK
- 乾燥すると味が落ちやすくなるので早めに使い切る

スポンジ状の果肉を持つなすは、だしや旨味を吸い込みやすいのが特徴。油との相性もよく、天ぷら、煮浸しなどにするとジューシーな食感を楽しめます。鮮度が命なので、買うときは皮にハリ・ツヤがあり、ガクのトゲが鋭くとがったものを選ぶことが大切。乾燥を防ぐために保存袋に入れて密封するのが基本ですが、**あらかじめ洗ってガクを落とし、ラップで1本ずつ包んでおくと、そのまま電子レンジで加熱しやすくおすすめです。**電子レンジで加熱するときは、割り箸を2〜3本置いた上になすをのせ、途中で返しながら加熱するとムラを防げます。粗熱が取れるまでしばらくおくことも計算し、加熱時間はやや短めにして余熱で火を通すとよいでしょう。

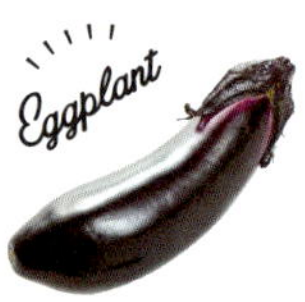

from 野菜と生活 管理栄養士ラボ

なすといえば、紫色の皮が印象的。これはアントシアニンの一種である「ナスニン」という成分によるもので、皮ごと調理すると効率的に摂取できます。また、なすの9割以上は水分なので栄養価は高くないものの、低カロリーというメリットも。ただし油を吸い込みやすいので、炒める前には電子レンジで加熱するのがおすすめです。油の吸い込みが抑えられ、炒め時間の節約にもなりますよ。

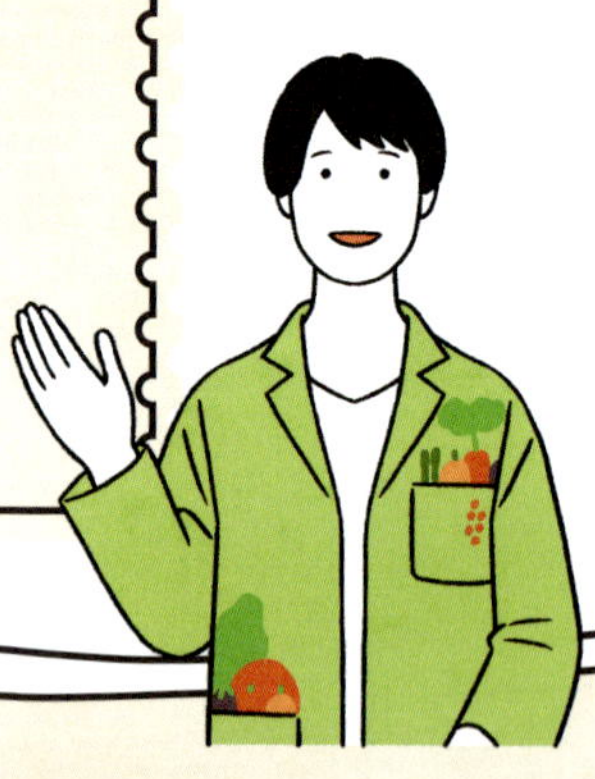

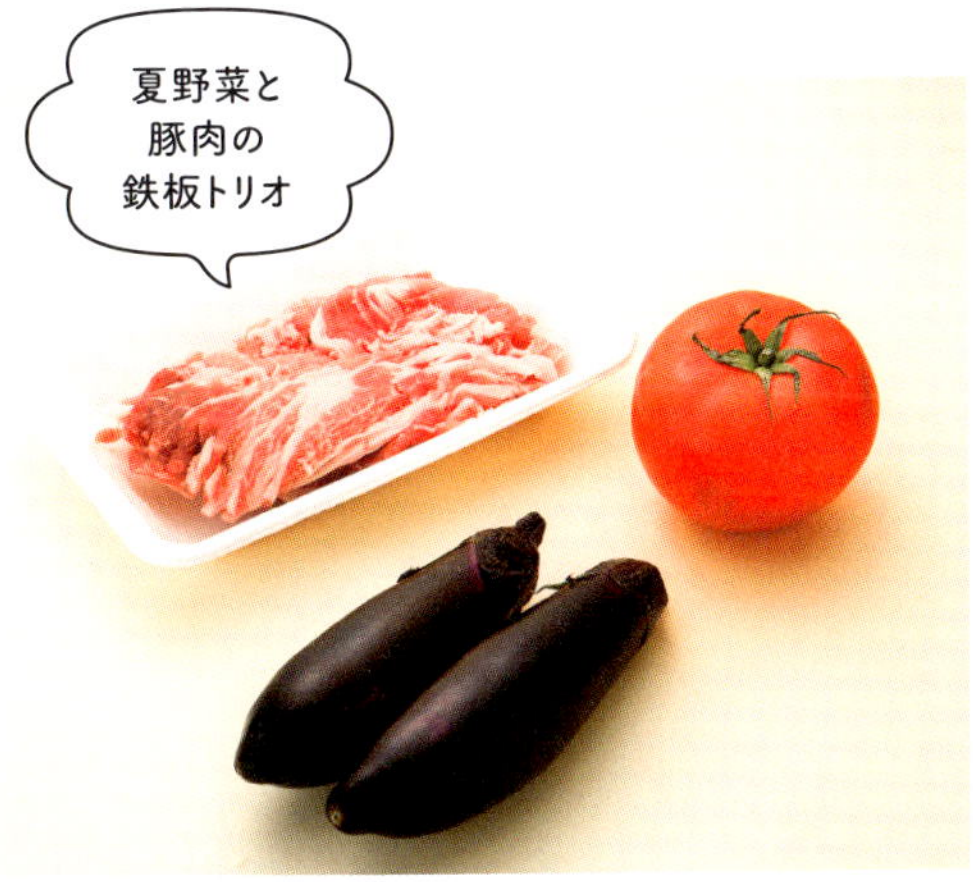

食べ方アイデア 旬が同じトマトとは相性バッチリ

なすは、同じ夏に旬を迎えるトマトとの相性がバツグン。たとえば、細切りにした豚肉と一緒になすとトマトをオイスターソースで炒めると、豚肉の旨味と脂を吸ってこってりしたなすと、さっぱりしたトマトのバランスが絶妙で、ご飯が進むおかずになります。**「同じ季節のものを組み合わせる」「同じ土地のものを組み合わせる」というのは、おいしい食材のマッチングを見つける手がかりになるので、ぜひ参考にしてくださいね。**

調理のアイデア 子どもにも食べやすくするポイントとは？

比較的クセが少ないなすですが、実は子どもたちの嫌いな野菜ランキングの常連※（P140参照）。なすは長く置いておくと種が黒くなって苦みが出るので、**買ってきたら早めに調理することがおいしく食べてもらうポイントのひとつです。**また、皮の色が悪いのも嫌われる要因になるので、電子レンジで加熱して茶色っぽくなってしまったなすは、油で炒め直してみましょう。鮮やかな紫色がよみがえり、視覚的な嫌悪感がやわらぎやすくなります。

※出典：カゴメニュースリリース
https://www.kagome.co.jp/library/company/news/2024/img/2024102902.pdf

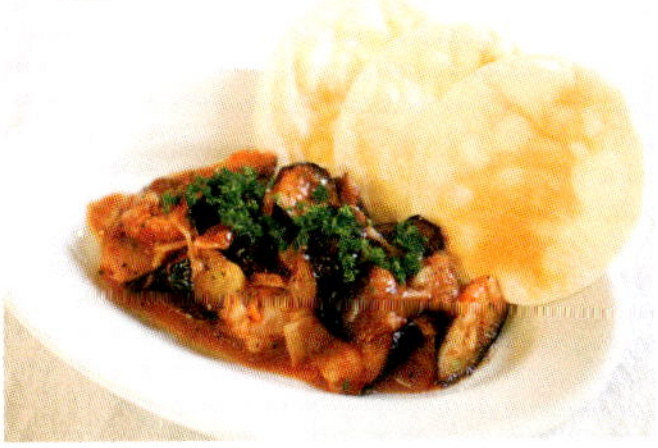

たっぷりのパクチーを加えるとエスニック風に。カリカリに揚げたガーリックチップを散らすと、食感も加わってさらにおいしくなります。

なすとチーズのさっぱり煮込み（2～3人分）

❶小さめの乱切りにしたなす70gと、1cm幅に切ったスライスベーコン1枚をボウルに入れる。トマトケチャップ大さじ1と1/2、オリーブ油大さじ1、塩少々、すりおろしにんにく少々（耳かき1杯分くらい）を加えて混ぜ合わせる。
❷❶を耐熱皿に入れて溶けるチーズ（なければ溶けないものでもOK）30gを散らし、ふんわりとラップをして、なすがとろりとやわらかくなるまで電子レンジ（500W）で3分～3分30秒加熱する。
❸お好みで粗びき黒こしょう、刻みパセリを散らす。下記のクラッカーを添えてもよい。

餃子の皮で作る簡単クラッカー

クッキングシートを敷いた耐熱皿に餃子の皮3～4枚を重ならないように並べ、ラップをせず電子レンジ（500W）で2分30秒～3分加熱。写真のように皮がパリッとしたら、完成。

VEGEDAY COLUMN — EGGPLANT

① なすの種類はさまざま！おすすめのレシピも違います

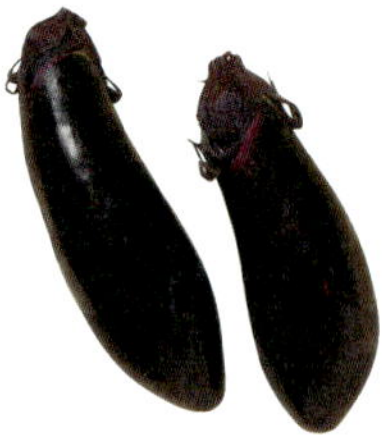

長卵形なす

もともとは東海・関西で栽培されていたものが、全国で作られるように。今では最もよく見かける種類。皮がやわらかく、味にクセがないので、さまざまな料理に使えます。

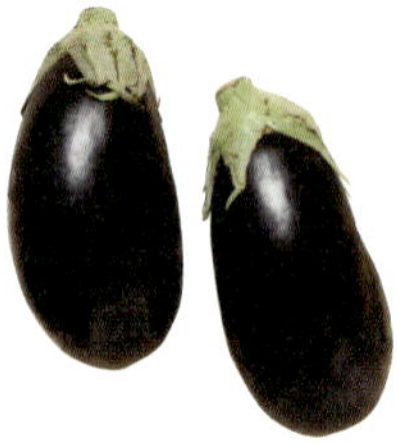

米なす

アメリカのなすを改良したもの。大ぶりで、ヘタが緑色。皮が硬く、果肉も密で煮崩れしにくいので、詰め物をして煮たり、焼き物にしたりするのがおすすめです。

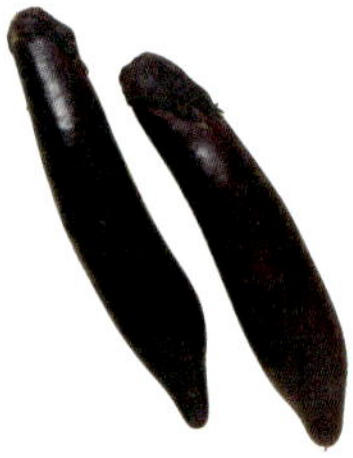

長なす

関西以西や東北で作られる、長さが 20 ～ 25cmのもの。温暖地産は果肉がやわらかく、焼き物や煮物向き。寒冷地産は果肉が締まっており、漬け物にも使われます。

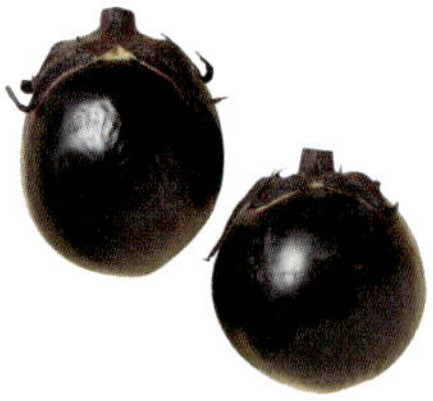

丸なす

ずんぐりとした丸い形が特徴。東北から北陸、関西で作られています。京都の賀茂なすが代表的。果肉はきめ細かく、締まっているので、田楽や煮物に向いています。

RECIPE.1

やわらかな食感を生かした

長なすの炒め煮（4人分）

❶長なす 350g はヘタとガクを切り落としてから 5mm程度の厚さの半月切りにし、水にさらして、ザルに上げて水気を切る。❷しいたけ 5 ～ 6 枚は軸を取って 4 等分に切る。にんじん 1/2 本は縦半分に切り、2mm程度の厚さの半月切りにする。❸鷹の爪 1 本は小口切りにし、砂糖大さじ 3、みりん大さじ 3、しょうゆ大さじ 3、酒大さじ 3、酢大さじ 2 と合わせる。❹フライパンにサラダ油大さじ 2 を熱し、なす、しいたけ、にんじんを加えて炒める。❺材料がしんなりしたら❸を加えて落としぶたをして、中～弱火で水分が少なくなるまで煮詰める。

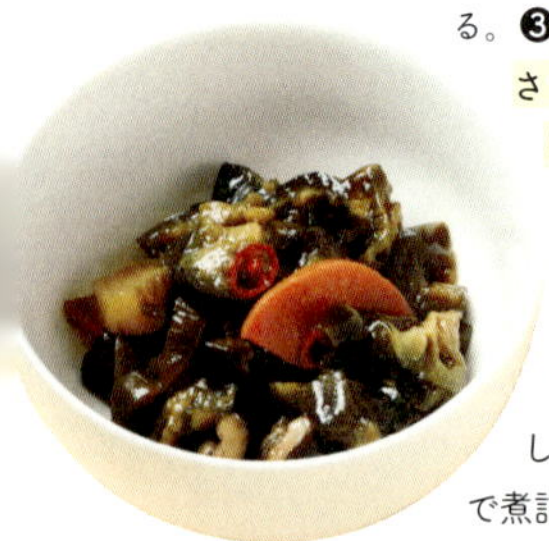

RECIPE.2

きめ細かな果肉を生かした

丸なすの田楽（4人分）

❶丸なす（賀茂なす）2 個はヘタの部分を取ってから横半分に切り、底の部分も少し切り取る。❷❶に金串を刺し、油で揚げる。❸赤味噌 150g、砂糖（好みで分量を調整）大さじ 4 ～ 6、みりん大さじ 3、酒大さじ 2 を鍋に入れて、火にかけて練る。❹❷を器にのせて、上に❸を塗り、けしの実または白ごま少々をふる。あれば木の芽を飾る。

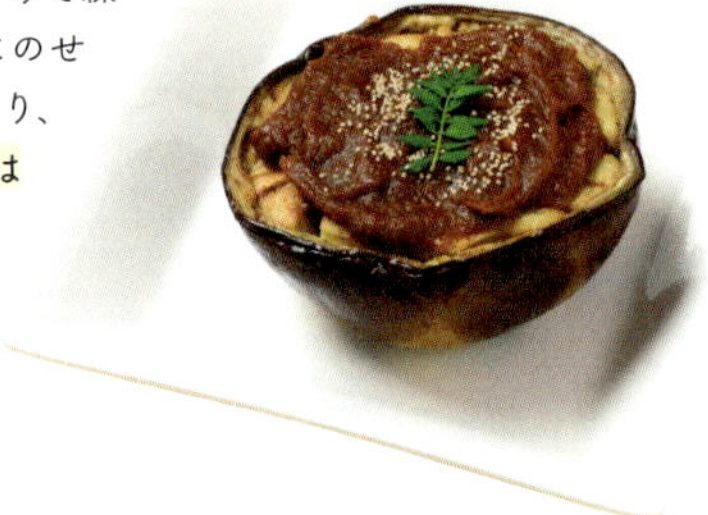

❷ なすの栄養は調理法でこんなに変わる

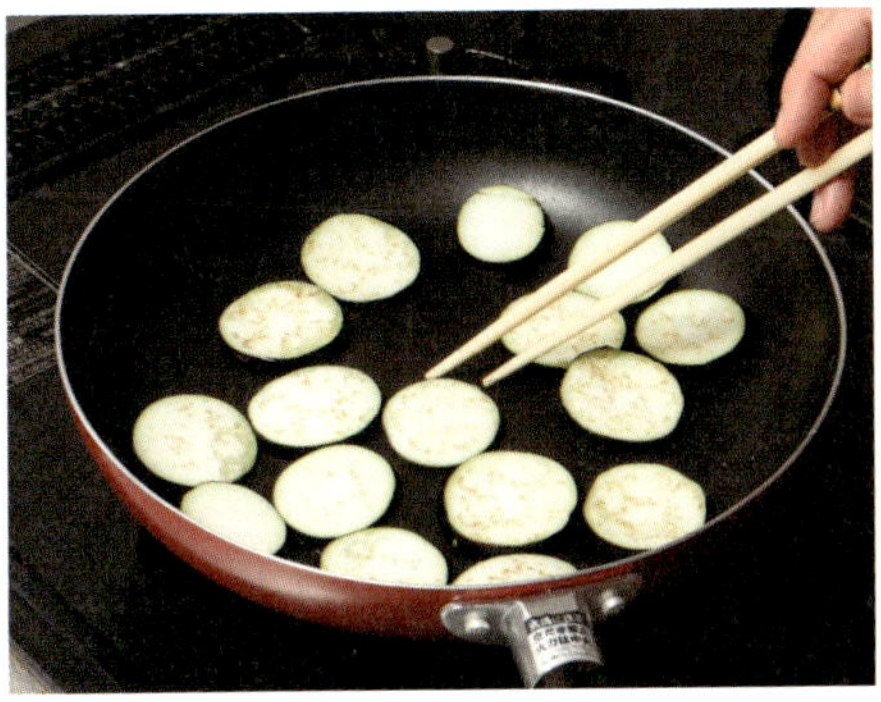

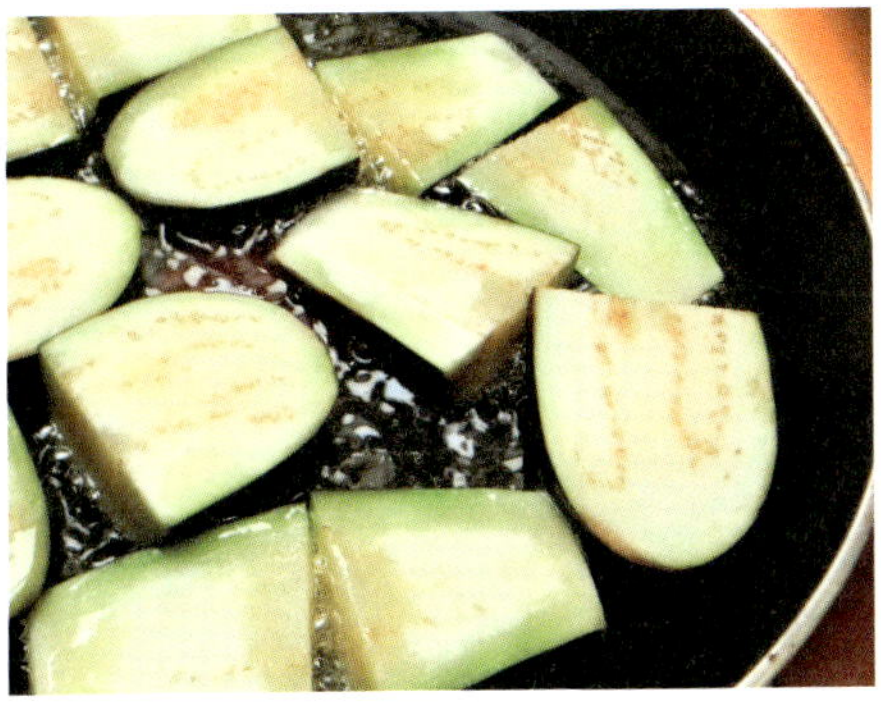

茹でる、炒める、天ぷらにする場合

カリウム、β-カロテン、ビタミンKの含有量を比較しました（可食部100gあたり）。カリウムは水に流れやすい成分のため、生で220mgだったのが茹でると180mgに減少します。β-カロテンは生で100μg、茹でで98μg、またビタミンKは、生も茹ででも10μgです。生と茹でた場合ではほぼ同じですが、油炒めにするとβ-カロテンが190μg、天ぷらにするとビタミンKが22μgと約2倍に増えました。油炒めや天ぷらは植物油を使用しており、油に含まれる成分などが増加の理由のひとつと考えられます。脂溶性ビタミンのβ-カロテンとビタミンKは、油に溶けやすい性質があるため、油炒めや揚げ物にすると吸収率がよくなります。ただし油を吸うため、エネルギーは茹でた場合の17kcalに対して油炒めで73kcal、天ぷらで165kcalと、大きく増えます。

なすの調理法によるカリウムの含有量
（可食部100gあたり）

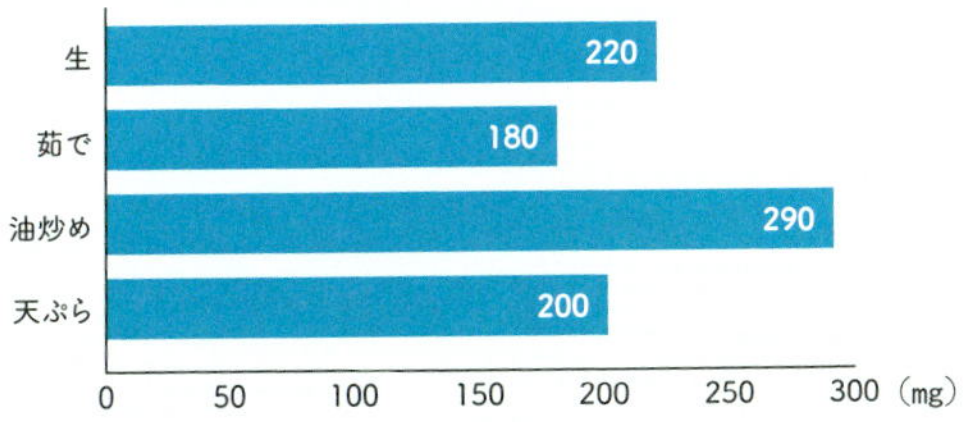

なすの調理法によるβ-カロテンとビタミンKの含有量
（可食部100gあたり）

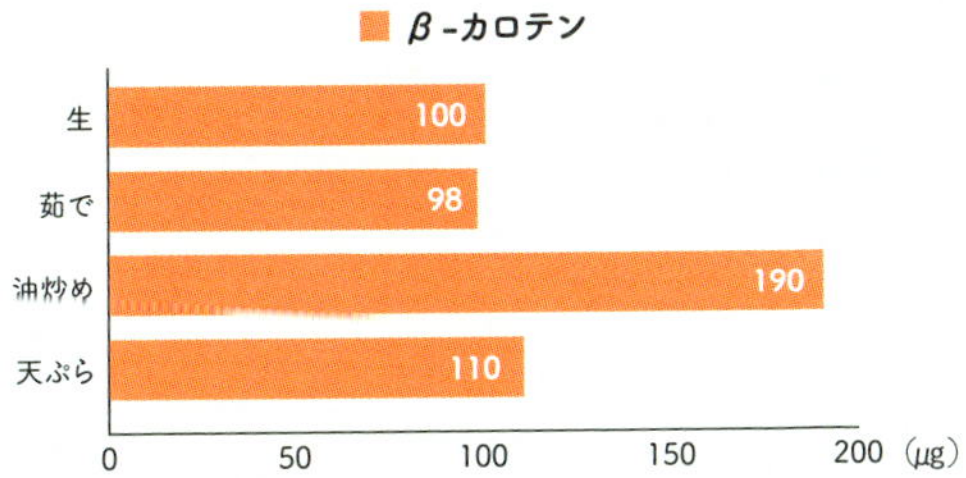

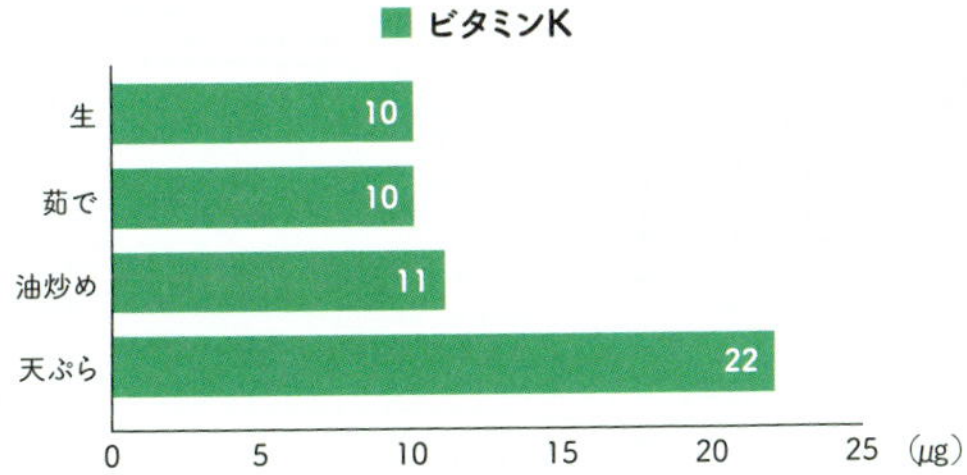

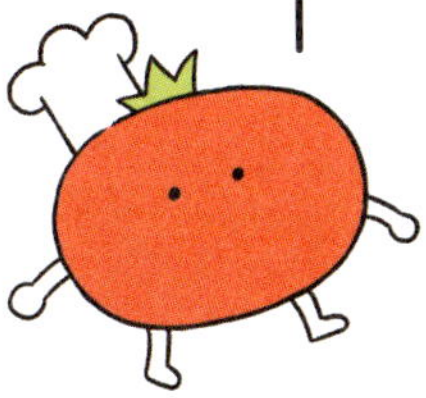

出典：日本食品標準成分表2020年版（八訂）

カリフラワーは真っ白でやさしい味わい。
下茹では手早く硬めに済ませるのがコツ

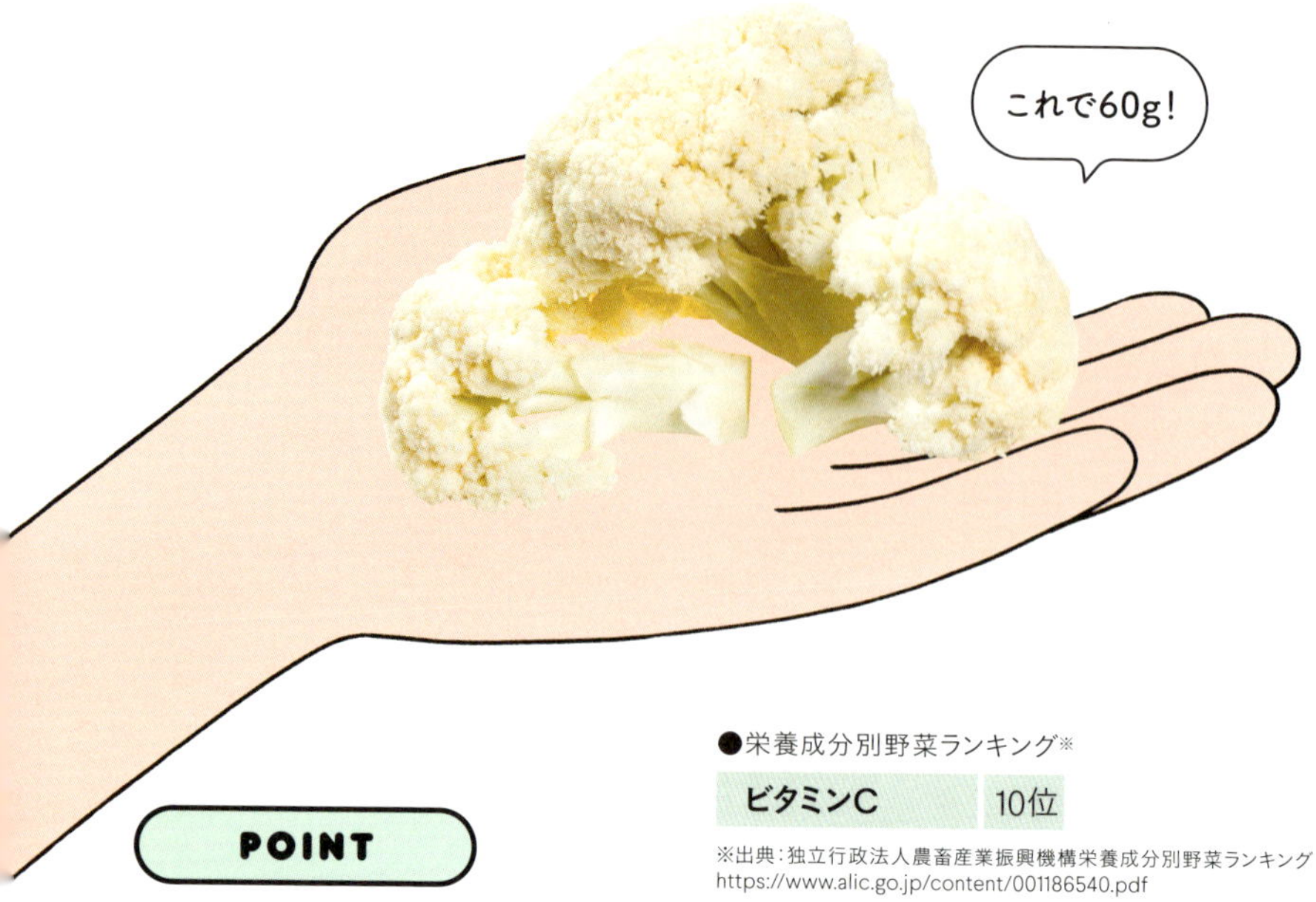

●栄養成分別野菜ランキング※

ビタミンC	10位

※出典：独立行政法人農畜産業振興機構栄養成分別野菜ランキング
https://www.alic.go.jp/content/001186540.pdf

POINT

- 定番の白色のほか、オレンジ色や紫色の品種も
- 冷蔵保存は約1週間。すぐ使わない場合は硬めに茹で、小房に分けてから冷凍保存

雪のように真っ白な色が目を引くカリフラワー。ただ、少し傷がついただけで変色してしまうので輸送が難しいという事情もあってか、形がよく似たブロッコリーに比べると、流通量は少なめです。そのため、普段使いにはやや縁遠い野菜ですが、クセが少ないので食べやすく、白い色は野菜嫌いのお子さんにも敬遠されにくいというメリットがあります。白くきれいに茹でるには、湯に酢かレモン汁を少々入れるのがコツ。さらに小麦粉を少々加えると、ふっくらした食感になり、沸点が上がって早く茹で上がります。カリフラワーは火の通りがとても早く、茹ですぎると崩れて風味も抜けてしまうので、気持ち硬めに茹でるようにしましょう。

from 野菜と生活 管理栄養士ラボ

形が似ているブロッコリーは緑黄色野菜であるのに対して、白いカリフラワーは淡色野菜に分類されます。色が薄いので「栄養がなさそう」というイメージを持つ方も多いのですが、実はビタミンCや葉酸が豊富。また、茹でたときのビタミンCの損失量はブロッコリーより少ないというデータもあります。これらのほかに、ビタミンB_6やパントテン酸、ビオチンなども含まれています。

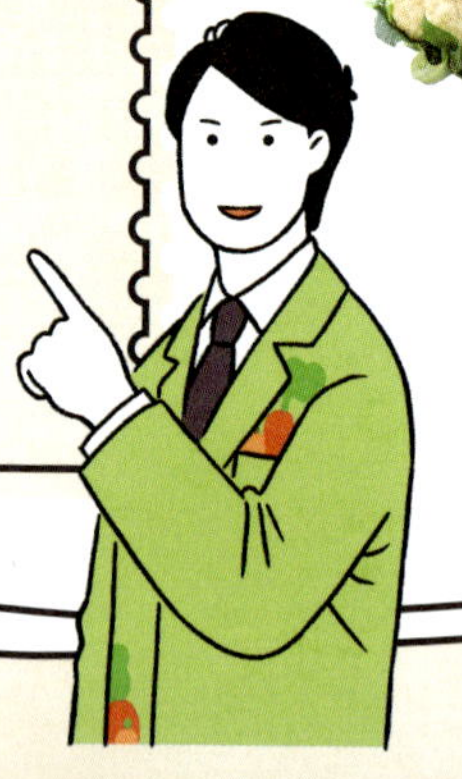

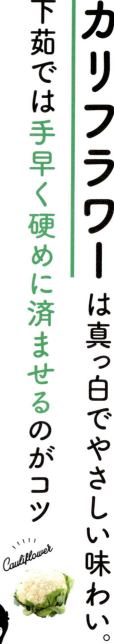

簡単
レシピ

崩れやすい特徴を生かした トロトロディップ

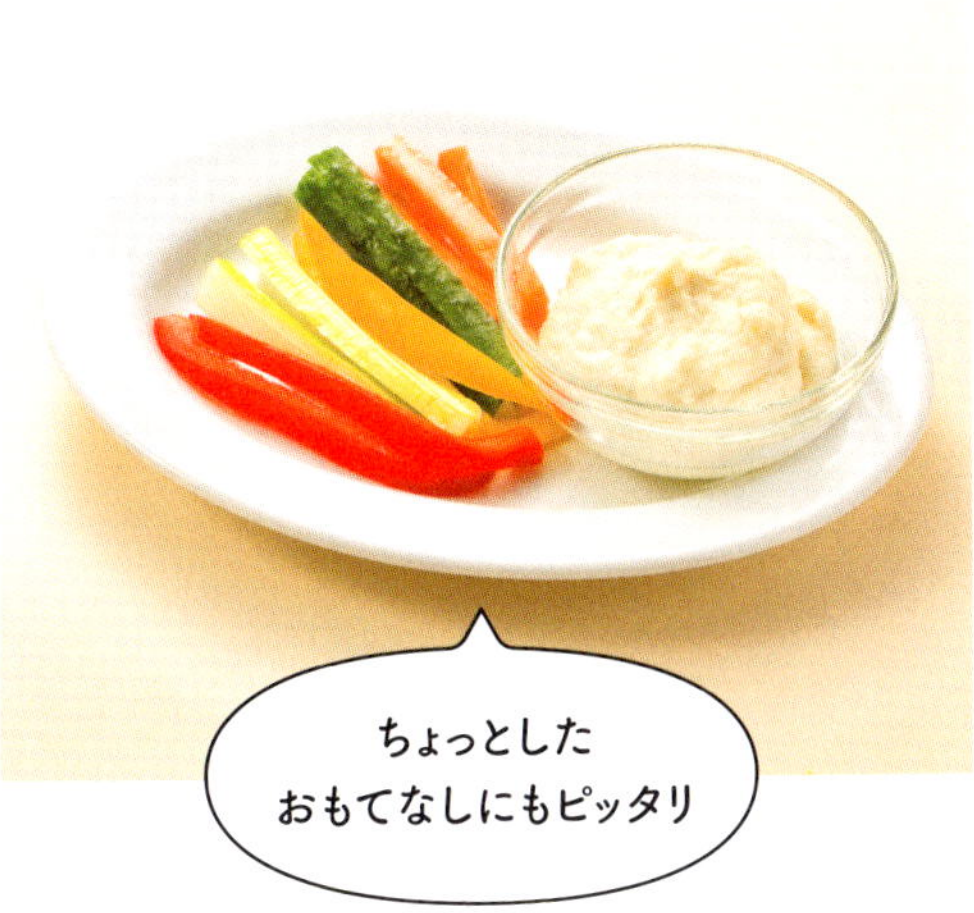
ちょっとした
おもてなしにもピッタリ

カリフラワーは火が通るのが早く、ポロポロと煮崩れしやすいのですが、**逆にこの特徴を生かしてディップにすることもできます。**くたくたに煮崩したカリフラワーに、オリーブ油、にんにく、白ワインなどを加えてフードプロセッサーにかける（またはつぶす）と、なめらかなペーストになります。おすすめは、スティック野菜につけて「野菜を野菜で食べる」という食べ方！　もちろん、クラッカーやトーストなどにもよく合います。

食べ方
アイデア

相性のよいにんにくと組み合わせた食べ方2種

カリフラワーの白さを生かしたまま味つけするなら、にんにく風味がおすすめです。ふっくら茹でたカリフラワーに、にんにくをきかせたドレッシングをかけると食欲をそそる一品に。また、**ブロッコリーと一緒に生のまま小房に分け、ガーリックオイルで焼くと、緑と白のコントラストがきれいなおかずになります。**お好みでアンチョビやベーコンを加えたり、粉チーズをふったりしても◎。お酒のおつまみにもぴったりです。

RECIPE

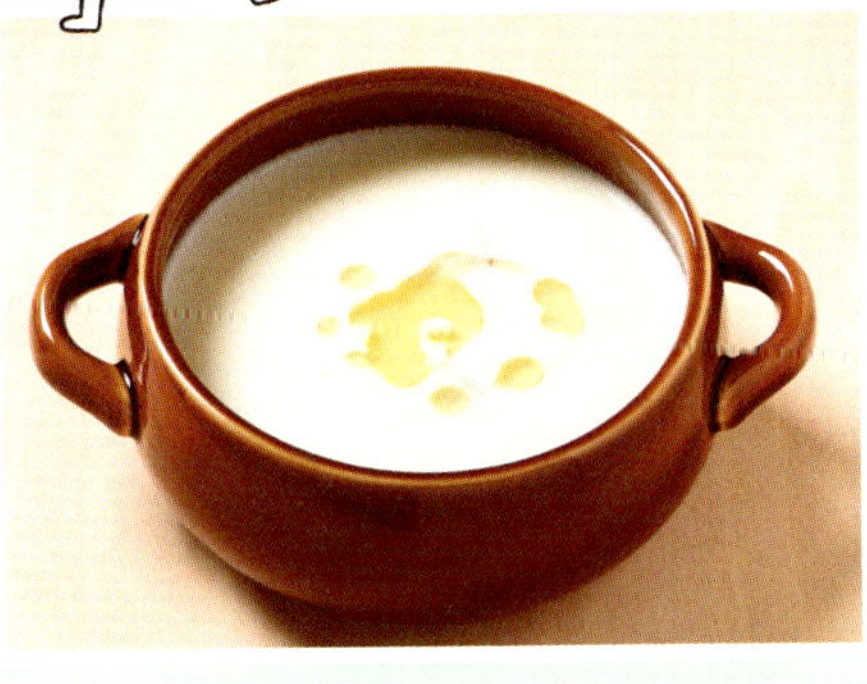

旬のカリフラワーのおいしさを満喫するレシピ。やさしい甘みがたまらない、コク深いスープです。

カリフラワーとベーコンのクリームスープ（2人分）

❶アクを取るために熱湯でカリフラワー1株を丸ごとさっと下茹でし、フライパンで玉ねぎ（薄切り）1/2個分を炒める。
❷❶のカリフラワーの粗熱が取れたら、小房に分けて鍋に入れ、水200mℓを加えて、3分ほど煮る。
❸❷に❶の玉ねぎ、牛乳と塩を各適量加えて、ミキサーに移し、なめらかになるまでかける。
❹フライパンにオリーブ油を熱し、厚切りベーコン（1cm幅に切る）60gを炒め、❸、石づきを取ってほぐしたしめじ1/2株とともに鍋に入れてひと煮立ちさせる。
❺生クリーム50mℓ、粉チーズ適量、粗びき黒こしょう適量を加えて塩適量で味を調え、オリーブ油を少量かける。

れんこんは調理法によって食感が変化！
シャキシャキもホクホクも楽しめる野菜

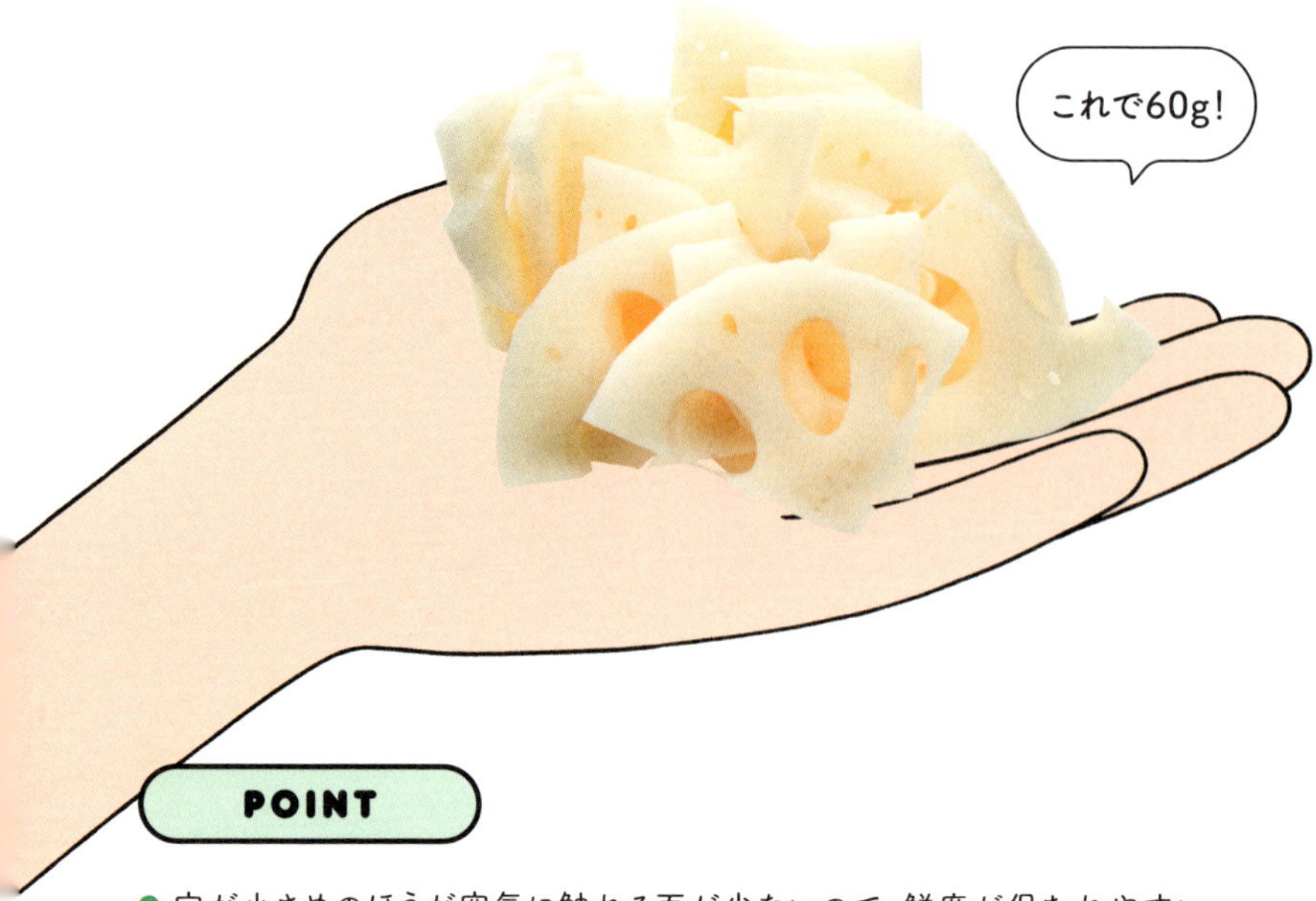

POINT

- 穴が小さめのほうが空気に触れる面が少ないので、鮮度が保たれやすい
- 冷蔵保存は、ラップで密封して1週間程度

れんこんは、カリウム、パントテン酸などの栄養素を含み、ビタミンCが豊富な野菜。パントテン酸は水溶性ビタミンで、ビタミンB群の一種です。調理の際は、大きめに切ってシャキシャキ、すりおろしてモチモチなど、調理法で異なる食感を楽しめます。サラダ、きんぴら、煮物などいろいろな料理に使えるうえ、下ごしらえも実は簡単。かつては「酢水や水にさらしてアクを抜く必要がある」といわれていましたが、アクといわれるものの正体はポリフェノールなので、抜かずに調理してもかまいません。変色が気になる場合は、切ったら長くおかずにすぐ調理しましょう。皮むきもピーラーを使えば簡単なので、手に入りやすい旬の冬にはぜひ親しんでみてください。

from 野菜と生活 管理栄養士ラボ

れんこんに含まれるビタミンCは、でんぷん質に守られているので、茹でても壊れにくいという特徴があります。ただし、酢水や水にさらすと、アクと一緒に流れてしまうので、栄養面から考えると水にさらさないほうが効率的です。きんぴらや酢ばすのように白く仕上げる必要がなければ、アク抜きはスキップし、切った断面が長く空気に触れないようにすぐ調理するだけでもよいでしょう。

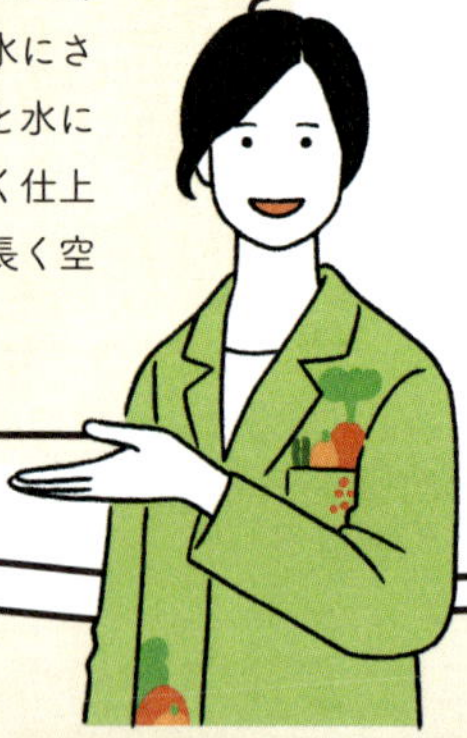

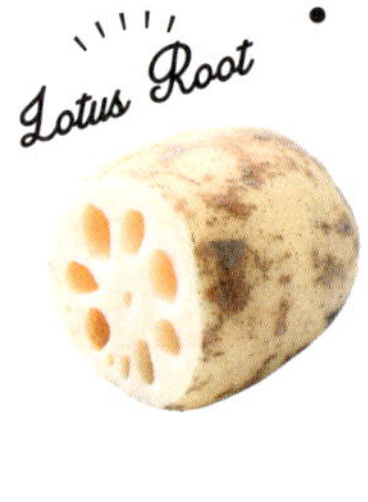

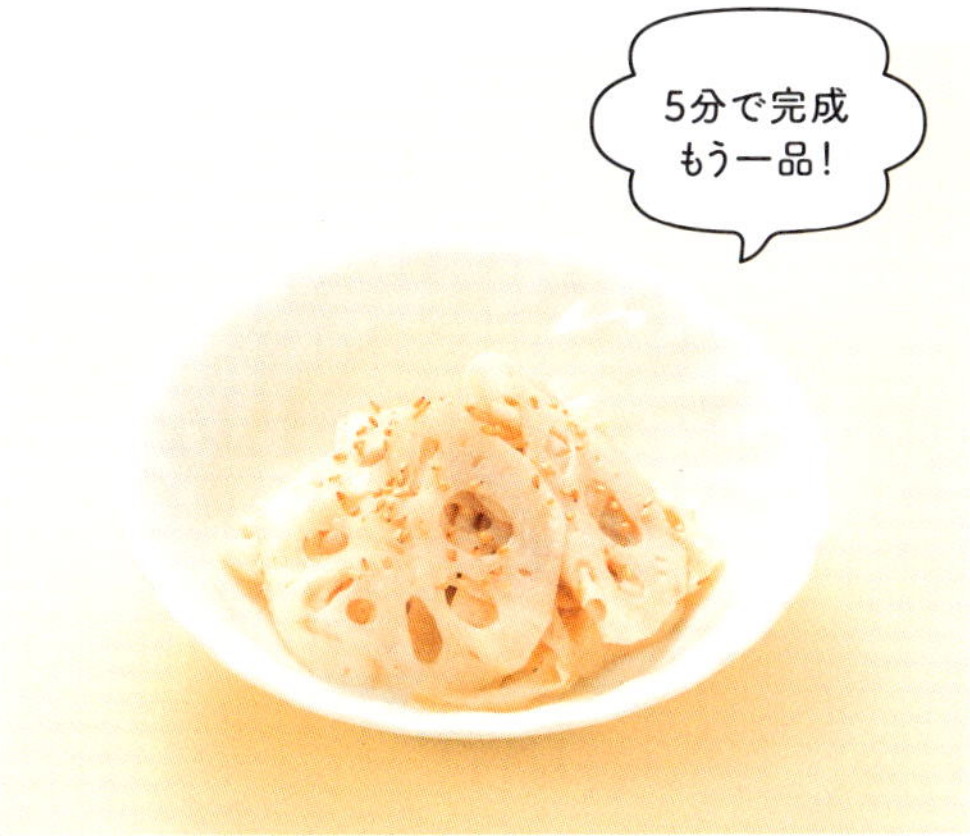

簡単レシピ

簡単に一品追加できる ごまドレ和え

れんこんは、さっと茹でてドレッシングで和えるだけでも立派なおかずになります。薄切りやいちょう切りにしたれんこんを１～２分ほど茹で、ザルに取って冷ましたら、ごまドレッシングで和えればできあがり。**まろやかなごまドレの風味とシャキシャキした歯ごたえで、クセになるおいしさ！** お好みで白ごまや七味唐辛子をふっても風味が増します。あっという間に作れるので、もう一品追加したいときにもおすすめですよ。

食べ方アイデア

もちもち食感が新鮮！　れんこんのお好み焼き

お好み焼きにはすりおろした山いもをよく入れますが、かわりにれんこんを入れるのもおすすめです。**お好み焼きの生地の中にすりおろしたれんこんを加え、ほかの具材も入れたら、同じように焼きます**。山いものふわっとしたお好み焼きとはまた違う、れんこんのもちもち食感が新鮮で食べごたえも満点！　上に豚肉をのせるとき、れんこんの薄切りも一緒にのせて焼くと、もちもちと一緒にシャキシャキ食感も味わえますよ。

RECIPE

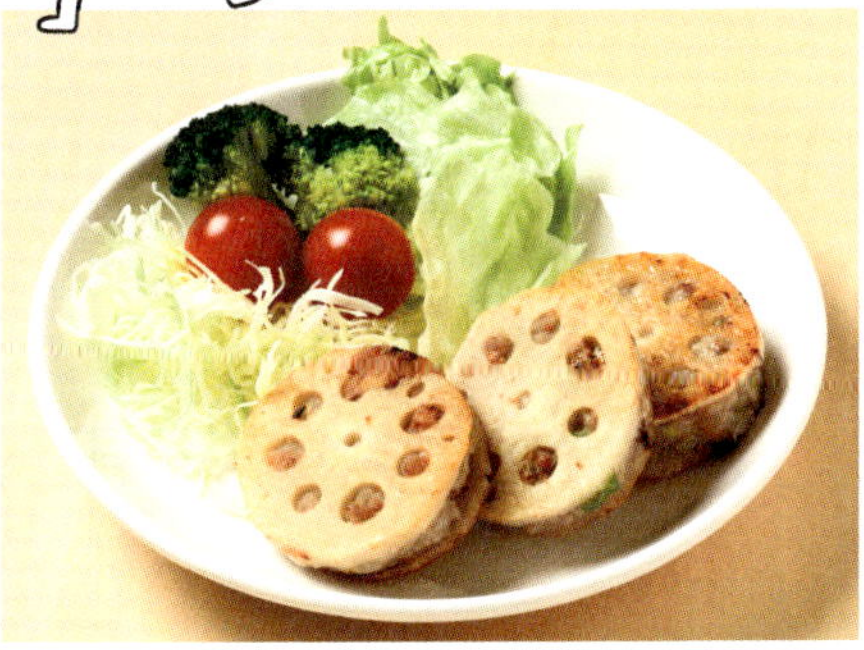

ピリッとした風味がビールに合う！　噛んだときのれんこんのシャキシャキした食感と豚肉の旨味がたまらない一品です。

れんこんとひき肉のピリ辛はさみ焼き（4人分）

❶れんこん約10㎝で、３～4㎜幅の輪切りを24枚分作り、水にさらす。
❷ねぎ中１本、ししとう中１個、しょうが20gをみじん切りにする。
❸豚ひき肉250gに❷、片栗粉大さじ１と1/2、塩小さじ１、油大さじ３を入れて混ぜ、12等分にする。
❹❶で❸をはさみ、全体に小麦粉をまぶす。油を熱したフライパンで、きつね色になるまで中火で焼く。
❺焼き上がったら皿に盛って、千切りにしたキャベツと、ひと口大にちぎったレタス、小房に分けた茹でブロッコリー、ミニトマトを添える。お好みでしょうゆやポン酢しょうゆをつけて食べる。

ごぼうは和食だけじゃない！ 素朴な風味はパスタやポタージュなどとも相性バッチリ

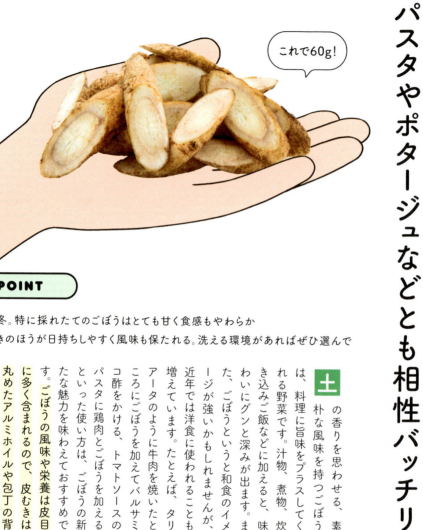

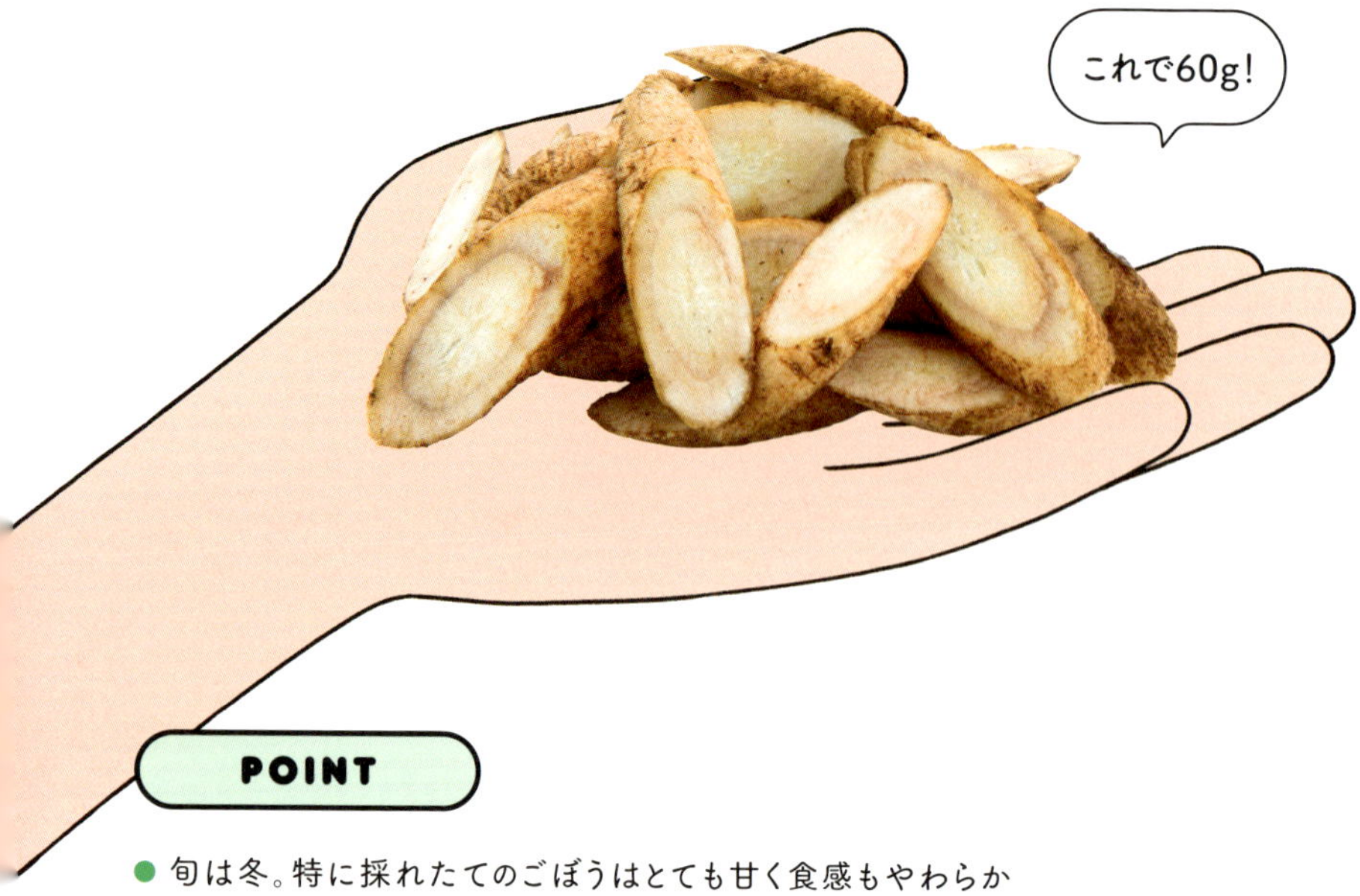

POINT

- 旬は冬。特に採れたてのごぼうはとても甘く食感もやわらか
- 泥つきのほうが日持ちしやすく風味も保たれる。洗える環境があればぜひ選んで

土の香りを思わせる、素朴な風味を持つごぼうは、料理に旨味をプラスしてくれる野菜です。汁物、煮物、炊き込みご飯などに加えると、味わいにグンと深みが出ます。また、ごぼうというと和食のイメージが強いかもしれませんが、近年では洋食に使われることも増えています。たとえば、タリアータのように牛肉を焼いたところにごぼうを加えてバルサミコ酢をかける、トマトソースのパスタに鶏肉とごぼうを加えるといった使い方は、ごぼうの新たな魅力を味わえておすすめです。ごぼうの風味や栄養は皮目に多く含まれるので、皮むきは丸めたアルミホイルや包丁の背で軽くこそげるくらいにとどめましょう。

from 野菜と生活 管理栄養士ラボ

私たちは、ごぼう・海藻・切り干し大根を「三種の神器」と呼んでいるんです！　なぜなら、これらの食材は常備しやすく使い勝手がよいうえに、食物繊維が含まれるから。食物繊維は体内に吸収されませんが、健康維持のためには大切な成分。近年は不足している方が多いので、ぜひ積極的に食べていただきたい野菜のひとつ。また、ごぼうには、抗酸化力を持つポリフェノールも含まれます。

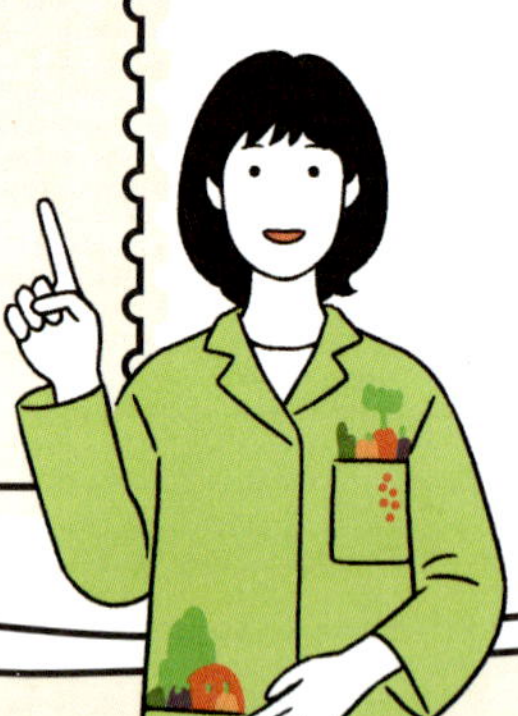

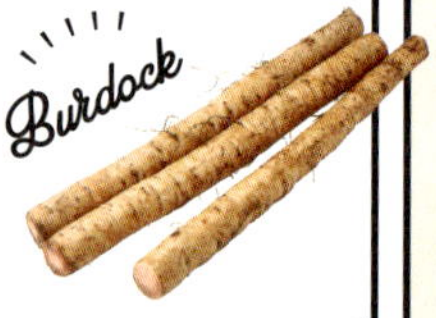

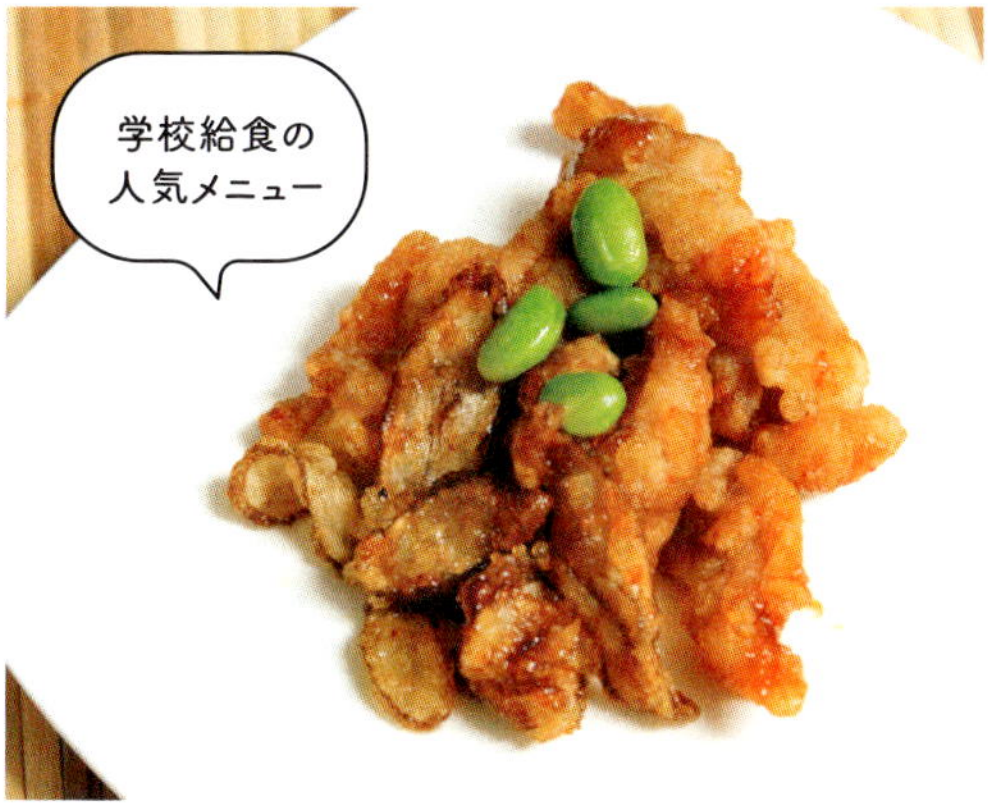

食べ方アイデア　山口県の郷土料理・チキンチキンごぼうって？

山口県内で小学校の学校給食に採用されている、「チキンチキンごぼう」をご存じですか？　ひと口サイズの鶏のから揚げと素揚げしたごぼうに甘辛いタレを絡めるだけ。これがとってもおいしいんです！　ご飯に合うと子どもたちからも人気。**冷めてもおいしいのでお弁当にも使いやすく、お子さんのいるご家庭にはぜひおすすめしたいメニュー**です。

出典：農林水産省
https://www.maff.go.jp/j/keikaku/syokubunka/k_ryouri/search_menu/menu/43_17_yamaguchi.html

食べ方アイデア　お子さんにもおすすめ！　ごぼうのポタージュ

旨味たっぷりのごぼうは、洋風のポタージュにもよく合います。すりおろしごぼうに小麦粉とバターを入れて炒め、コンソメスープの素と水を加えて煮立たせ、さらに牛乳を加えて塩・こしょうで味を調えたら完成。**ごぼうの滋味豊かで濃厚なポタージュは、朝のトーストとも相性バッグン**。煮物のように、ごぼうの形がそのまま残っていると食べられないお子さんにもおすすめです。あれば生クリームも少々加えると、よりコクが増して味わい深くなりますよ。

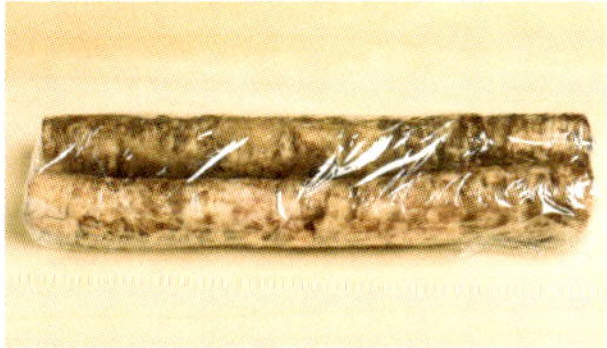

ごぼうの冷蔵保存方法

洗いごぼうは、冷蔵庫で保存しましょう。6～7月頃に出回る、泥のついていない新ごぼうも、同じ方法で冷蔵保存ができます。長いものは半分程度にカットし、湿度を保つためにラップでくるみ、冷蔵庫の野菜室で保存します。保存期間は2～3日が目安。なるべく早く使い切って。

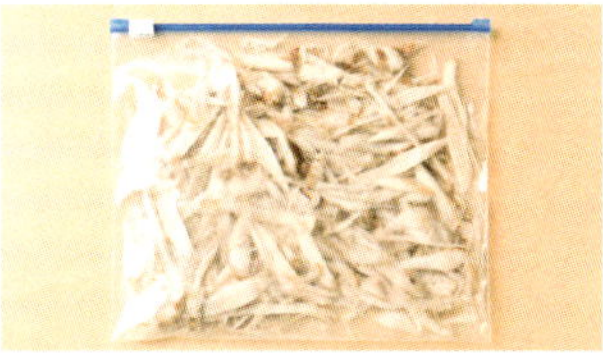

ごぼうの冷凍保存方法

長く保存したい場合は冷凍保存がおすすめ。下ごしらえしてそのまま調理できる形にして保存しましょう。使いやすい形（乱切り、斜め切り、ささがきなど）に切って水にさらし、水気をしっかり取り、冷凍保存袋に入れて冷凍庫へ。保存期間は約１ヶ月が目安。凍ったまま調理に使って。

かぶは煮込むとトロッとやわらかに。
新鮮なものは皮ごとサラダにもおすすめ

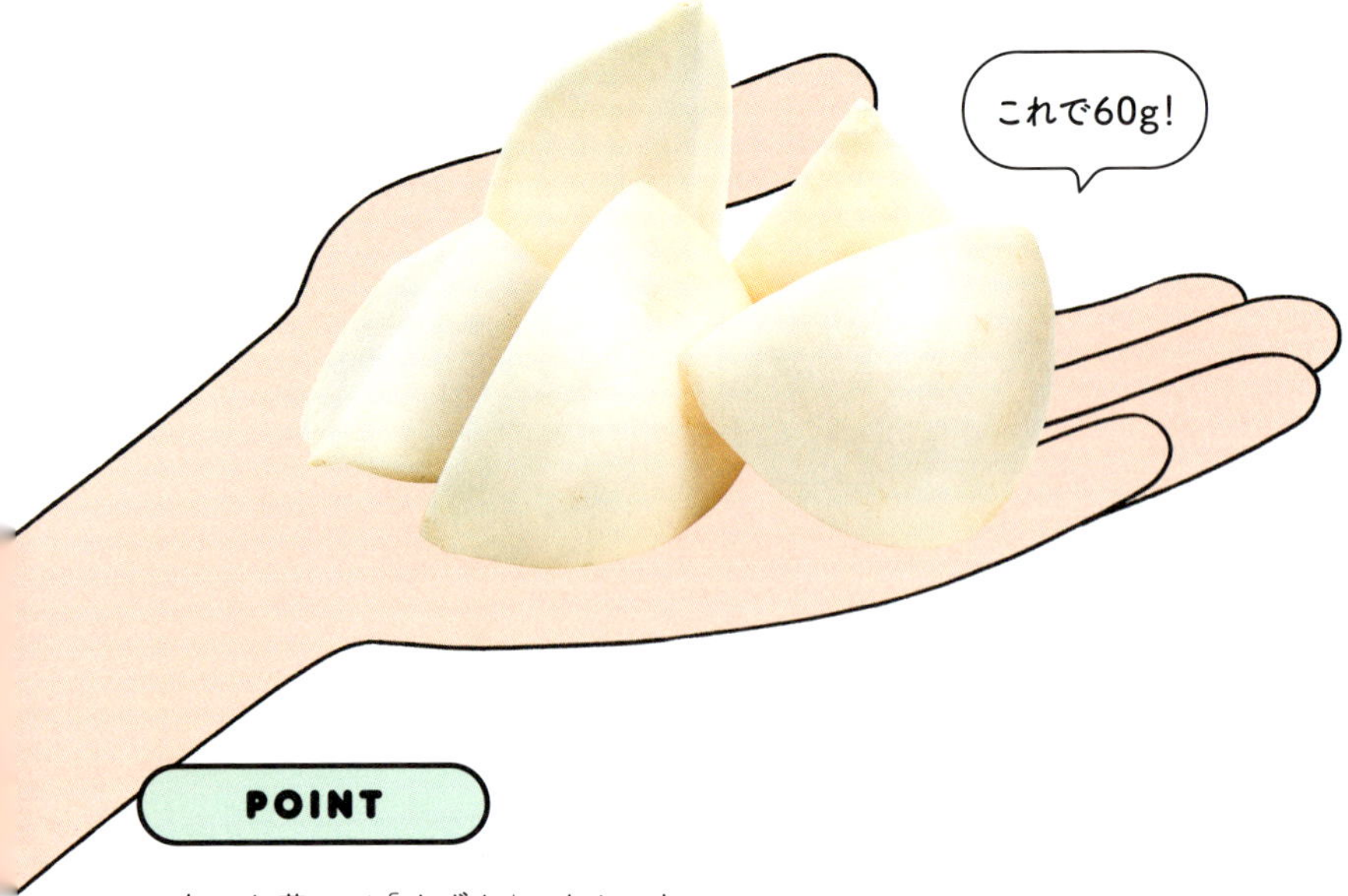

POINT

- 春の七草では「すずな」にあたるもの
- 葉がみずみずしく、皮にハリ・ツヤがあるものが◎

かぶは大根に似ていますが、大根より皮がやわらかく、実もみずみずしいのが違いです。寒い冬になると甘みが増し、火を通すとトロッととろけるような食感に。煮込むと実がとてもやわらかくなるので、シチューや煮物に使うときは皮を厚めにむき、食感の差が出ないようにするのがポイントです。新鮮なかぶなら、生で皮ごと切ってサラダにしても。長い葉っぱも、サラダやおひたし、漬け物などに使えるので、ぜひ活用しましょう。ただし、葉をつけたまま長くおくと、そこから水気が抜けて風味が落ちやすくなってしまいます。買ったら葉と根を切り離してそれぞれ湿らせたキッチンペーパーで包み、保存袋に入れて冷蔵保存しましょう。

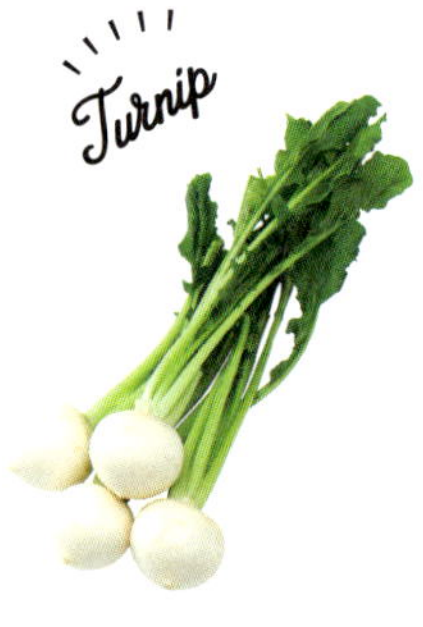

from 野菜と生活 管理栄養士ラボ

かぶの葉と根には、共通してビタミンCが含まれています。特に、葉に含まれるビタミンCの量は根の約4倍にのぼるうえ、β-カロテンも豊富。ぜひ、捨てずにしっかりいただきましょう。一方、赤かぶにはポリフェノールの一種であるアントシアニンが含まれています。赤い色素を生かすように加熱は控えめにして、サラダや漬け物で食べると効率的にアントシアニンを摂れるでしょう。

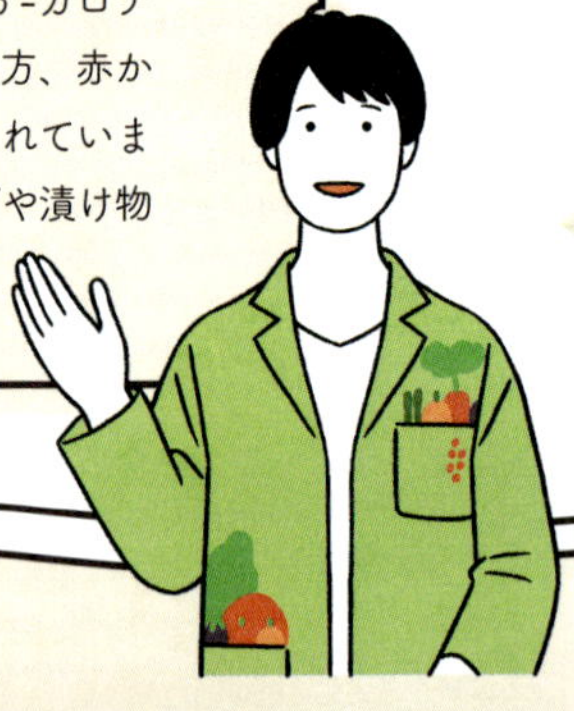

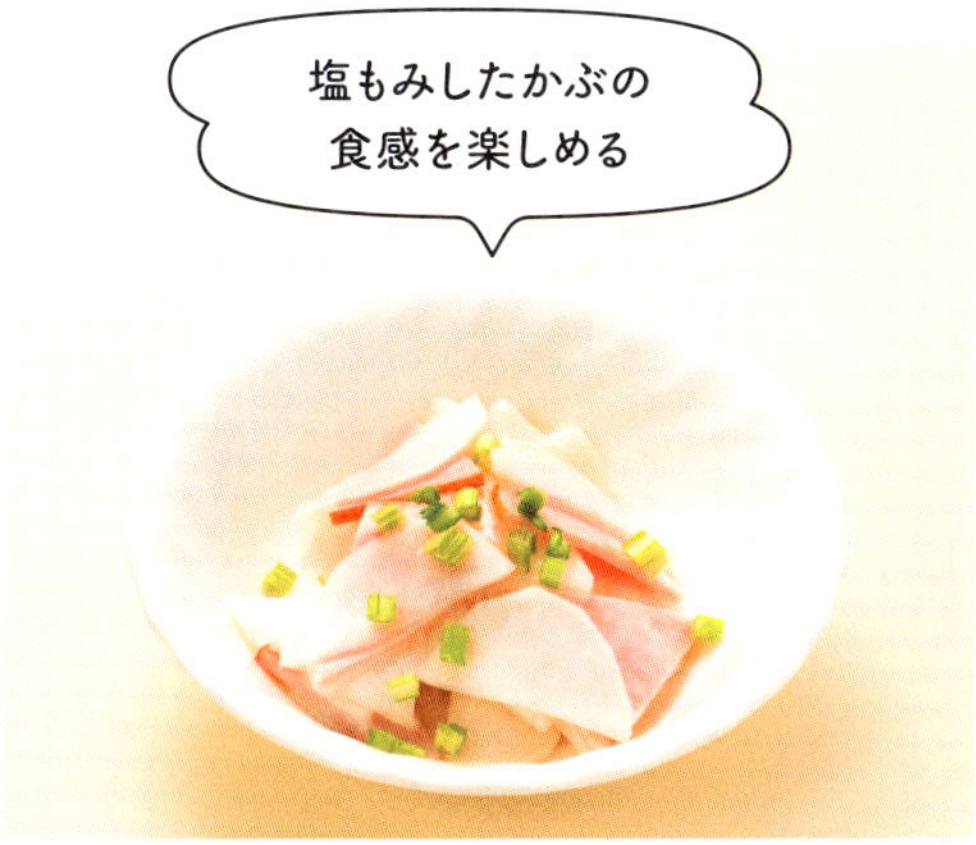
塩もみしたかぶの
食感を楽しめる

簡単レシピ　旬の一品！　かぶとロースハムのドレッシング和え

新鮮なかぶが手に入ったら、ぜひ生でも味わってみましょう。かぶを5mmほどの薄切りにして塩もみにし、とろみが出てきたらロースハムの薄切りとフレンチドレッシングで和えます。**ラボメンバーは、旬の食材としておせち料理に毎年加えていますが、これが子どもたちも取り合いになるほど大人気！**　薄切りにしたかぶの食感、ハムの塩気、ドレッシングの酸味が絶妙な組み合わせで、箸休めにもおすすめの一品です。

食べ方アイデア　寒い冬に熱々で食べたい、かぶのあんかけ

かぶが一番おいしくなるのは冬。トロトロに煮込んだかぶのあんかけで、身も心も温まりましょう。炒めたひき肉にだし汁を加えて煮立て、厚めに皮をむいたかぶを加えて煮込みます。しょうゆやみりんなどで味つけして十分に味がしみ込んだら、水溶き片栗粉を少しずつ加え、煮汁にとろみをつけてできあがり。とろみがついたあんは冷めにくく、熱々でいただけます。**かぶをむくときは、見映えのために葉のつけ根を少し残すのがポイントです。**

RECIPE

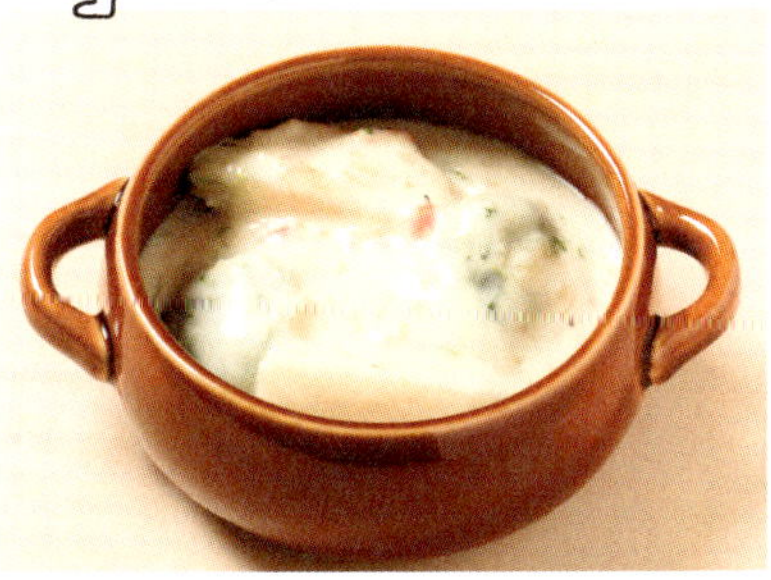

米粉のとろみと、牛乳のコクがマッチした一皿。桜エビのかわりに、缶詰のホタテの貝柱、カニのほぐし身を入れても合いますよ。

かぶとだんごのシチュー（2人分）

❶ボウルに米粉（グルテン入り）50g、かぶの葉（みじん切り）25gを入れて、牛乳50mℓで硬さを調節しながらよく練ったら、ひと口大にまるめて中央をくぼませる。
❷鍋に湯を沸かし、沸騰したら❶を入れ、浮き上がってきたらすくって水に取る。
❸かぶ200gは茎を2cmほど残して皮をむき、縦1/4に切っておく。
❹鍋にバター大さじ1を溶かして玉ねぎ（みじん切り）100gを炒め、透き通ってきたら、❸、桜エビ大さじ2、水100mℓ、コンソメスープの素大さじ1を入れ、ふたをして中火で5分ほど、焦げないように煮込む。
❺かぶに火が通ったら牛乳300mℓを加えてひと煮立ちさせ、❷を加える。
❻水溶き米粉（米粉［グルテン入り］大さじ2、水大さじ2）を入れてとろみをつけ、塩、こしょう各少々で味を調えたら完成。

もやしはちゃんと栄養もある家計の味方！

炒める前のひと手間で水っぽさ回避

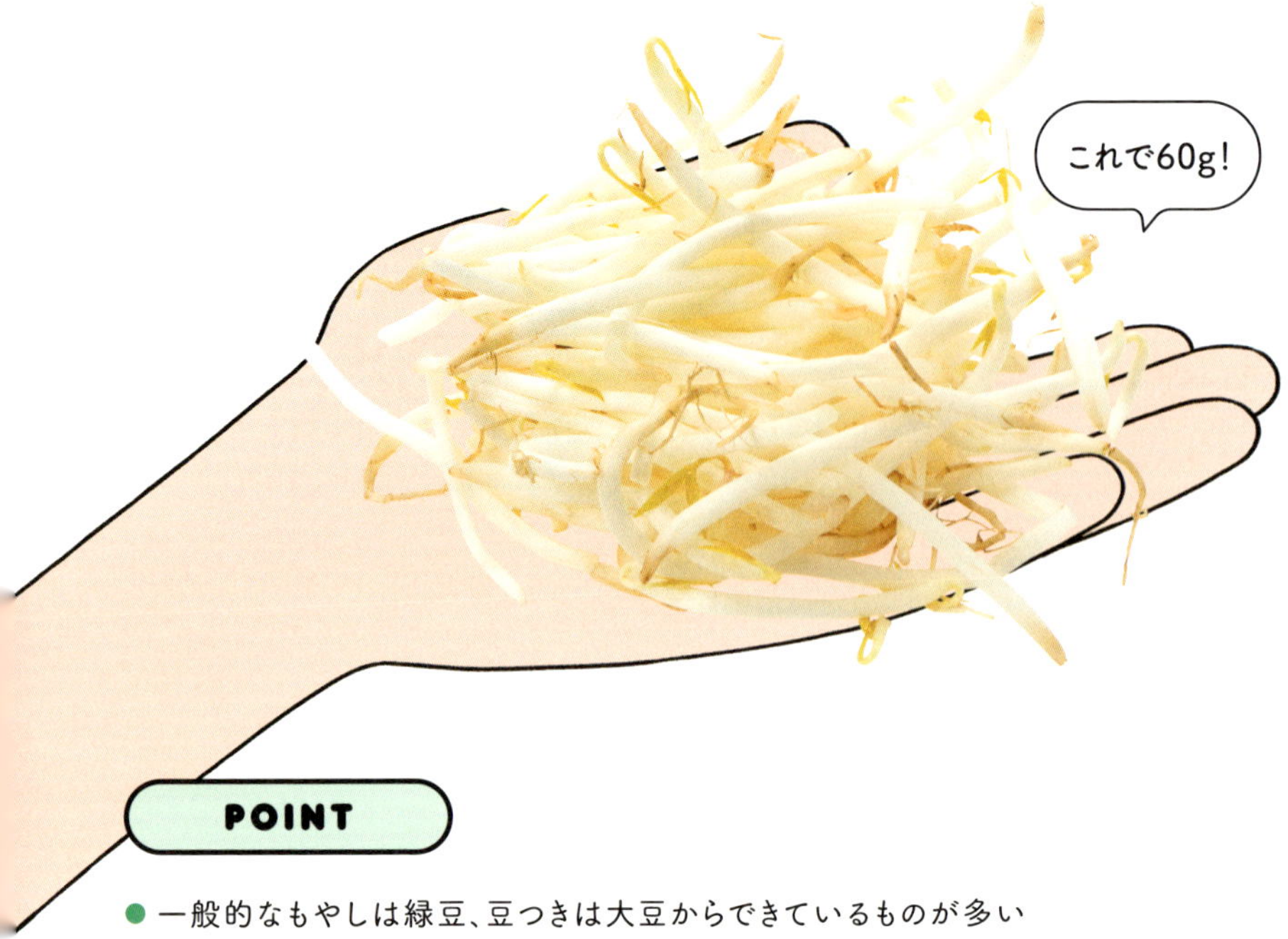

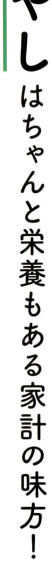

POINT

- 一般的なもやしは緑豆、豆つきは大豆からできているものが多い
- 日が経つと酸味が出るので、なるべく買ってきた日のうちに使い切る

栄養がギュッと詰まった豆からできているもやしは、イメージに反して!? ビタミンやミネラルも含まれる立派な野菜。通年手に入るうえ、お値段が安めで安定しているのが何より大きなメリットです。ボリュームがあるので炒め物によく使われますが、どうしても水っぽくしんなりしてしまうという方も多いのでは？ シャキッと仕上げるコツは、炒める前にもやし1袋に対して小さじ1程度の油をまぶしてコーティングすること。さらに、フライパンを振らず火に当てたままにして、フライ返し2本で返しながら炒めると、お店のように高温で一気に炒めやすくなります。

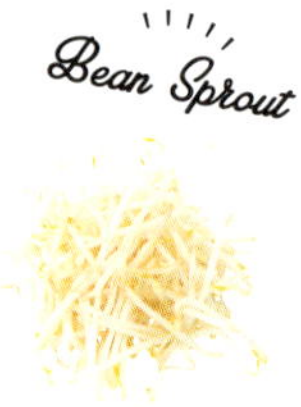

from 野菜と生活 管理栄養士ラボ

もやしには「大豆もやし」と「緑豆もやし」などがあり、種類によって含まれる栄養素や量が異なります。この2種類を比べると、カルシウム、カリウム、ビタミンB_1は大豆もやしに多く含まれ、ビタミンCは緑豆もやしのほうが多いです。また、大豆もやしは豆がついているため独特の食感を楽しめ、ナムルやスープ、炒め物等に向きます。一方、緑豆もやしは鍋物の具材やラーメン等に適します。

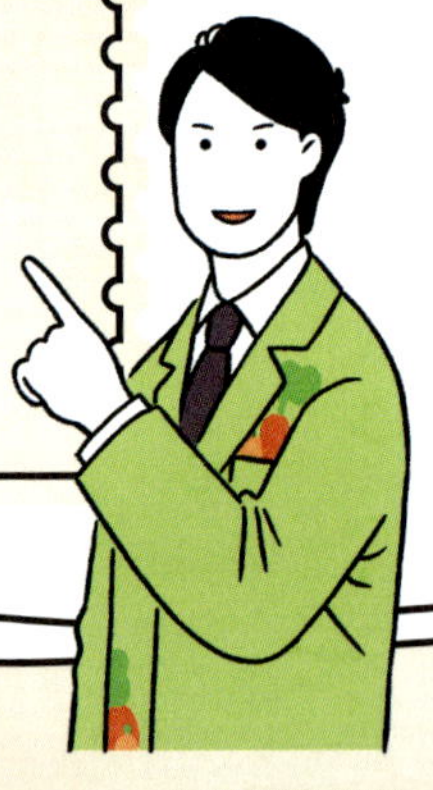

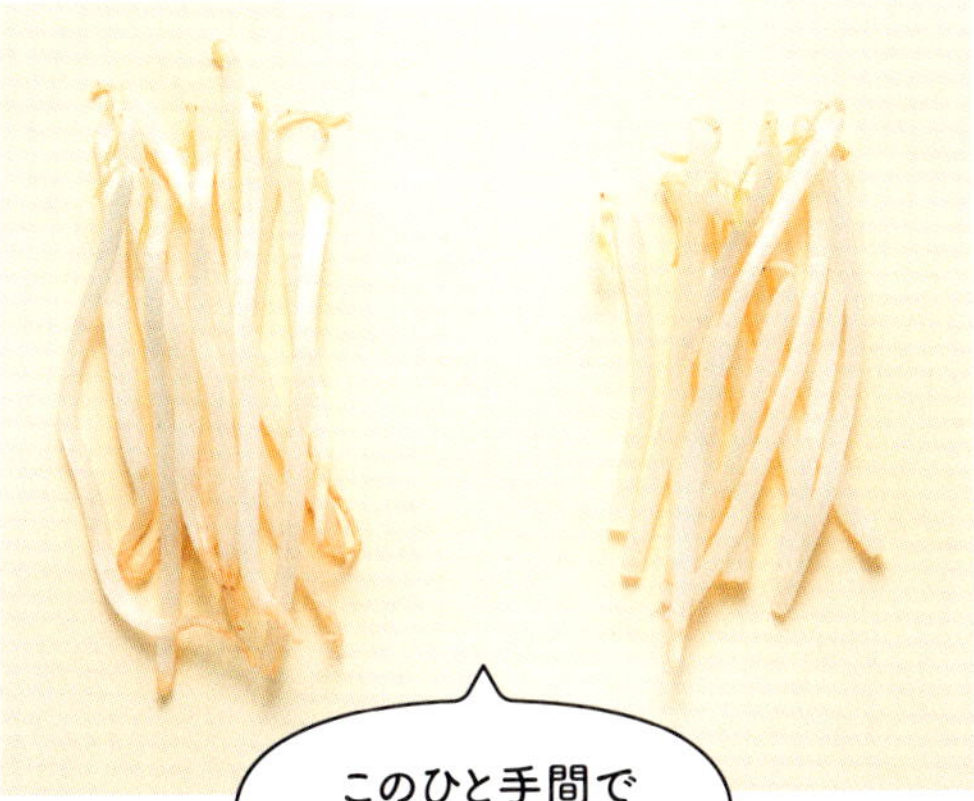

このひと手間で
完成度アップ

調理のアイデア

おいしさを追求するなら、ひげ根を取る！

もやしの先には、ヒョロッとした「ひげ根」がついています。でも、中華料理店ではたいていひげ根を取ってあることにお気づきですか？　この**ひげ根を取ると、筋っぽさがなくなって食感がとてもよくなるんです**。もやし料理の完成度を追求したい方は、ぜひ１本１本取ってみてください。食べたときのおいしさと、自分で自分をほめてあげたいような達成感の両方を味わえるはず！

食べ方アイデア

お財布にやさしい！　もやし入り餃子

お財布がピンチのときにうれしいもやしは、餃子の肉だねにも使えます。水を吸わせてシャキッとさせたもやしを刻み、ひき肉と混ぜると、かさ増しに大活躍！　**キャベツを刻むより簡単で、香りが強いにらより気軽に使えるというメリットもあります**。加熱すると水気が出るので、肉だねに卵と片栗粉少々を加えるのがコツ。フライパンに餃子の皮を敷き詰め、その上に肉だねを広げてさらに上から皮で覆えば、包む手間も省けますよ。

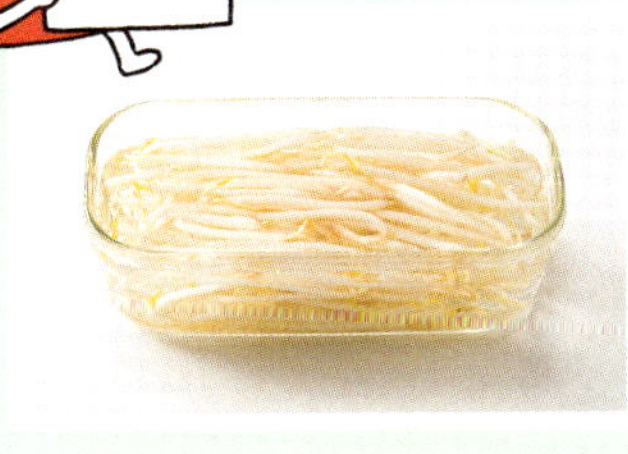

もやしの冷蔵保存のコツ

保存容器にもやしを入れ、もやし全体が浸るくらいの水を入れ、ふたをして冷蔵庫へ。２日に一度は水を入れ替えましょう。ちなみに水に浸していると、ビタミンＣなど水溶性の栄養成分は流れ出してしまいます。しばらくは使わない、とわかっているならば冷凍保存がおすすめ。

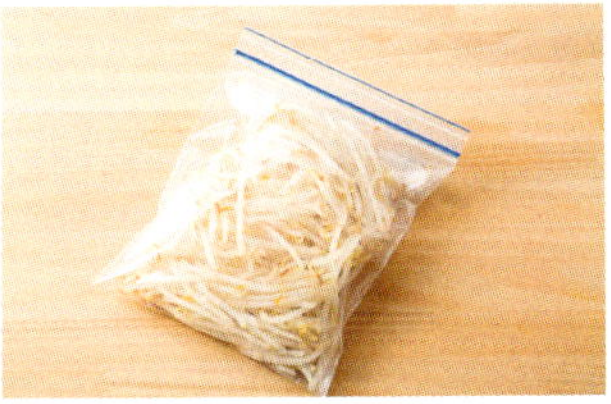

冷凍保存でさらに長持ち！

購入した袋のまま冷凍庫に入れるだけ。使いかけのもやしなら、洗って水気を切り、冷凍用保存袋に入れて空気を抜いて保存を。上手に保存すれば１ヶ月近く使えます。シャキシャキ感はちょっぴり抜けてしまいますが、炒め物や汁物に入れるなら十分！

VEGEDAY COLUMN —— BEAN SPROUTS

① もやしが主役！　ご飯が進む ボリュームコクうまレシピ

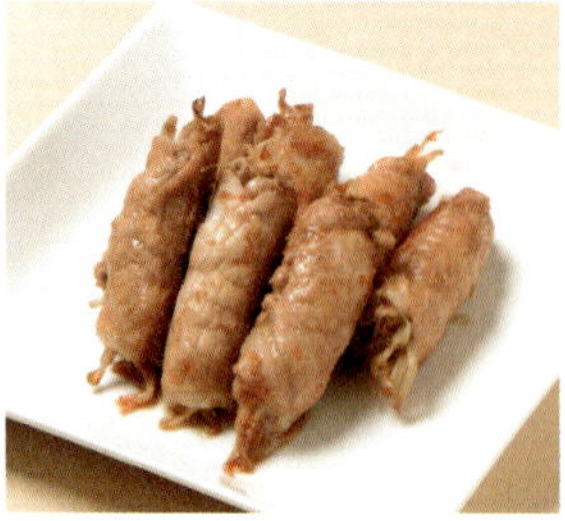

RECIPE.1

もやしの豚バラ巻き しょうが焼き風 （2人分）

❶ボウルにしょうゆ大さじ3、みりん大さじ2、酒大さじ1、砂糖大さじ1、すりおろししょうが大さじ1を混ぜ合わせてタレを作る。❷豚ロース薄切り250g、もやし100gを用意し、広げた豚肉にもやしをのせて巻く。❸フライパンにサラダ油適量をひいて熱し、❷の巻き終わりの部分を下にして焼く。❹全体に焼き色がついたら❶をかけて、絡めるように少し煮詰める。

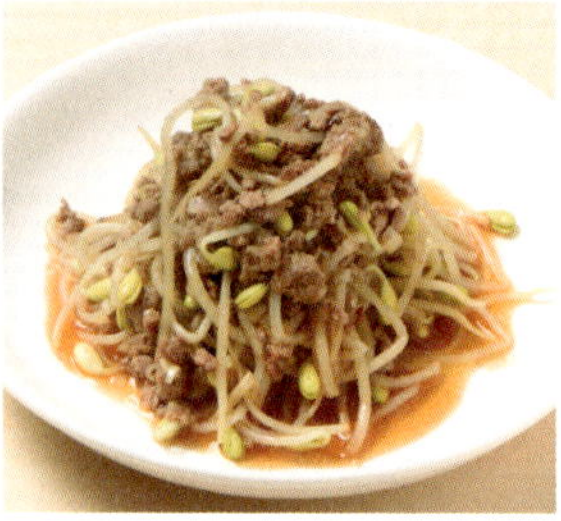

RECIPE.2

マーボーもやし （2人分）

❶もやし150gは、さっと洗う。❷フライパンにサラダ油適量をひき、豚ひき肉120gを炒める。❸火が通ってきたら酒小さじ1、しょうゆ小さじ1、甜麺醤小さじ1（味噌大さじ1としょうゆ、砂糖各小さじ1/2、ごま油1滴で代用可）を入れて味つけをし、取り出しておく。❹ ❸のフライパンに豆板醤小さじ2/3を入れて弱火で炒める。❺香りが立ってきたら、❹にもやしと鶏ガラスープ200㎖、豚ひき肉100g、酒大さじ1、しょうゆ小さじ2/3、オイスターソース小さじ1/3、こしょう少々を加え、❸を戻して煮込む。❻みじん切りにした長ねぎ1/3本分を加えて、水溶き片栗粉大さじ1でとろみをつける。

② もやしの品種別の特徴とおすすめの食べ方

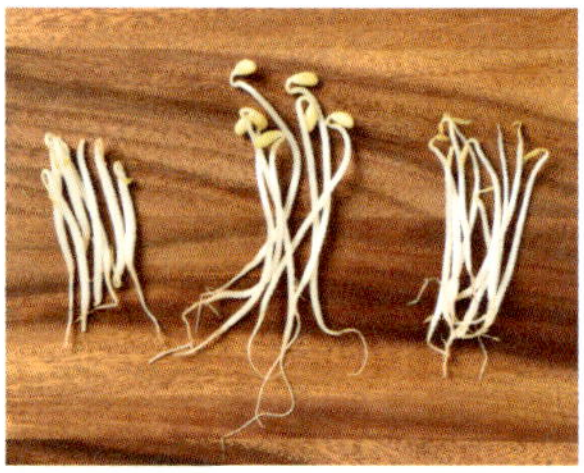

緑豆もやし ………… 写真左。国内では最も生産量が多く、またもやしは傷みやすい野菜なのですぐに出荷されることから、流通量も多い品種です。やや太めで、味にはクセがなく、鍋物の具材や炒め物、ラーメンなどに向きます。

大豆もやし ………… 写真中央。豆がついたまま食べられるので、独特の味と食感を楽しめます。ナムルやスープ、炒め物などに向いています。

ブラックマッペもやし ………… 写真右。やや細めで、ほのかな甘みがあります。しっかりとした食感なので、焼きそばやラーメンの具、おひたしに向きます。

3 もやしで簡単！炊き込みご飯

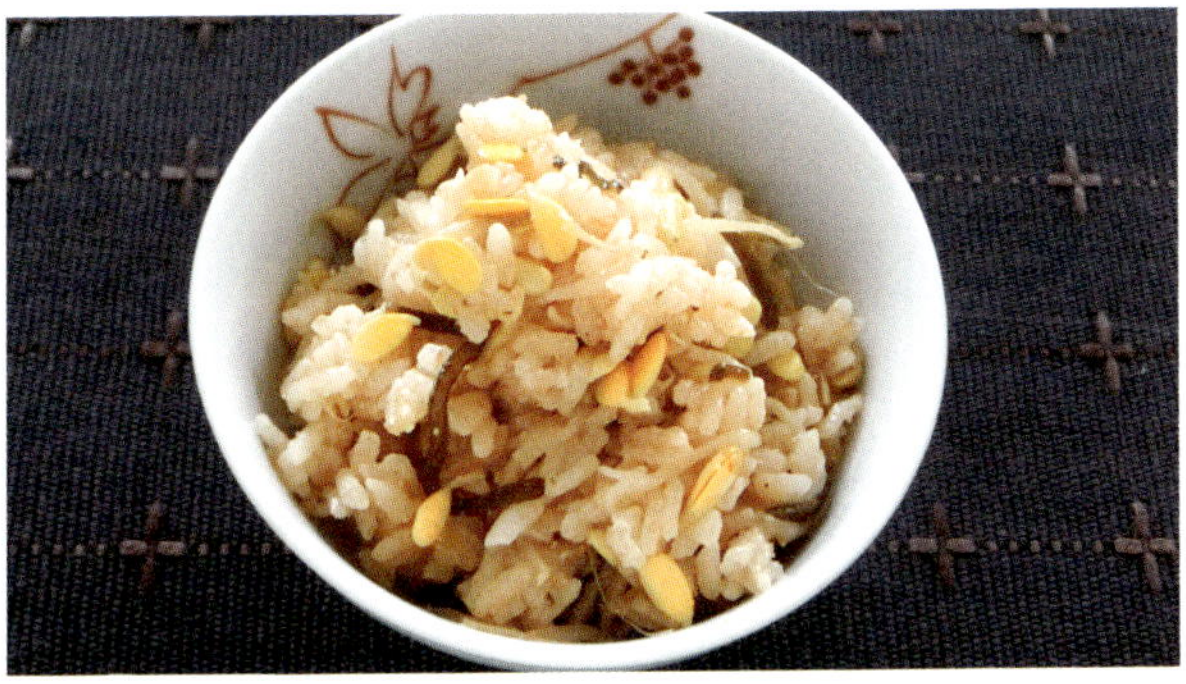

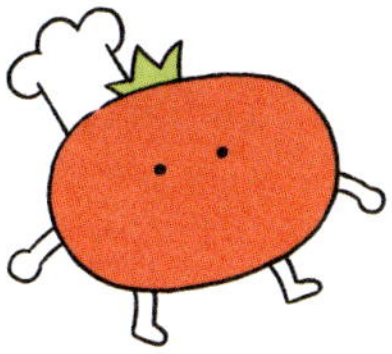

炊くときに米と大豆もやしを混ぜると米に芯が残りやすくなるので、混ぜずに上にのせて炊くのがポイントです。

RECIPE 大豆もやしとたらこの炊き込みご飯（2人分）

❶大豆もやし 200g を洗い、ザルに上げて水気をよく切っておく。❷米 1 合は洗い、水 180mℓ（もやしから水分が出るため、水量は、通常の分量より少なめ）を入れ、20 ～ 30 分おいておく。❸❷に明太子パスタソース（レトルト）1 袋（100g）、大豆もやし、塩昆布 5g の順にのせて炊く。炊き上がったら全体をよく混ぜる。

4 プロ直伝の中華ダレが決め手！電子レンジで2分のもやしサラダ

RECIPE もやし中華サラダ（4人分）

❶もやし 1 袋（約 200g）を洗って水気を切り、ひげ根を取る。耐熱皿にもやしを入れ、ふんわりラップをしたら電子レンジ（500W）で 2 分加熱する。ザルにもやしをのせて平らにならし、粗熱を取る。
❷きゅうり 1 本はヘタを取り、1 ～ 3mmの斜め薄切りにしてからずらして重ね、千切りにする。ボウルに入れ、塩ひとつまみをもみ込み 5 分ほどおく。水にさらし、両手できゅうりの水分をしっかりと絞る。
❸ハム 60g は半分に切ってから、重ねて千切りにする。
❹ごま油大さじ 1 と 1/2、しょうゆ大さじ 1 と 1/2、酢大さじ 2、砂糖（あればきび砂糖）大さじ 2、鶏ガラスープの素小さじ 1、塩ひとつまみ、こしょう適量をボウルに入れ混ぜ合わせる。❶、❷、❸を加えて和える。冷蔵庫で 10 分以上冷やして味をなじませ、器に盛る。

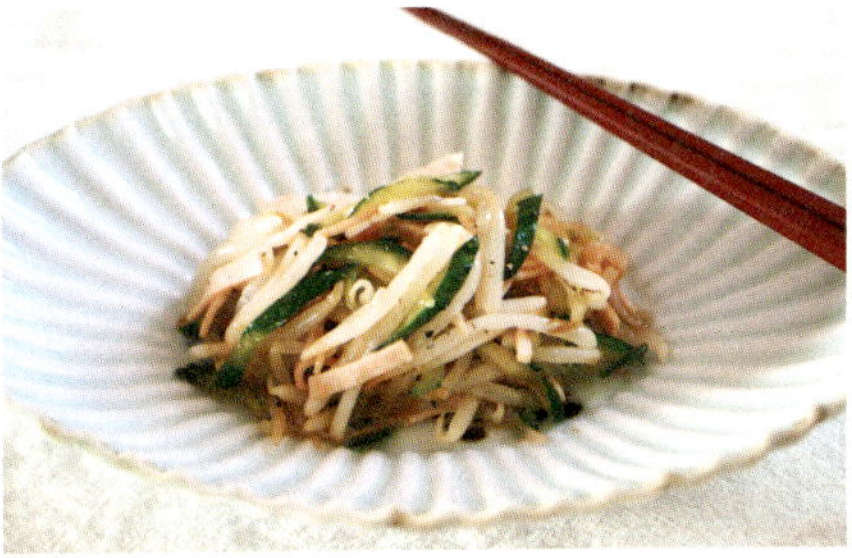

和辛子、豆板醤、薄切りしょうがを加えると大人向けの味になります。

もやしサラダが水っぽくならないコツ

ポイントはもやしの下処理！　電子レンジで加熱したあと、ザルに広げしっかり熱を冷まし、水気を飛ばします。さらに、軽くキッチンペーパーで押さえて水分を取り除きましょう。こうすることで、残った水分で味が薄まることなく、おいしく仕上がります。

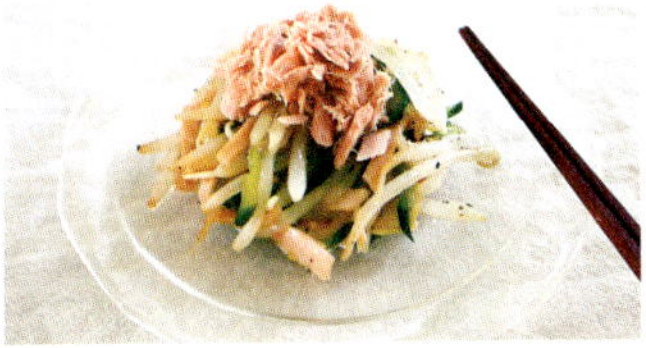

ツナ缶、茹でささみ、春雨などを加えると、食べごたえのあるサラダになります。作り置きにも◎。冷蔵庫で 2 ～ 3 日保存可能。

とうもろこしは甘くジューシーな夏の味！
加熱してそのまま食べても料理に入れても

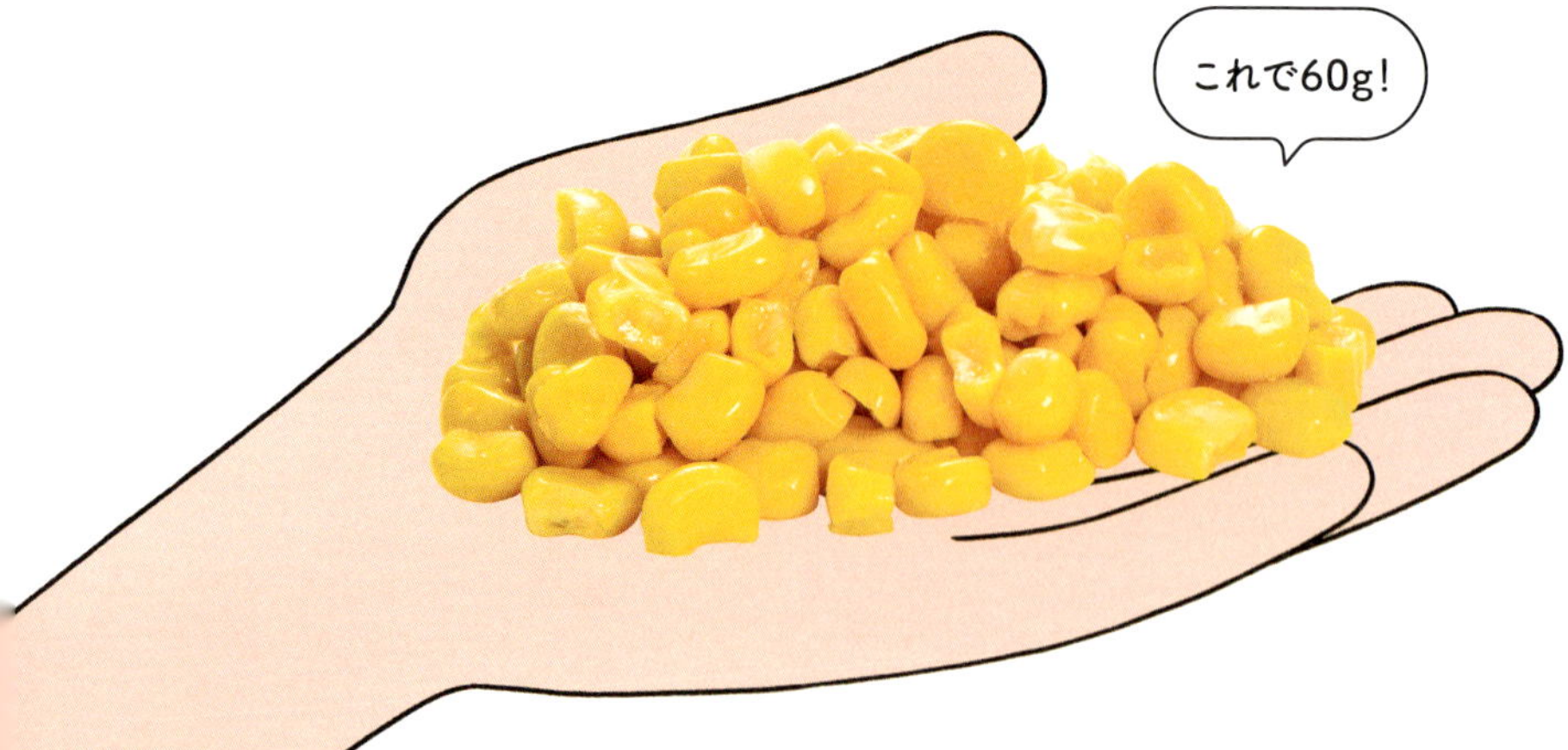

●栄養成分別野菜ランキング※

ビタミンB_1	8位

※出典：独立行政法人農畜産業振興機構栄養成分別野菜ランキング
https://www.alic.go.jp/content/001186540.pdf
※スイートコーンが対象

POINT

- ひげが多く茶色いものは、粒が多くしっかり熟している証拠
- 皮の色は緑色が濃いもの、皮がむかれていれば粒が揃っているものが◎

とうもろこしの旬は、夏の6～8月頃。出回り時期が限られるので、手に入るうちにぜひ食べていただきたい野菜です。とうもろこしの甘みを味わうには、蒸す加熱法が最もおすすめ。フライパンなどに蒸し器を広げ、蒸気が上がったらやわらかくなるまで蒸し上げます。**とうもろこしが水に直接触れないので、甘みや栄養が流出しにくく濃厚な味わいに。**蒸し器がない場合は、とうもろこしがかぶるくらいたっぷりの湯に塩少々を加えて茹で、5～6分でザルに上げます。粗熱を取っている間にも余熱で火が入るので、蒸す場合も茹でる場合も、少し硬めくらいで引き上げるのがコツです。

from 野菜と生活 管理栄養士ラボ

とうもろこしの注目ポイントは、抗酸化力の高いビタミンEと、葉物野菜に多い葉酸が含まれているところ。また、食物繊維が含まれている点も◎。この9割は、不溶性食物繊維です。旬の季節はとうもろこしをおやつにすると、食物繊維不足を補うのにも役立ちます。また、たんぱく質を構成するアミノ酸も多く、必須アミノ酸のアスパラギン酸、グルタミン酸、アラニンなどが含まれます。

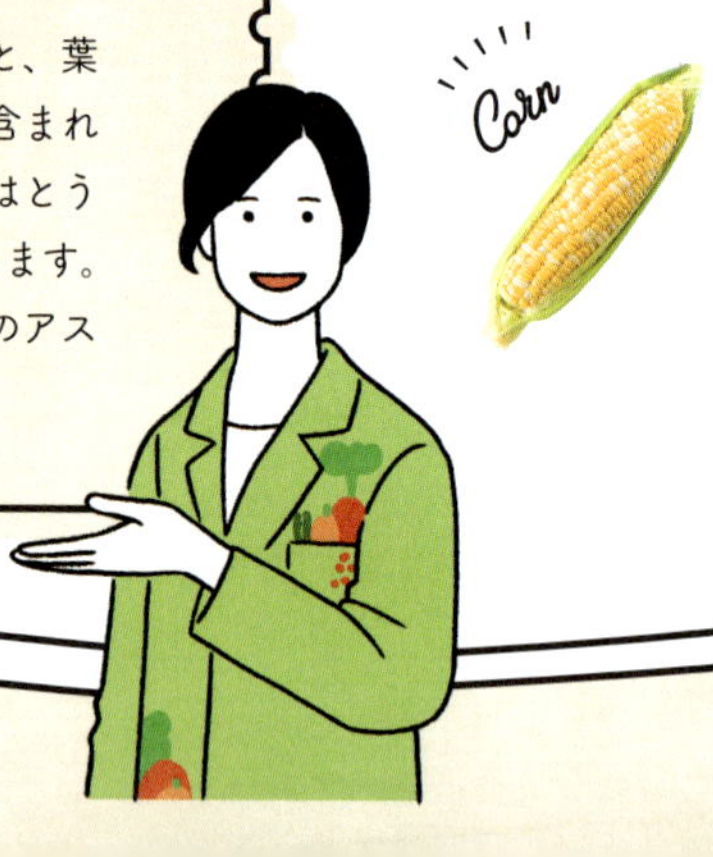

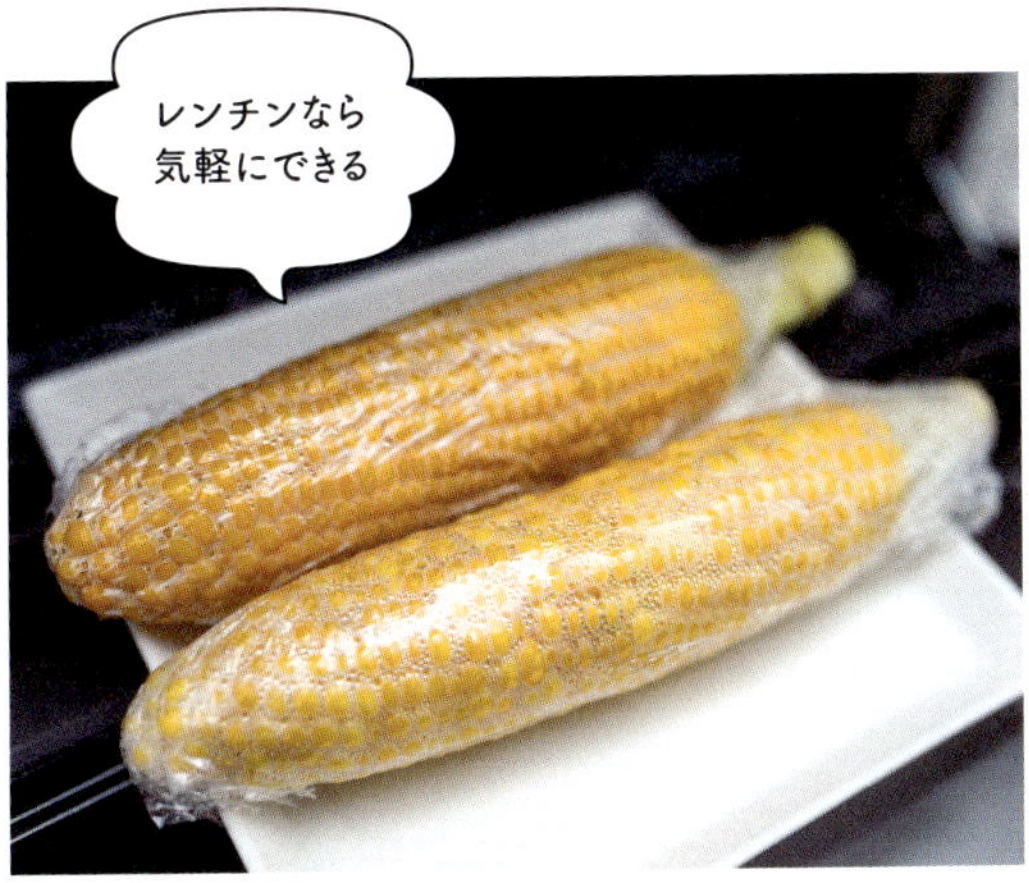

調理のアイデア

簡単に済ませたいときは電子レンジで加熱

とうもろこしを簡単に食べるなら、電子レンジ調理がおすすめです。少量の水をかけ、1本ずつ全体をラップでぴったり包み、1本につき4分～4分30秒（600W）を目安に加熱します。**加熱ムラが出ないように、1～2分経ったところで裏返すのがポイント**。電子レンジから出したばかりのとうもろこしはとても熱いので、しばらくおいて粗熱を取りましょう。電子レンジの場合も余熱で火が入るので、少し硬いくらいで止めるとちょうどよい食感になります。

調理のアイデア

生の状態で調理したほうがおいしく仕上がることも

とうもろこしは、茹でたり蒸したりせず生の状態から調理することもできます。たとえば、バターコーンなど炒め物を作るとき、茹でずに生のまま粒をそぎ落として炒めると、フニャッとせずしっかりした食感に仕上がります。ちなみに、**粒をそぎ落とすかわりに3～4cmの輪切りにし、それを4等分のスティック状にしても、とうもろこし全体に焼き色がつきやすい状態になって**、炒め物がより香ばしい仕上がりになりますよ。

淡色野菜

鶏肉ととうもろこしのエスニック炊き込みご飯（3～4人分）

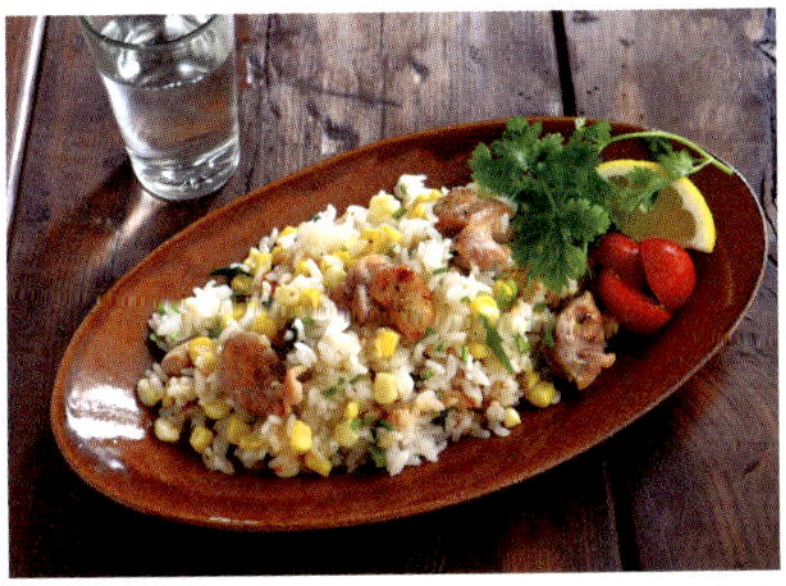

フライパンで炊き上げて、ハレの日のメニューに加えましょう。パクチーが苦手な場合は、パクチーを入れずに作るか、刻んだ青ねぎで代用できます。ナンプラーが苦手な場合は、塩・こしょうで味を調整して。

❶米2合は炊く30分前に洗い、ザルに上げて水気を切る。
❷鶏もも肉1枚は3cm角に切り、塩適量、こしょう少々でしっかりと下味をつける。
❸パクチー1株は葉と茎に分け、茎の部分はみじん切りにする。
❹とうもろこし1本は皮をむいてひげを取り除き、半分の長さに切って、芯に沿うように実をそぎ落とす。
❺フライパンにサラダ油大さじ1を熱し、❷を焼きつけるように炒める。
❻❺に❶と水400mℓ、ナンプラー大さじ1と1/2を加え、❹をのせてふたをし、弱火で10分炊く。
❼一度火を強めて15～20秒そのままおき、お焦げを作る。火からおろし、10分蒸らす。
❽❸のパクチーの茎を加えてさっくりと混ぜ合わせ、器に盛る。粗びき黒こしょう適量をふり、パクチーの葉、ミニトマトとレモン各適量を添える。

アボカドはクリーミーで濃厚な味わい。食べるタイミングに合わせて皮の色を見分けて

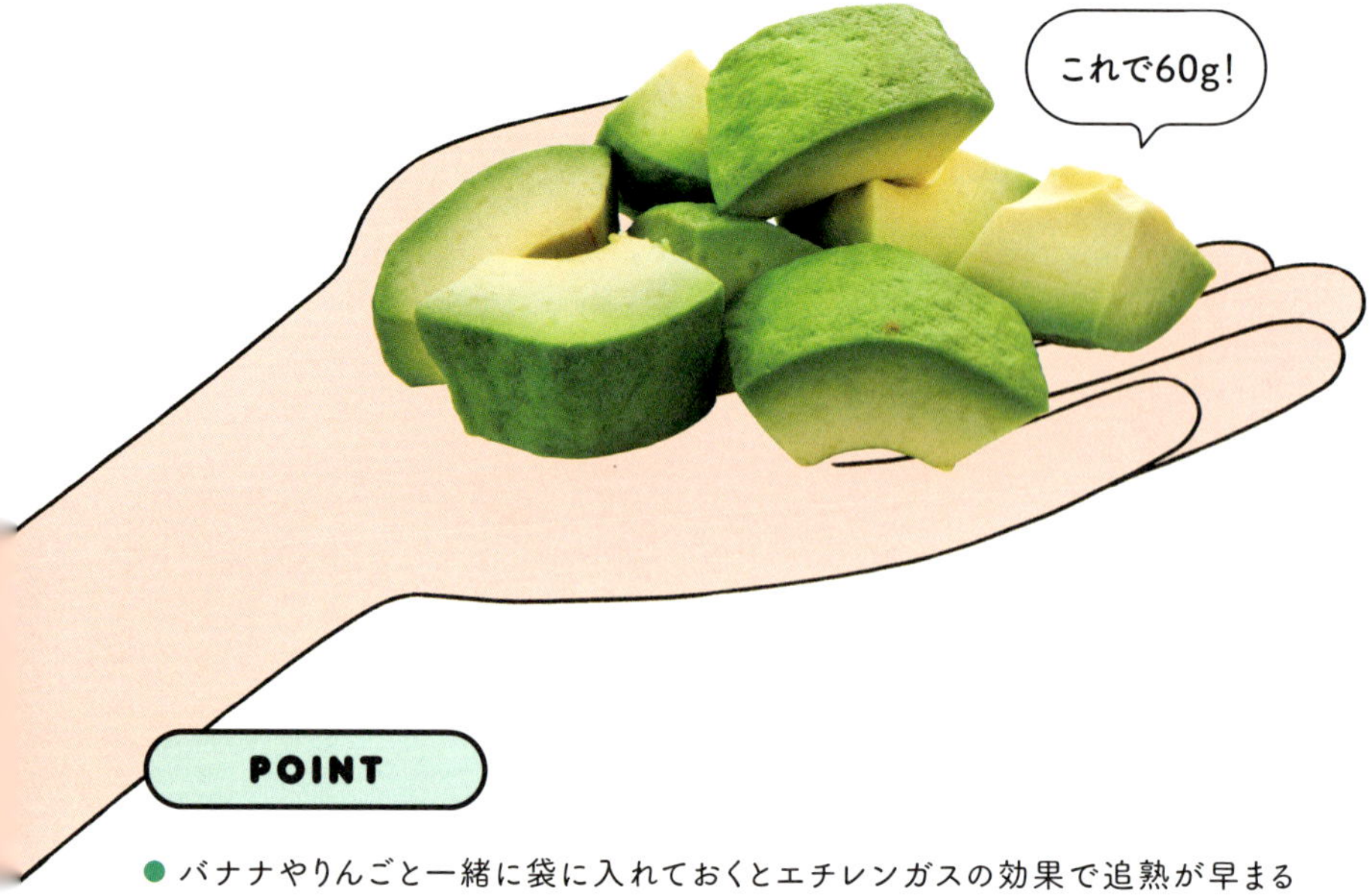

POINT

- バナナやりんごと一緒に袋に入れておくとエチレンガスの効果で追熟が早まる
- 冷凍保存したものは食感が変わるのでペーストやスムージーにおすすめ

アボカドは「森のバター」といわれるように脂質が豊富で、とろけるような舌ざわりとコクが特徴。実は、野菜※ではなく果物に分類されます。生でサラダやディップにするほか、少し硬めのものはチーズ焼きやグラタンなどで加熱するとおいしく食べられます。**アボカドを選ぶときは、すぐ食べるなら皮が紫色で完熟したもの、数日おくならまだ深緑色のものが**おすすめ。傷んだものを避けるには、①手に持ったとき明らかに軽くないか、②実と皮の間に空間ができていないかをチェックしましょう。①は水分が抜けている可能性が高く、②はかなり傷んでいる証拠。部分的な黒い筋・点は傷みではないので、食べても問題ありません。

※日本食品標準成分表2020年版（八訂）では果実類

from 野菜と生活 管理栄養士ラボ

アボカドには、抗酸化作用を持つビタミンEが豊富です。さらに、食物繊維を摂ることもできます。ただし、全体の2割ほどが脂質で構成されているので、野菜に比べてカロリーは高め。その脂質の多くは「良質な油」といわれる不飽和脂肪酸なので、避ける心配はないといえますが、脂質の摂りすぎにはやはり要注意。1日1個以上食べるのは控えたほうがよいでしょう。

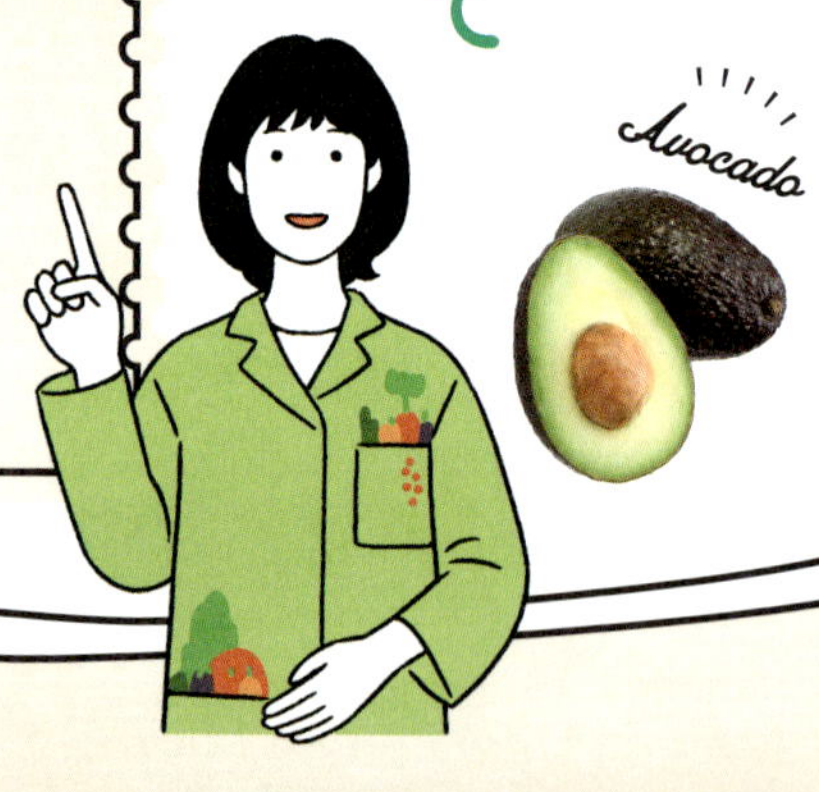

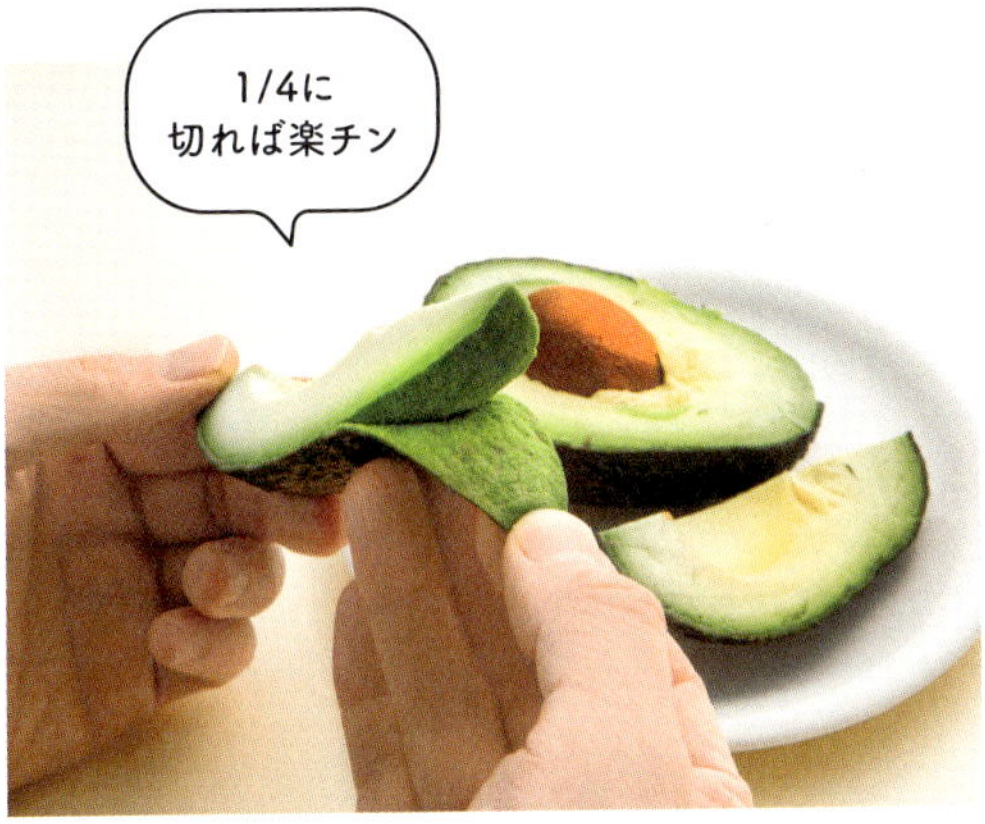

調理のアイデア 種を取って皮をはがすときのコツは？

サラダやカプレーゼなど、アボカドの形を残して調理に使うときは、種を取って皮をむく必要があります。ところが、いつもうまくいかず崩れてしまう……という声も。まず、縦方向か横方向に包丁でぐるっと切り目を入れ、ひねるようにして半割りにします。この状態にしたら、種の周りにスプーンを入れてくり抜きましょう。さらに、**縦割りを半分にして1/4の大きさに切ると、外側からくるっと皮をむきやすくなりますよ。**

食べ方アイデア 罪悪感少なめ!? アボカドのクリームパスタ

アボカドを加熱すると、生の状態とは食感が変わり、味わいもクリーミーになります。この特徴を生かしておすすめしたいのが、アボカドのクリームパスタ。パスタを茹でる湯で湯むきしたミニトマトと、マッシュルーム、ベーコン、アボカドを炒め、塩・こしょうやコンソメスープの素などで調味したらパスタを和えます。**クリームソースのパスタを食べたいけれど生クリームは重いというとき、アボカドがクリーミーさを実現してくれますよ。**

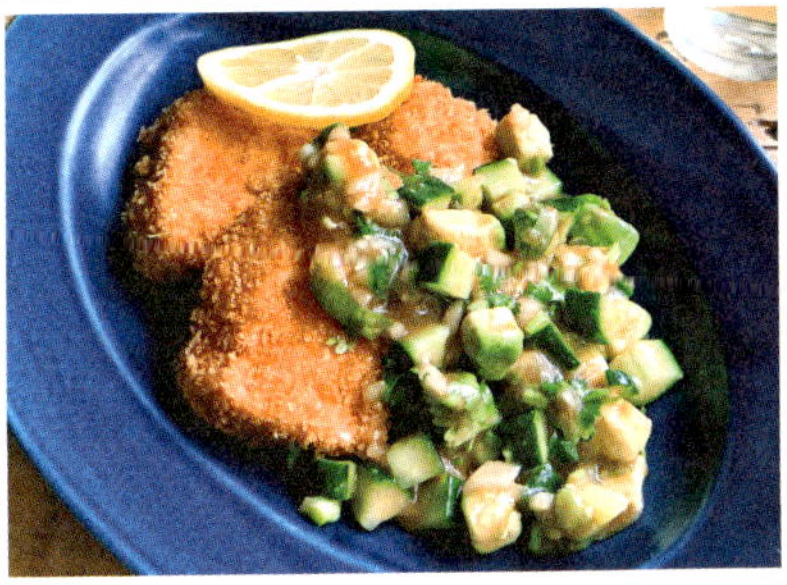

レモンの酸味がきいたきゅうりとアボカドのサルサ。サクッと香ばしく揚がったサーモンフライにたっぷりかけて、よく冷えた白ワインとともに召し上がれ。残ったグリーンサルサは豆腐にのせて洋風冷奴にしても◎。

アボカドときゅうりのサルサ＆サーモンフライ（2人分）

❶サケの切り身2枚は皮を取ってひと口大に切り、塩ひとつまみ、こしょう少々で下味をつける。
❷きゅうり1本とアボカド1/2個は1cm角に、玉ねぎ1/4個はみじん切りにする。市販のサルサソース大さじ6、塩ひとつまみ、レモン汁小さじ2と合わせてグリーンサルサを作る。
❸揚げ油適量を中温で熱し、小麦粉、溶き卵、パン粉各適量の順で衣をつけた❶をきつね色に揚げ、キッチンペーパーに取って油を切る。
❹器に❸を盛って❷をかけ、レモンスライス適量を添える。

セロリは独特の香りとシャキシャキ食感が特徴。
煮込み料理の風味を増す成分も

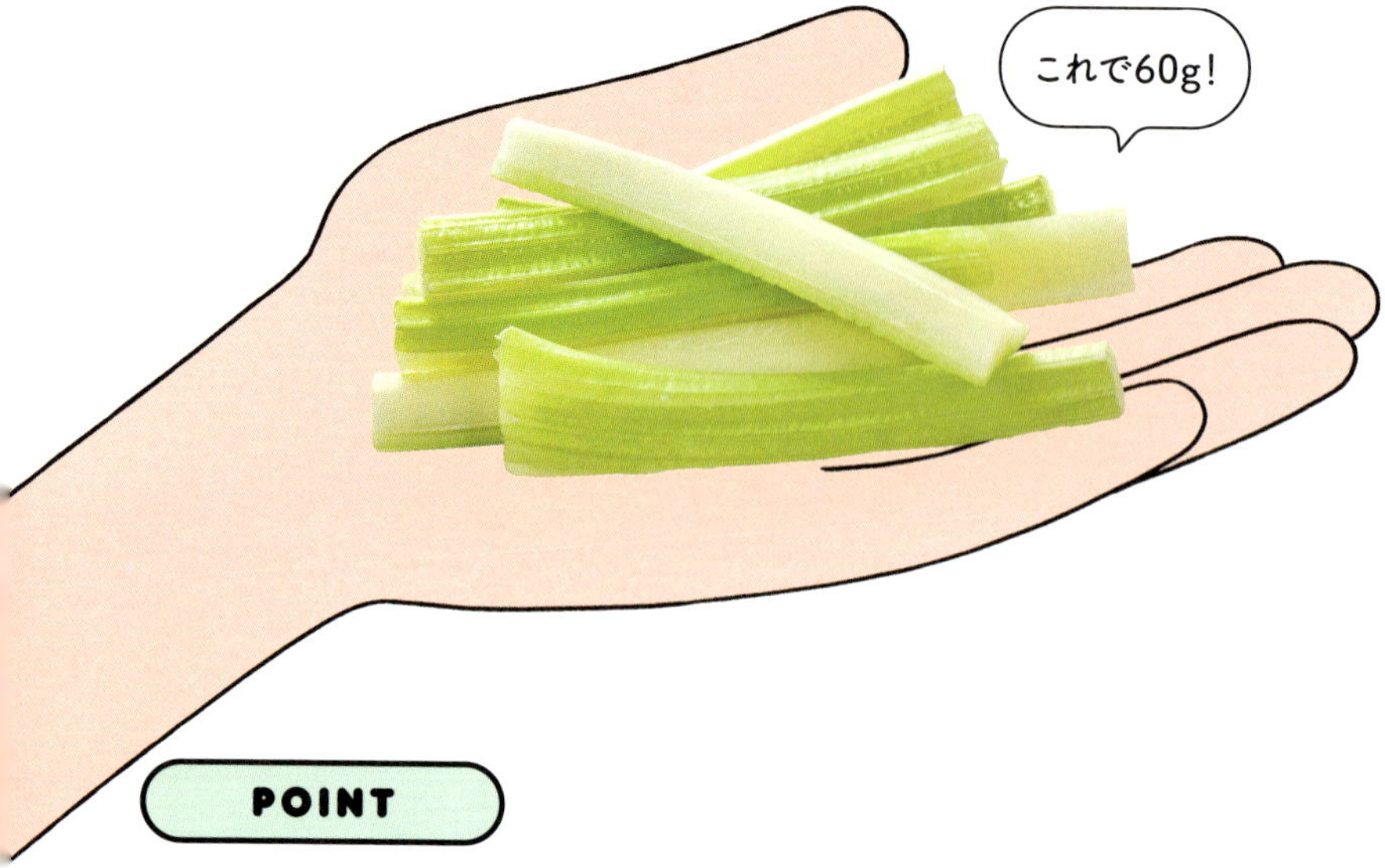

POINT

- 葉と茎は切り離し、それぞれ保存袋に入れて冷蔵保存。茎は立てて
- 茎の表面の硬い筋はピーラーでむいて取り除く

セロリは独特の香りで好みが分かれますが、この香りによって古くから肉の臭み消しに重宝されてきました。一般的には茎を食べますが、実は葉にも栄養が豊富。ただし、葉はかなり香りが強いので、そのまま食べるかわりにカレーやスープなどの煮込み料理に入れ、あとで取り除いて栄養素が溶け出した煮汁をいただくと効率的です。さらに旨味成分のグルタミン酸も溶け出すので、風味もアップ！　苦手なお子さんは多いので無理に家族みんなで食べようとしなくともかまいませんが、上手に使うといつものカレーがおいしくなる、スープならコンソメスープの素の量を減らせるといった効果は、ぜひ知っていただきたいポイントです。

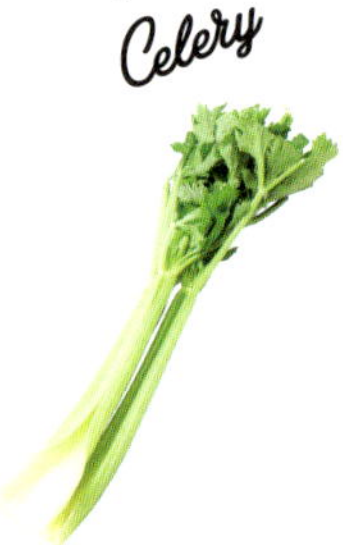

from 野菜と生活 管理栄養士ラボ

セロリは全体の9割以上が水分ですが、決して栄養がないわけではありません。独特の香りは「アピイン」という精油成分によるもので、同じく香りの強さで知られるパセリにも含まれています。さらに、トマトや昆布などと同様に旨味成分のグルタミン酸が含まれており、料理のおいしさアップの素に。葉の部分も栄養が豊富なので、炒め物や煮物などにぜひ活用しましょう。

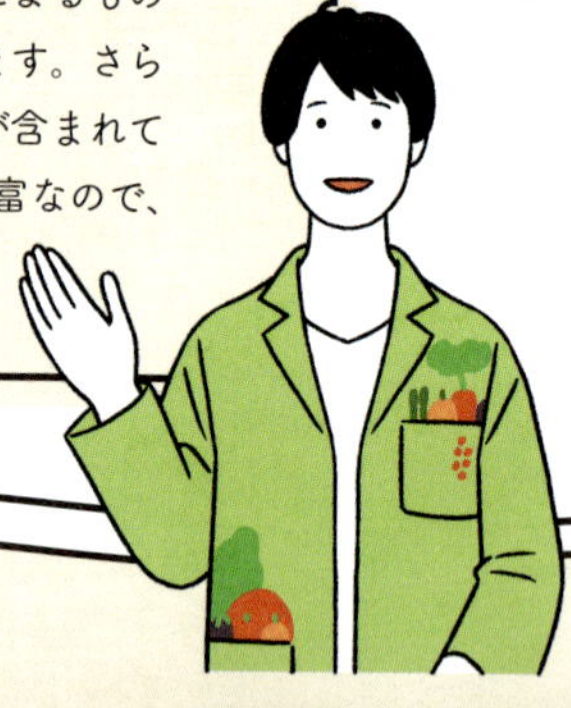

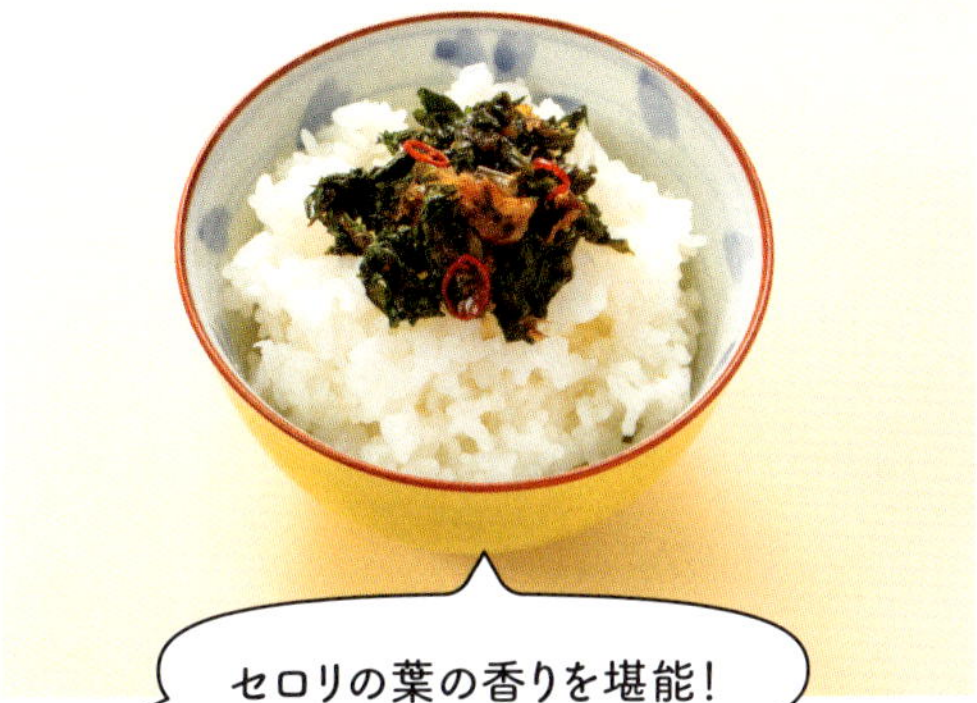

セロリの葉の香りを堪能！
大人のふりかけ

簡単レシピ

セロリ好きにおすすめ！ セロリの葉のふりかけ

セロリの香りは、繊維を断ち切れば断ち切るほど強く出てきます。セロリの香りが大好き！　もっと堪能したい！　という方は、セロリの葉を細かく刻んでさっと炒め、かつおぶしとしょうゆで和えた「即席セロリふりかけ」をお試しください。セロリの香りが口いっぱいに広がります。白ご飯でもおいしいのですが、**おすすめは黄身だけの卵かけご飯**。黄身の濃厚なまろやかさにセロリのアクセントが加わり、絶妙な味わいです。

食べ方アイデア

ディップソースで味のバリエーションを楽しむ

セロリをスティック状に切り、いろいろなディップソースを作って相性を試してみると楽しく食べられます。たとえば、定番のマヨネーズをベースに、味噌マヨにしたり、トマトケチャップを加えてオーロラソースにしたり、あるいは梅干しで酸味を加えたりなど。**セロリは香りが強いので、同じく香りの強いものがよく合います**。また、ベースに濃厚なクリームチーズを加えたり、さわやかなヨーグルトを使ったりするのもおすすめです。

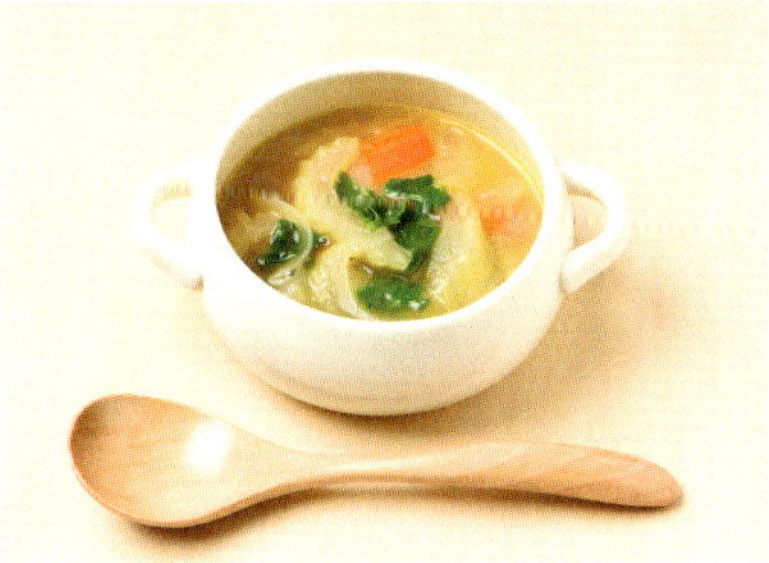

セロリの葉には、茎と同様にβ-カロテンやビタミンB1、B2、B6が含まれます。茎だけでなく葉を使うことで、味に深みが出てよりおいしく仕上がります。

セロリの葉も使ったスープ（2人分）

❶セロリ1本は葉と茎に切り分け、葉は水にさらし、茎は熱湯をかけておく。
❷葉はざく切り、茎は筋を取って斜め切りにする。にんじん1/2本は薄い短冊切りにし、玉ねぎ1/2個は薄切りに。
❸鍋を熱してバター10gを溶かし、❷のセロリの茎、にんじん、玉ねぎを中火でじっくりと炒める。火が通ったら湯と固形コンソメスープの素1個を入れて煮立てる。アクを取り、5分ほど煮たら、塩、こしょう各少々で味を調える。
❹❷のセロリの葉を入れて火を止め、ふたをして10分蒸らす。

さつまいもは豊かな甘みが魅力の秋野菜。

「低温でじっくり」がおいしさのコツ

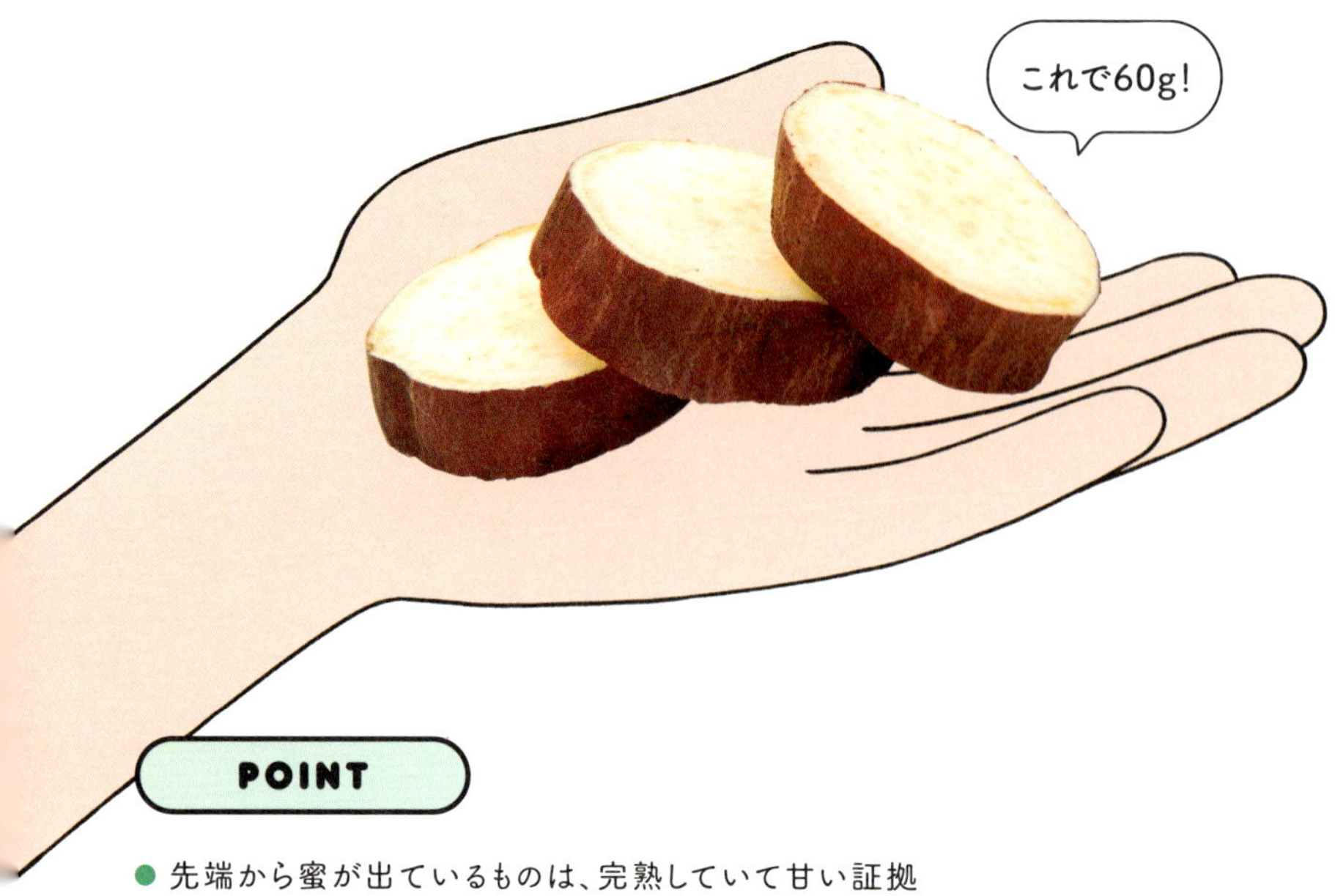

POINT

- 先端から蜜が出ているものは、完熟していて甘い証拠
- 表面にひげ根が生えているものは筋っぽいことが多い

甘みたっぷりのさつまいもは、大人にも子どもにも親しみやすい野菜でしょう。近年人気の干しいもは、水分が抜けているのでより甘みが凝縮され、濃厚な甘みと食べごたえを楽しめるのが特徴です。家庭でさつまいもの甘みをしっかり引き出すには、低温でじっくり加熱するのがポイント。逆に高温で加熱すると、甘みの成分である「マルトース」が生成されやすい温度帯を一気に通り越し、甘みが減ってしまいます。低温の加熱法にはいくつかありますが、ねっとり食感に仕上げるなら80℃くらいの湯で茹でる、しっとり食感に仕上げるなら蒸すのがおすすめ。その他の方法はP126をご覧ください。

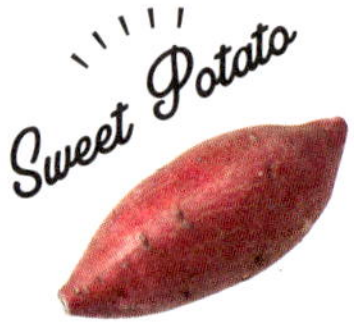

from 野菜と生活 管理栄養士ラボ

さつまいもには、ビタミンCや葉酸などの栄養素が含まれています。特にビタミンCの量はりんごの約4倍と豊富で、でんぷん質に守られているので加熱しても失われにくいというメリットも。赤紫色の皮には、ポリフェノールの一種であるアントシアニンが含まれています。味噌汁や大学いもなど、皮がついていてもよい料理では、よく洗ったうえで皮の栄養と色味を生かしましょう。

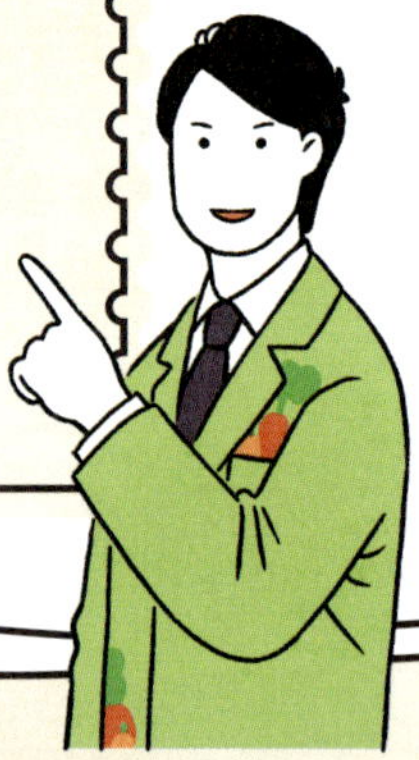

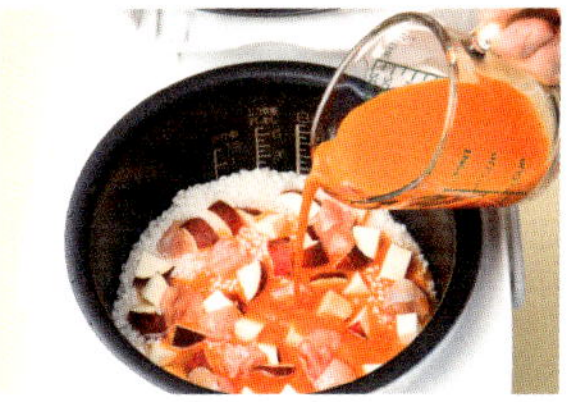

にんじんの
甘みも◎

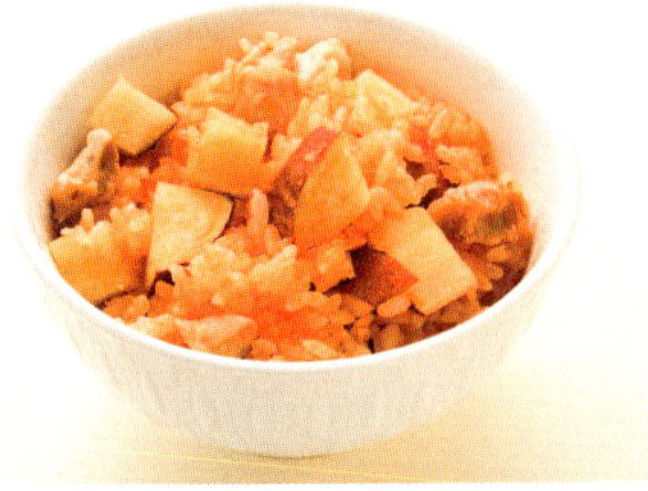

簡単レシピ　シンプル＆変わり種！　さつまいもご飯2種

秋の定番レシピ・さつまいもご飯を２種類ご紹介！　ひとつは、刻んださつまいもと塩少々を加えて炊くシンプルなさつまいもご飯。炊飯器でゆっくり加熱するので甘みが出やすく、素材の味をシンプルに楽しめます。もうひとつは、さつまいもに鶏肉、きのこも加え、にんじんジュースで炊き上げる変わり種！　**にんじんの香りとさつまいもの相性がよく、思わず驚くおいしさです。**米が吸水しやすいよう、水加減の割合はジュース：水＝１：１に。

食べ方アイデア　さつまいも×鶏肉は相性バツグンの組み合わせ

さつまいもの甘さと鶏肉の旨味は相性がよく、多くの人に好まれやすい組み合わせです。砂糖・みりん・酢で甘酢炒めにしたり、しょうゆ・酒・みりんで煮物にしたりなど。油で炒めるときは、先にさつまいもを電子レンジで加熱して７割くらい火を通しておき、それからフライパンに移して焼くようにすると、炒め時間を短くできます。**鶏肉の脂と旨味をたっぷり吸ったさつまいもは、しっとりホクホクとしてたまらないおいしさです。**

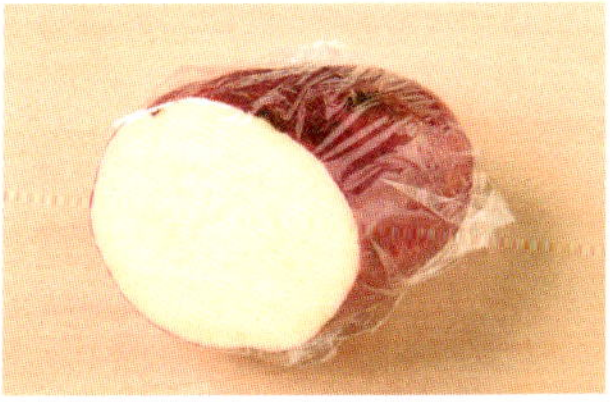

さつまいもの保存方法

さつまいもは寒さと乾燥に弱い野菜なので、冷蔵庫での保管は避けましょう。１本ずつキッチンペーパーで包み、風通しのよい冷暗所で保存します。

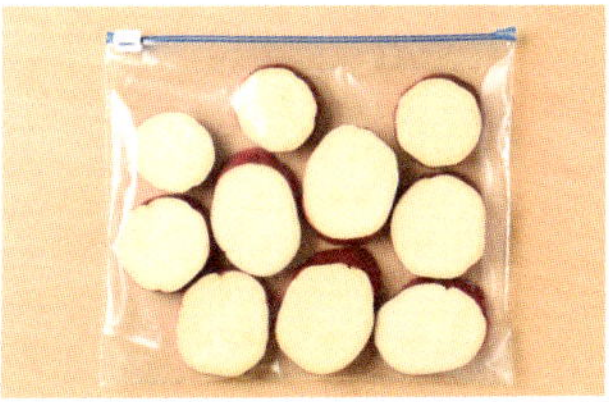

使いかけのさつまいもの保存は？

料理に使ったさつまいもが余った場合、野菜室か冷凍庫で保存して。野菜室の場合はラップで包んで保存します。ただし、早めに使い切るようにしましょう。冷凍保存の場合は、皮つきのまま使いやすい大きさに切って水にさらし、水気を十分に拭き取ったあと、冷凍用保存袋に入れて冷凍庫へ。使うときは凍ったまま調理します。1ヶ月を目安に食べ切りましょう。

VEGEDAY COLUMN —— SWEET POTATO

① 蒸し器、電子レンジ、オーブン これが正解の調理法

甘く、しっとりした食感に！ 蒸し器を使う方法

❶蒸気がよく通るように、皮つきのさつまいもを切って下写真のように立て、蒸し器に並べる。❷さつまいもの上にキッチンペーパーをかぶせ、ふたをして火にかける。❸40分くらいを目安に加熱する。

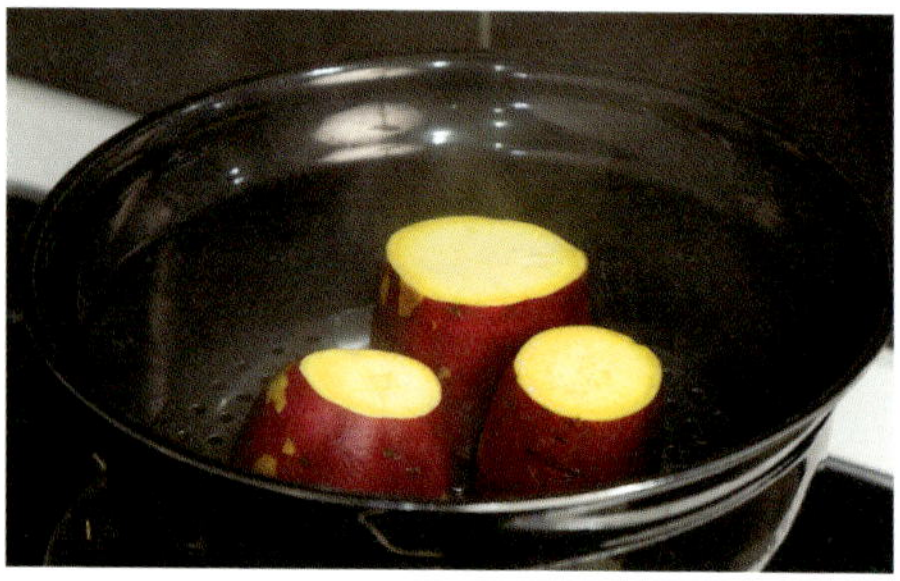

水蒸気に包まれてゆっくり加熱されることで、さつまいものでんぷんが水を含んで糊化されます。酵素（β-アミラーゼ）によって糖化も進み、甘みをより強く感じることができるのです。

簡単でうれしい 電子レンジ&オーブン加熱

❶さつまいもの皮の上からフォークで4、5ヶ所刺して穴をあける。❷❶を湿らせたキッチンペーパーで包み、ラップを巻く。ただし両端は蒸気が抜けるよう開けておく。100℃以下で加熱できる「生解凍」の機能で15分ほど加熱する。❸その後ラップとキッチンペーパーを外し、オーブンのグリル機能で20分ほど焼く。オーブントースターを使ってもよい。

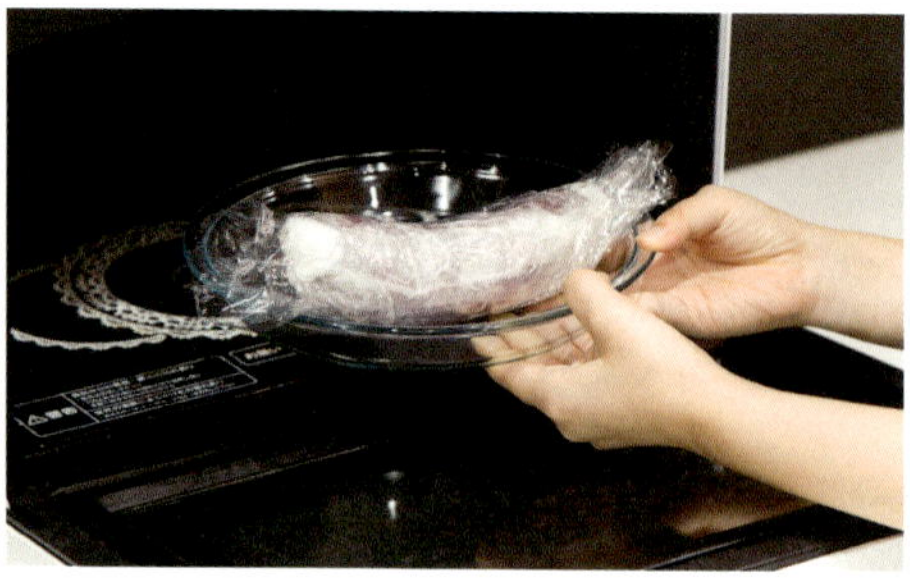

電子レンジでの加熱は水分の蒸発が著しいので、そのままの状態で加熱するのではなく、必ずキッチンペーパー、ラップなどを利用しましょう。

じっくり焼く！　オーブンレンジの加熱調理

調理にかけられる時間があるときは、オーブンレンジでじっくり加熱するのがおすすめ。さつまいもから蒸発した水分によって、蒸し焼きのような状態で調理ができます。方法は以下の通りです。

❶オーブンを「予熱あり、加熱温度200～220℃」に設定する。加熱時間の目安は40分ほど。

❷さつまいもは、皮つきのまま竹串やフォークで数ヶ所刺して穴をあける。

❸温まったら、天板にさつまいもを4～5本並べ、中段に入れてスタートを押す。途中で転がして天板に触れる部分や、向きを変えるとよい。オーブンが小さかったり、電熱線に近くて焦げそうだったりする場合は、途中からアルミホイルを全体にかける。

❹タイマーが切れたら、竹串で刺して焼け具合を確認する。

2 どの品種がおすすめ？料理に合わせて選ぼう

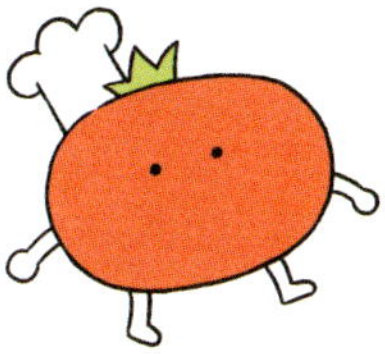

煮物、焼きいも、スイーツには ベニアズマと高系14号

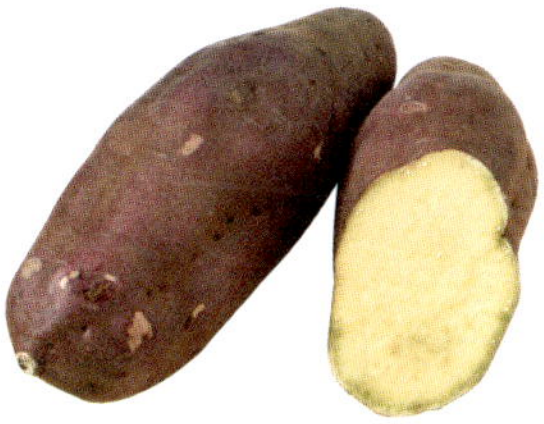

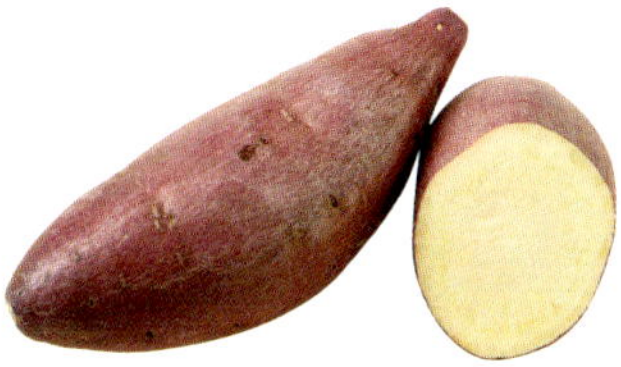

関東地方の代表品種である「ベニアズマ（左上写真）」は、皮が厚く、濃い赤紫色。甘みが強く、加熱すると皮が鮮やかな紅色になります。実の色は濃黄色で、繊維が少ないため口当たりがよいのが特徴です。一方、西日本での生産量が多いのが「高系14号（左下写真）」。皮は紫紅色で、実は淡黄色。糖度が高く、少しねっとりとした食感になります。上品な甘さが特徴の徳島県の「鳴門金時」や石川県の「五郎島金時」も、高系14号の系統です。

スイーツ、焼きいも、天ぷらにはべにはるか

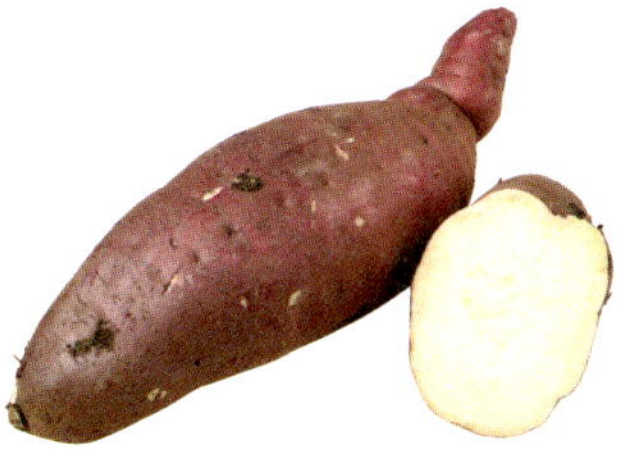

「べにはるか」は、麦芽糖を多く含んだ、上品な甘さの品種。なめらかな舌ざわりが特徴で、ペーストにすればお菓子作りなどに最適です。蒸す、焼くなどの加熱調理後の実の食感は、掘りたてはやや粉っぽさがありますが、保存しておくと甘みがさらに増します。

焼きいも、ふかしいもには ひめあやか

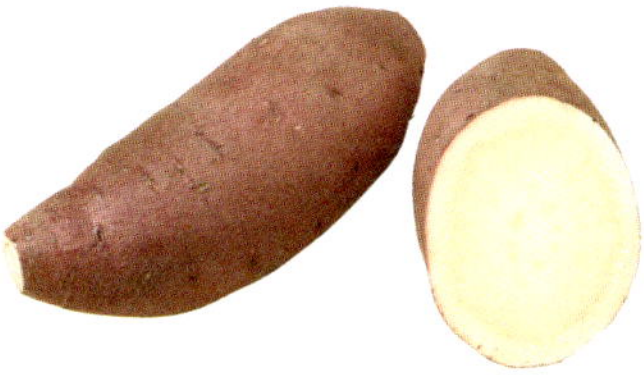

新品種の「ひめあやか」は、食感がしっとりとしています。実の色は、鮮やかできれいな黄色。ほかの品種に比べて小さく（1個の平均重量は約140gと、ベニアズマや高系14号の6割程度）、食べ切りサイズのため焼きいもに向いています。

サラダ、スイーツには パープルスイートロード

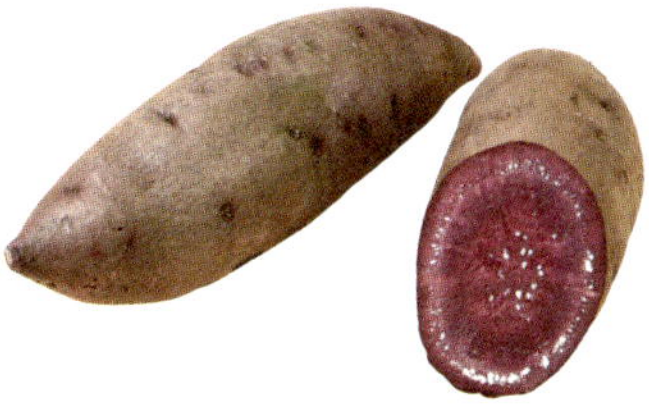

「パープルスイートロード」は、皮が濃い紫で、実も鮮やかな紫色。紫いものなかでも、甘くておいしくなるように品種改良されて誕生しました。ポリフェノールを含むことでも注目されている品種です。

じゃがいもは通年常備したい便利野菜。
つぶして、煮込んでさまざまな料理にアレンジ可能

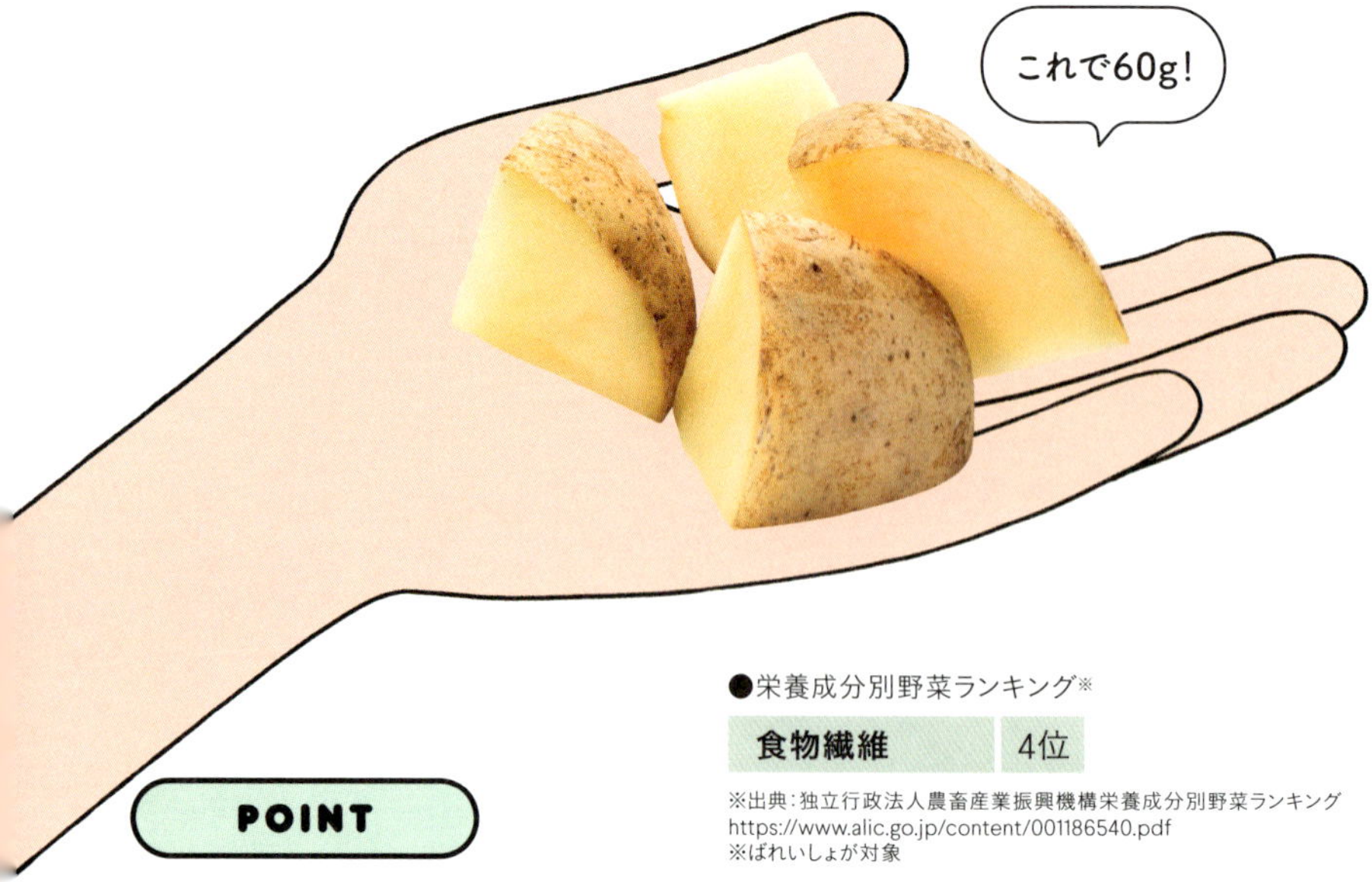

●栄養成分別野菜ランキング※

食物繊維	4位

※出典：独立行政法人農畜産業振興機構栄養成分別野菜ランキング
https://www.alic.go.jp/content/001186540.pdf
※ばれいしょが対象

POINT

- 春から夏に出回る新じゃがは、みずみずしく皮が薄いのが特徴
- 冷蔵すると低温障害を起こして傷むので、キッチンペーパーで包み、風通しのよい場所で常温保存

通年手に入りやすく幅広い料理に使えるじゃがいもは、常備野菜にとてもおすすめ。ホクホクした食感の「男爵」、ねっとりした食感の「メークイン」があり、男爵は粉吹きいもやポテトサラダ、メークインは煮込み料理に向くといわれますが、お好みで「今日はどっちの食感がいいかな」と選んでもよいでしょう。茹でるときは、皮がついたままのほうが栄養の流出を防ぎやすいといわれます。そのためにもまず、周りをしっかり洗うことが大切。水に数分浸けておくと、汚れがふやけて落としやすくなります。皮つきで茹でるといっても、丸のままだと時間がかかるので、半分に切るとよいでしょう。

from野菜と生活 管理栄養士ラボ

同じいも類のさつまいも、里いもと比較すると、食物繊維とビタミンCが最も多いのはじゃがいも。ビタミンCがでんぷん質に守られて加熱で壊れにくいのは、ほかのいも類とも同様です。カリウムは100gあたり410mg含まれています。野菜のなかではそれほど多くはありませんが、食卓に登場する頻度や一度に食べる量を考えると、カリウムの摂取源として期待できます。

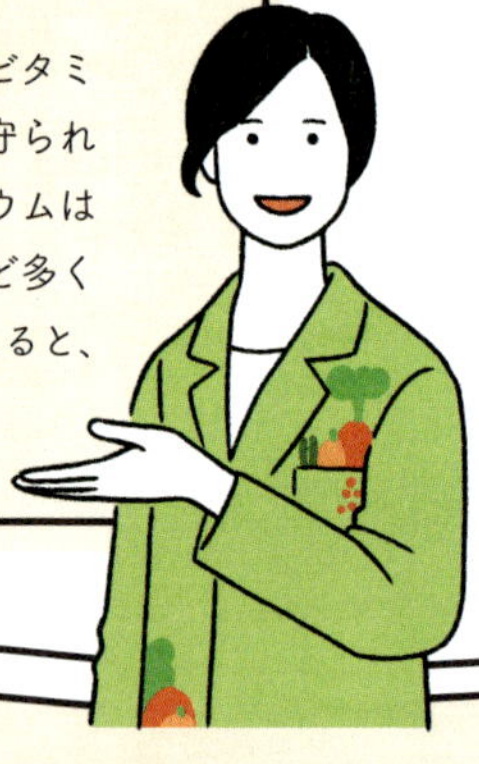

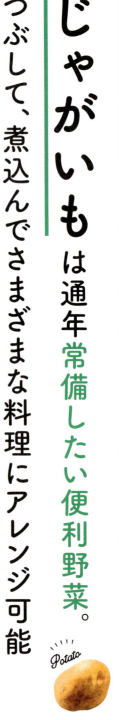

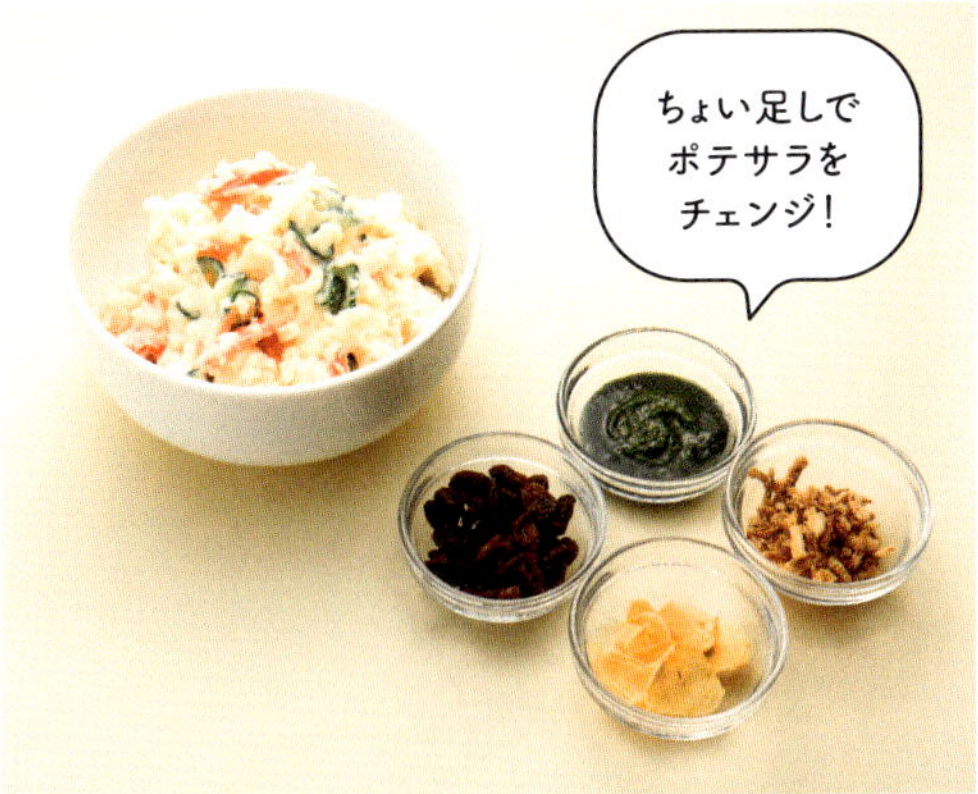

食べ方アイデア

定番ポテトサラダは具材でアレンジ

ポテトサラダは、じゃがいもをメインに味わえる定番レシピ。つぶしてマヨネーズで和えてベースを作ったら、中に入れる具材をいろいろ変えてみると違ったおいしさを味わえます。一般的なハムやきゅうりのほか、クリームチーズを加えて濃厚にしたり、ツナやサケフレークを加えたりなど。また、フライドオニオンやフライドガーリック、レーズンを入れたり、パスタ用のバジルペーストを加えても◎。サンドイッチの具材にしてもおいしくいただけます。

食べ方アイデア

学校給食で大人気!　じゃがいものきんぴら

岐阜市の学校給食では「じゃがいものきんぴら」が、いも類を使った料理のなかで特に人気のメニューのようです。じゃがいものほか、ごぼうやにんじん、さやいんげんといった野菜が使われているのもポイント。じゃがいもの千切りはさっと炒めるにとどめるとシャキシャキが残ります。ラボメンバーのおすすめは、ちょっぴりカレー粉をふりかけること。じゃがいもとマッチしておいしいですよ。

出典：岐阜市学校給食人気メニューレシピ
https://www.city.gifu.lg.jp/_res/projects/default_project/_page_/001/003/875/zyagaimonokinnpirar5.pdf

淡色野菜

CHECK!

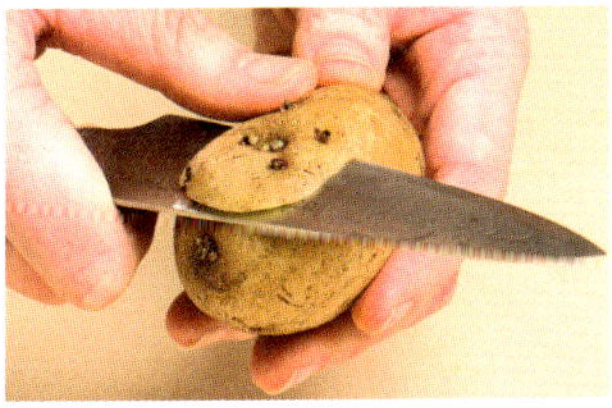

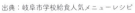

じゃがいもの芽は皮ごと取り除く

じゃがいもの芽や緑の部分には、ソラニンやチャコニンという有害物質が含まれています。皮を厚めにむいて、芽を根元から取り除きましょう。皮の色が緑がかっている場合も、厚めにむきます。白い表面が出るまで皮を削り取るようにしましょう。

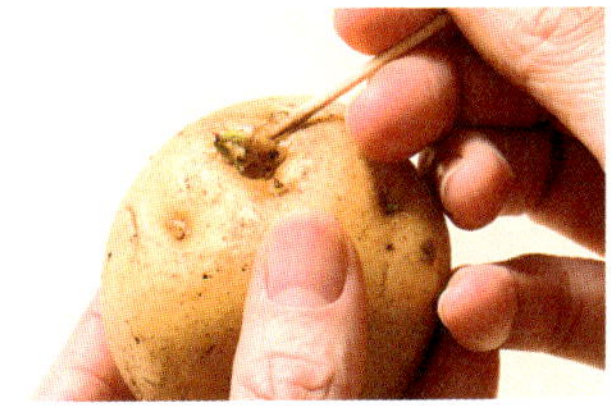

皮つきで調理する場合は?

皮つきで調理して食べる場合は、皮が緑色に変色しておらず、発芽していないものを選びます。小さな芽が気になる場合は、左写真のように芽の周りに爪楊枝を刺してこそげ取ります。包丁でえぐると、そこから水分が入ってじゃがいもが水っぽくなるので、避けましょう。

VEGEDAY COLUMN — POTATO

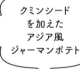

① プロ直伝！ カリッと仕上げるじゃがいものガレットのレシピ

表面はカリッと香ばしく
中はホクホク！

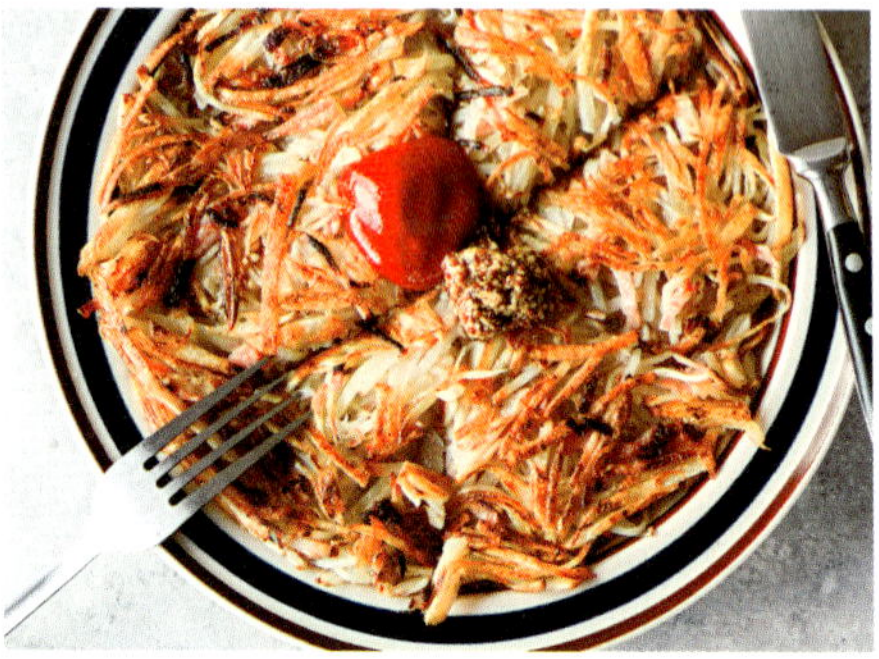

RECIPE

じゃがいものガレット（2人分）

❶じゃがいも3個は芽を取って千切りにする。ハム3枚も千切りにする。
❷ボウルにじゃがいもと塩ふたつまみを入れて軽く混ぜ、10分ほどおく。
❸ボウルの底に少し水分が出てきたら、ハムと小麦粉小さじ2を入れてよく混ぜる。この工程が、カリッと焼くコツ。
❹フライパンにオリーブ油大さじ2を入れて温め、❸を入れて円盤状に形を整え、中火で焼く。
❺30秒ほど焼いたら、フライパンと生地の間にフライ返しを一度入れてはがし、フライパンを揺すりながら中火で2分ほど焼く。
❻上下を返して、中火で2分ほど焼く。
❼器に盛り、塩適量と粗びき黒こしょう少々をふり、粒マスタードとトマトケチャップ各適量を添える。

② 定番レシピ おつまみ ジャーマンポテト

RECIPE

ビールに合うジャーマンポテト（2人分）

❶じゃがいも3個は芽を取って皮をむき、ひと口大に切る。水大さじ2と一緒に耐熱ボウルに入れ、ラップをかけて電子レンジ（600W）で8分加熱する。
❷玉ねぎ1/4個は薄切りにする。ベーコン60gは1cm幅に切る。
❸フライパンにオリーブ油大さじ1と1/2を入れて温め、❷を入れて玉ねぎがしんなりするまで炒める。
❹❸に水気を切ったじゃがいもを加えて、じゃがいもを転がしながら表面に焼き色をつけるように炒める。
❺塩小さじ1/4、クミンシード小さじ1/2、粗びき黒こしょう少々で味をつけて器に盛り、パセリのみじん切り1枝分とレモン1/4個を添える。

クミンシード
を加えた
アジア風
ジャーマンポテト

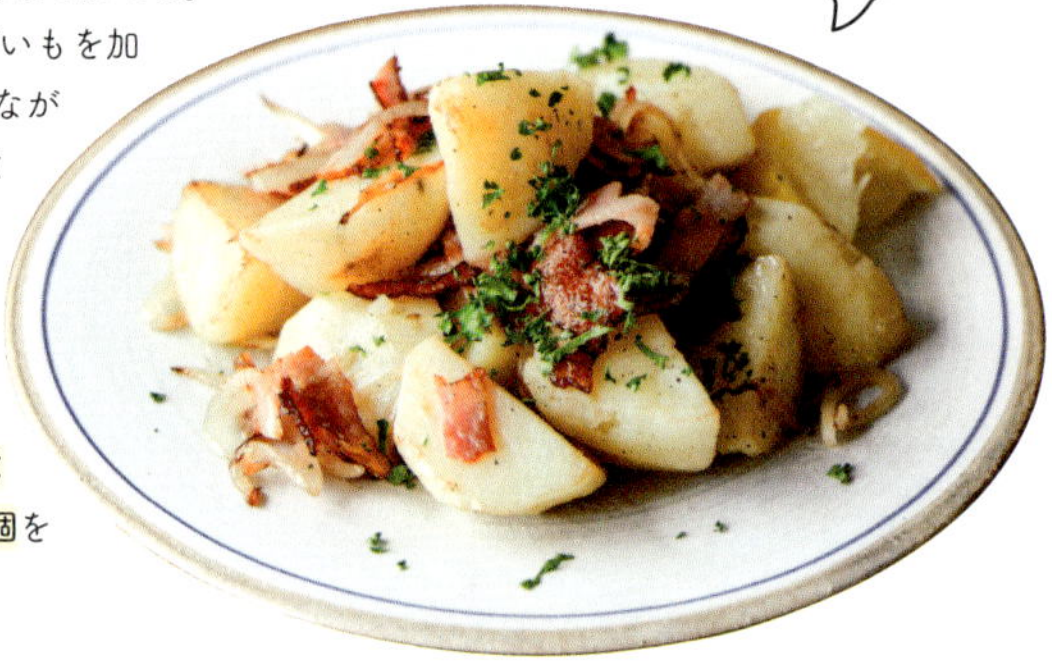

③ 簡単ランチに！ホタテ水煮缶と合わせた15分リゾット

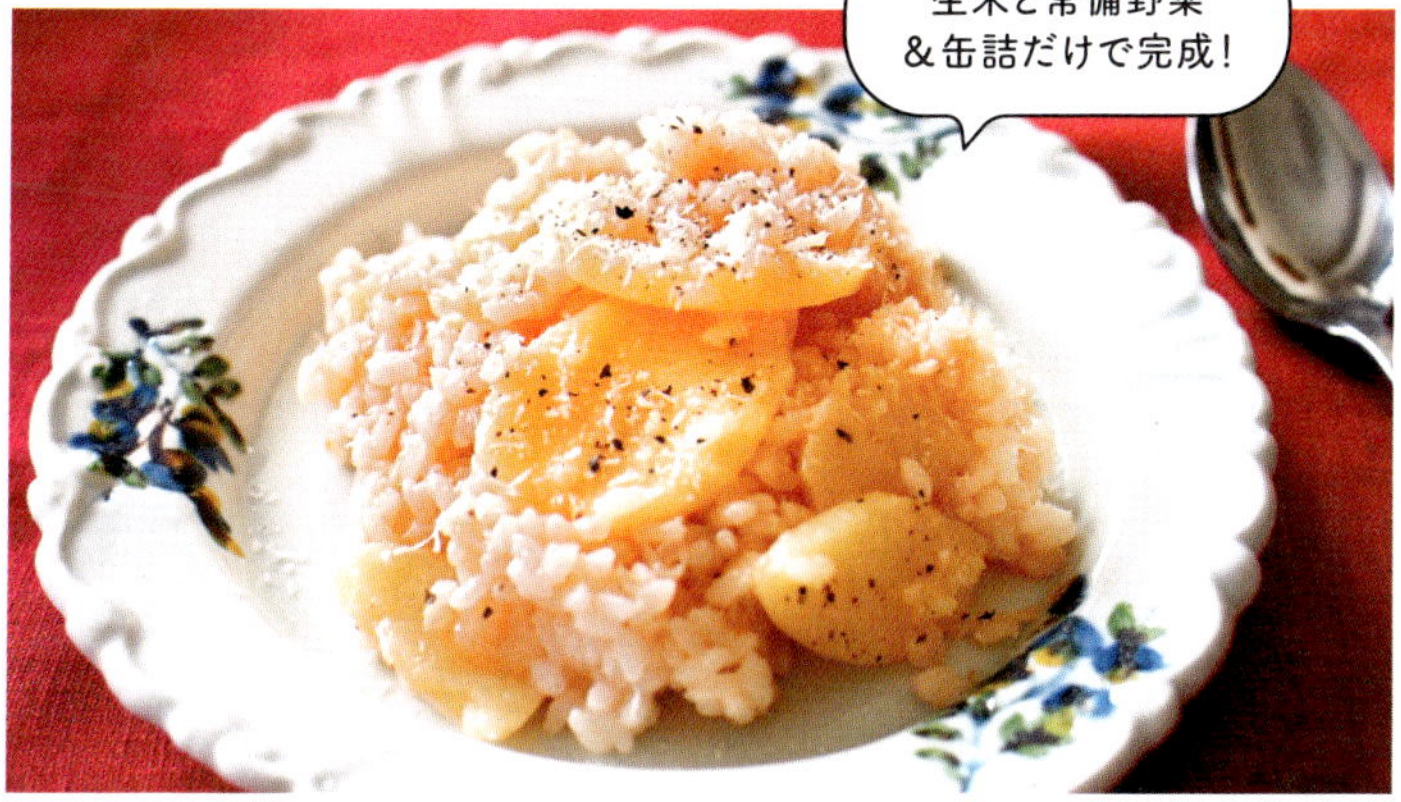

生米と常備野菜
＆缶詰だけで完成！

RECIPE

じゃがいもとホタテ水煮缶のリゾット（2人分）

❶じゃがいも（小）2個（220g）は皮をむき、5㎜ほどの厚さに切る。
❷玉ねぎ（小）1/2個（45g）、にんにく1片はみじん切りにする。
❸大きめのフライパンに、オリーブ油大さじ1、❷、塩小さじ1/3を入れ、中火で玉ねぎがしんなりして透き通るまで炒める。さらに生米（研がずに使う）1合と白ワイン大さじ1を加えて混ぜ合わせる。
❹❸に、湯（沸騰したもの）600㎖とじゃがいも、ホタテ水煮缶（貝柱割り身）40gを汁ごと入れて混ぜ合わせる。ふたをして中火（湯がぬるいようなら弱めの強火）で7～8分煮込む。
❺ふたを取り、木べらで混ぜる。水分が多いようなら、少し火を強めて1～2分加熱し、水分を飛ばす。トマトケチャップ大さじ1を加え混ぜ合わせる。
❻器に盛り、パルメザンチーズと粗びき黒こしょうをお好みでかける。

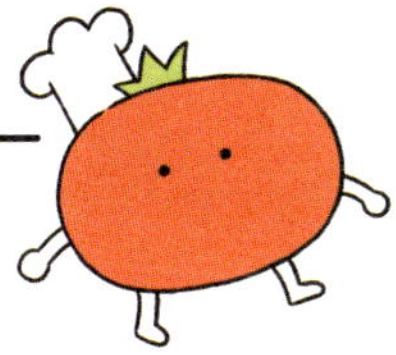

④ 常備したじゃがいもをうまく使い切るレシピ

RECIPE

じゃがいもの小判焼き（4人分）

❶じゃがいも5個は蒸して皮をむき、全体がしっかりとなじむようにつぶす。
❷にんじん1/4本（小1/2本）、玉ねぎ（中）1/2個、ピーマン1個はみじん切りにする。
❸ベーコン3枚（約60g）は3㎜角くらいに切る。
❹フライパンを熱して❸を炒め、❷を加えてさらに炒める。
❺ボウルに❶と❹を入れ、塩、こしょう各少々を加えてよく混ぜ合わせる。
❻❺を8等分に分け、小判形にする。
❼フライパンに油適量をひき、❻を両面に焦げ目がつく程度に焼く。
❽皿に❼を盛り、くし形に切ったトマト2個分、ちぎったレタス適量を添える。

香ばしさとカリッとした
食感がたまらない！

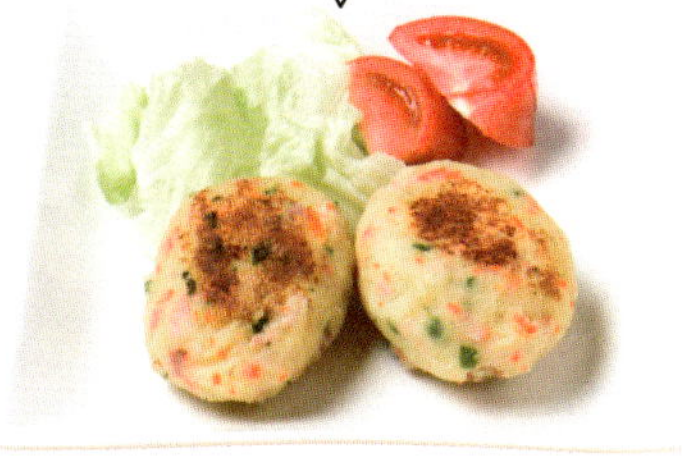

淡色野菜

里いもは、ほかのいも類にないしっとり食感。煮物以外のバリエーションも豊富

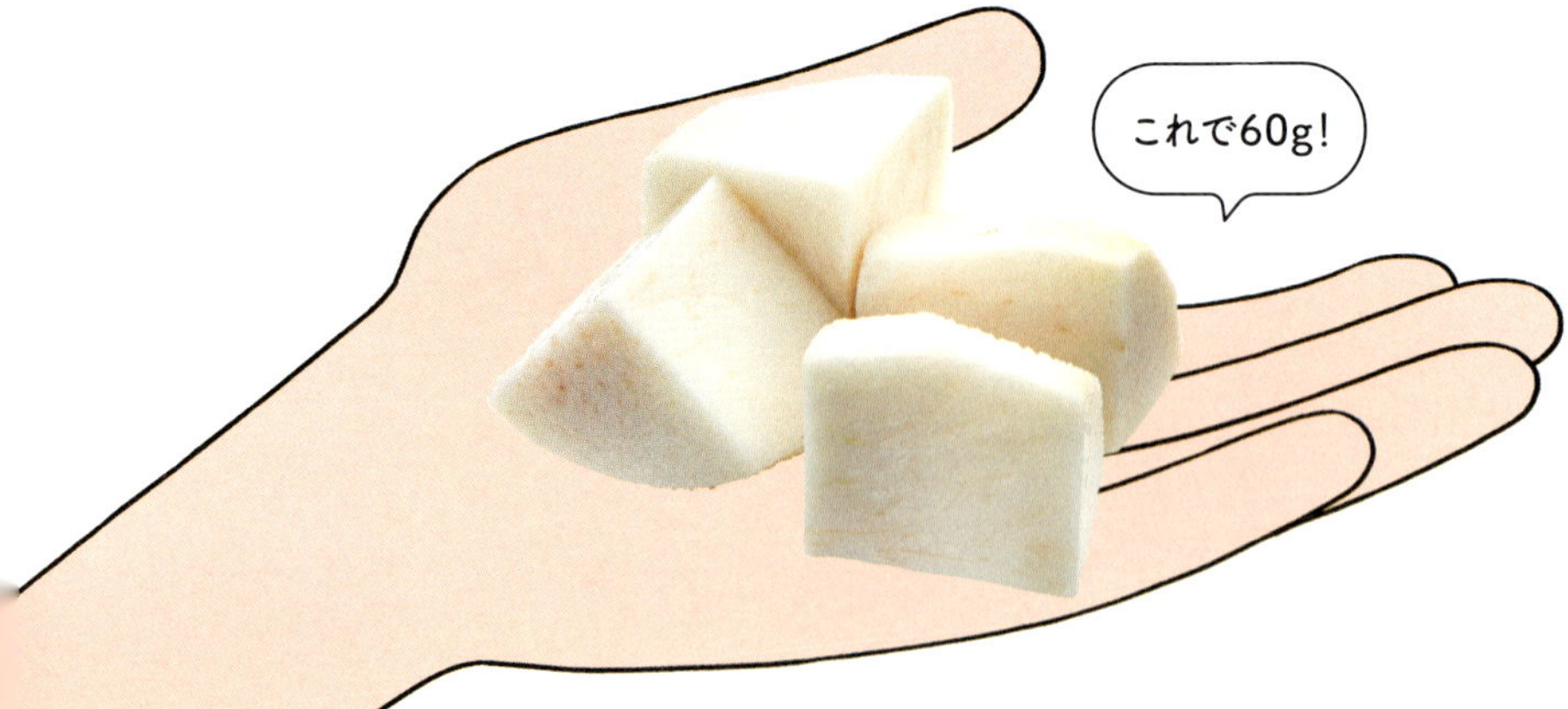

●栄養成分別野菜ランキング※

カリウム	6位

※出典：独立行政法人農畜産業振興機構栄養成分別野菜ランキング
https://www.alic.go.jp/content/001186540.pdf

POINT

- 買ってきた袋入りのまま保存すると、カビや傷みの原因に
- 泥つきのまま新聞紙で包むか紙袋に入れ、5℃以上の場所で保存

里いもは、ほかのいも類に比べて食感がしっとり、ねっとりしています。これは、でんぷん質が微細で、加熱すると糊化しやすいためです。「皮をむくと手がかゆくなる」など下ごしらえが面倒なイメージを持たれがちですが、**皮むきは電子レンジを使えば簡単**。皮にぐるりと一周、切り目を入れたら耐熱容器に少量の水と一緒に入れてラップをかけ、竹串が刺さる程度のやわらかさになるまで600Wで約5分加熱します（5個［200～250g］の場合）。熱いうちにふきんやキッチンペーパーでくるみ、押し出すようにするとつるんとむけます。**里いもは水分が多く、さつまいもやじゃがいもに比べると日持ちしにくい**ので、なるべく早めに使い切りましょう。

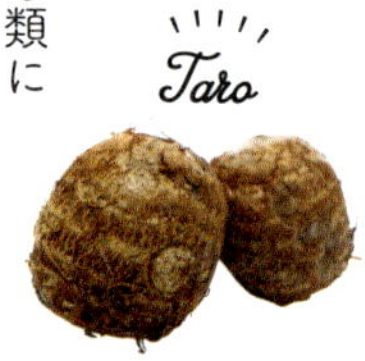

from 野菜と生活 管理栄養士ラボ

山で自生する「山いも」に対して、里で栽培されるのでこの名がついたという里いも。ほかのいも類と同様に、ビタミンC、カリウムなどを含みます。また、いも類のなかでは比較的カロリーが低いという特徴も。里いもをさわると手がかゆくなるのは、ぬめりの成分であるシュウ酸のとがった結晶が皮膚を刺激するためです。かゆくなったときは、酢をつけると楽になるといわれます。

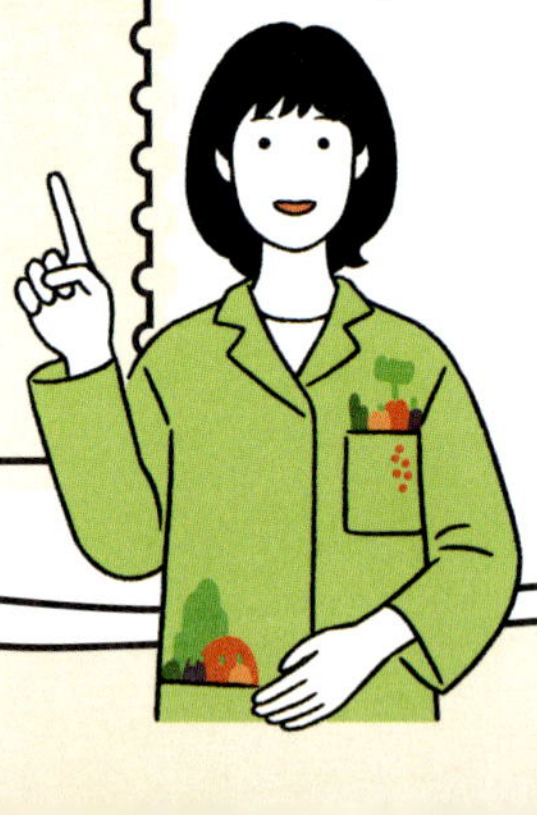

食べ方アイデア 青のりがアクセント！里いものポテトサラダ

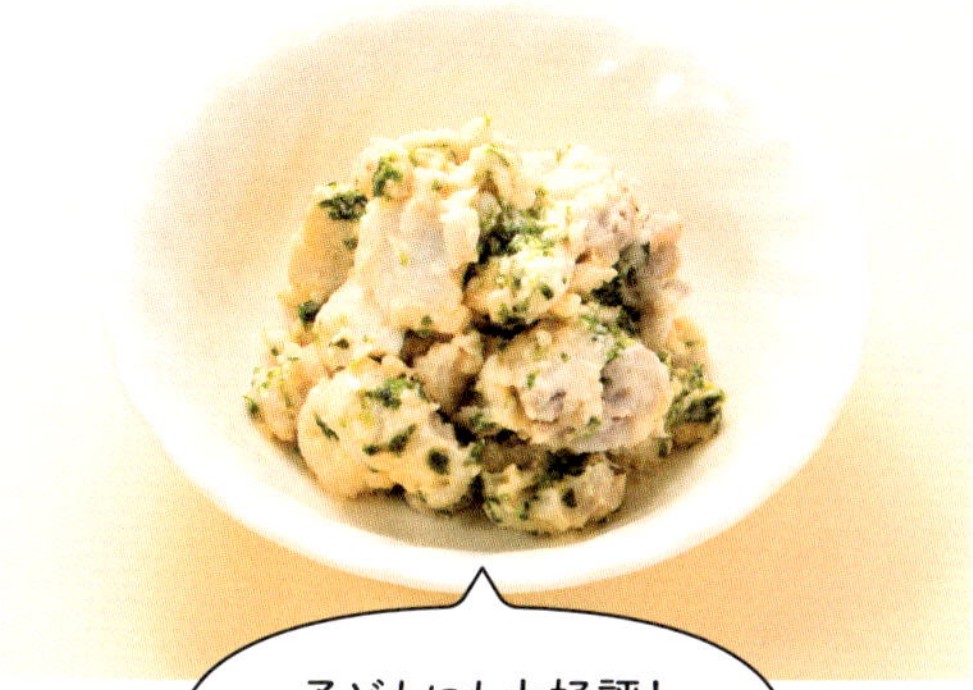
子どもにも大好評！
やさしい風味のポテサラ

早く里いもを使い切りたいけれど、しょうゆ味の煮物や甘辛系の味つけには飽きた……という方は、じゃがいものかわりに里いもでポテトサラダを作ってみましょう。電子レンジで加熱した里いもの皮をむき、つぶしてマヨネーズで和えたら、塩・こしょうなどで調味します。ここに**青のりを加えると、青みと磯の香りがぴったりのアクセントに！** さっぱりと仕上げたいときは、マヨネーズを使わずに塩・こしょうだけでも作れます。

食べ方アイデア 出盛り期の冬におすすめ！ 里いもの豚汁

ほっこり温まる豚汁は、里いもの出盛り期である冬にこそおすすめのメニューです。電子レンジを使って皮むきすると簡単ですが、**汁物に入れるときは、できれば生のまま包丁で皮をむくほうがおすすめ**。生のまま加熱することで、ねっとり、しっとりとした食感に仕上がります。生のまま皮をむくときは、**里いものぬめりで滑らないように水気をしっかり拭いておくのがポイント**。かゆみ対策には、使い捨てのビニール手袋を活用しましょう。

RECIPE

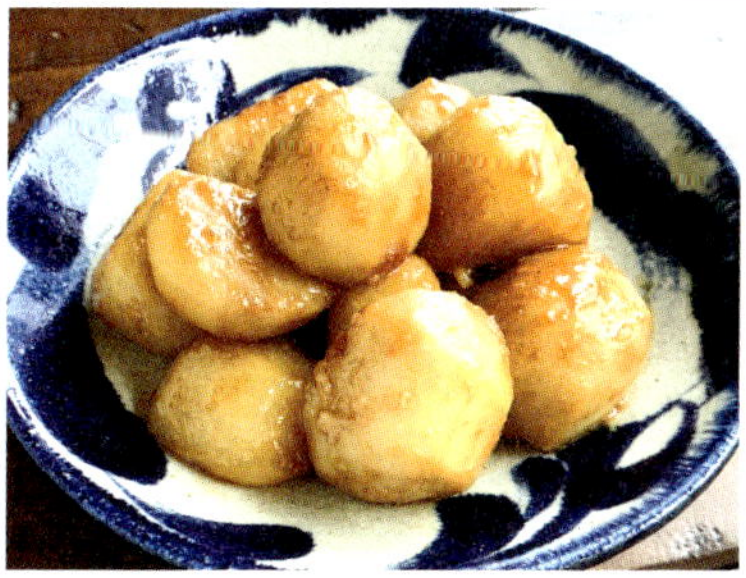

煮物と違い、汁気がなくなるまで煮詰めることで、里いも本来の濃厚なおいしさを楽しめる煮っころがし。簡単に作れるのも魅力です。

里いもの煮っころがし（2～3人分）

❶里いも8個（約400g）は厚めに皮をむいて食べやすい大きさに切り、面取りをする。
❷鍋にサラダ油大さじ1を熱して❶を入れ、弱めの中火で7～8分、表面が透き通るまで、しっかり炒める。
❸水200㎖、和風だしの素小さじ1を加え、ひと煮立ちしたら砂糖大さじ1、みりん大さじ1、しょうゆ大さじ1を加える。落としぶたをして5分ほど煮る。
❹落としぶたを外して火を強め、煮汁を飛ばす。ときどき上下を返しながら、一気に水分を飛ばして。混ぜた際に鍋底が見えるようになったら火を止める。
❺煮汁がなくなって里いもに絡んだら、器に盛る。

にんにくは、食欲を刺激する独特の香りが魅力。
調味料としても大活躍

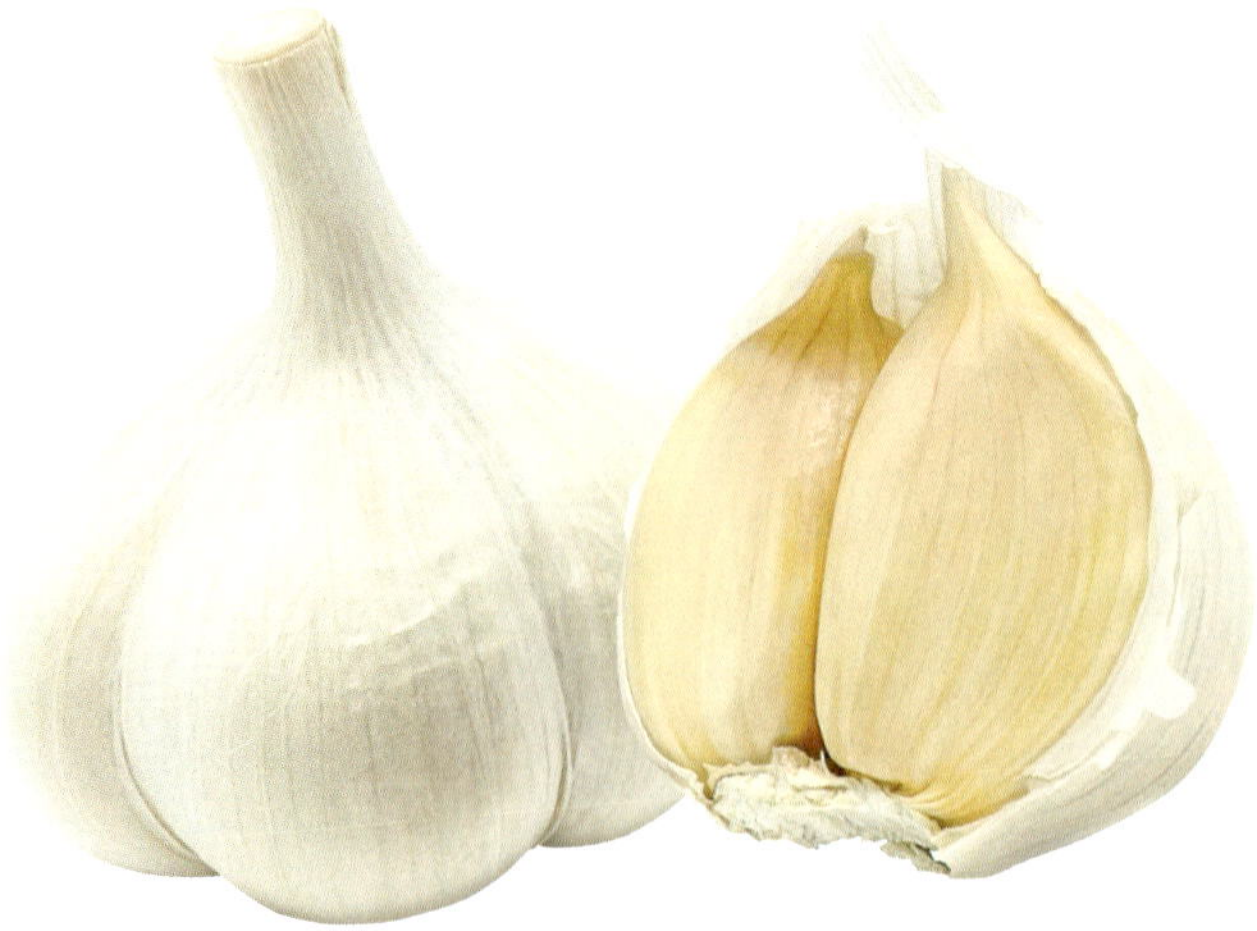

●栄養成分別野菜ランキング※

ビタミンB1	4位	食物繊維	9位

※出典：独立行政法人農畜産業振興機構栄養成分別野菜ランキング
https://www.alic.go.jp/content/001186540.pdf

POINT

- 外皮の色が乳白色で、全体にハリとツヤのあるものが◎
- 緑色の芽は加熱すると焦げ臭くなるので取り除く

にんにくは「香りがすべて」といってもよいほど。イタリアンや中華などの料理に少し加えるだけで、食欲をそそるような香りと旨味が広がります。香りの成分であるアリシンは加熱に弱いのが特徴ですが、油と一緒に調理すると分解されにくくなります。そのため、**にんにくを煮込み料理に使いたいときは、先に油で軽く炒めておくと効果的です。**にんにくは主に香りづけに使われますが、おかずとしてメインで味わうのもおすすめ。薄皮をむいて多めの油で揚げ焼きにし、最後にバターで風味づけして塩・こしょうで味を調えると、ホクホクした食感を楽しめます。ただし、香りはかなり残るので、人に会う予定がない日にどうぞ。

from 野菜と生活 管理栄養士ラボ

にんにくには、ビタミンB1やB6などの栄養素が含まれています。香りの成分であるアリシンには、ビタミンB1の吸収を促進する働きも。豚肉はビタミンB1を多く含むので、豚肉のしょうが焼きに、隠し味としてにんにくも少し加えてみてはいかがでしょうか？　栄養面の効率がアップするうえ、香りと旨味も増すので、いつものしょうが焼きをおいしくレベルアップできますよ。

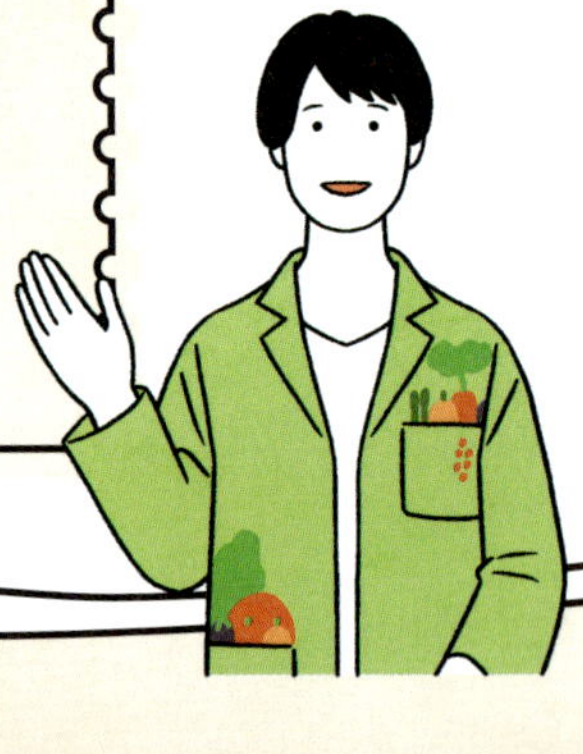

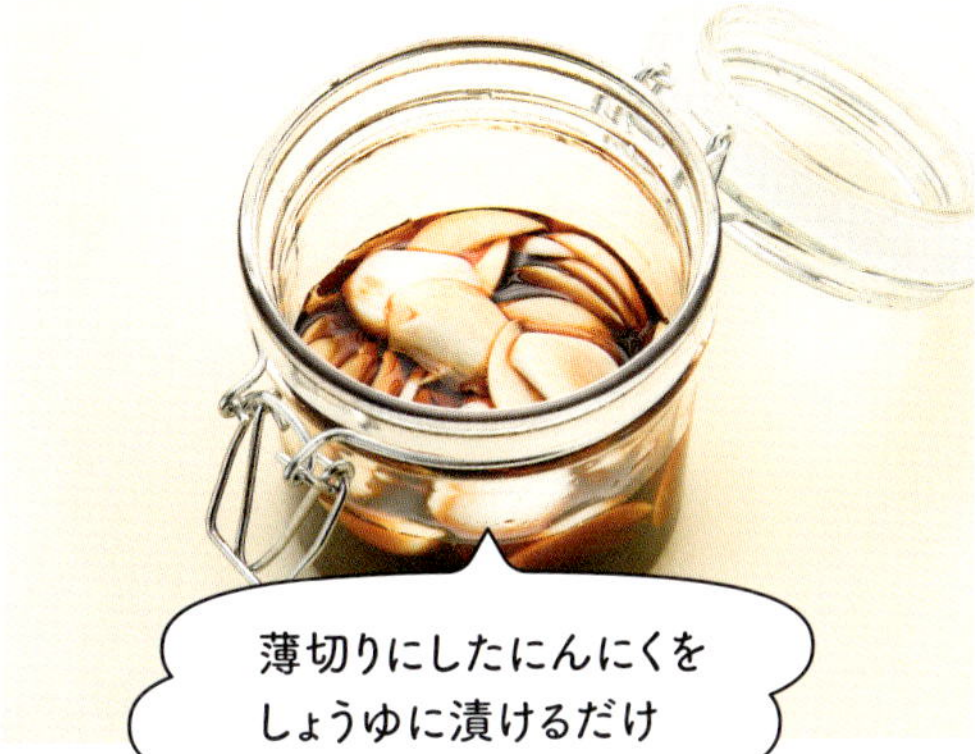
薄切りにしたにんにくを
しょうゆに漬けるだけ

食べ方アイデア

幅広く活用できるしょうゆ漬けとオイル漬け

にんにくは冷凍保存するほか、「しょうゆ漬け」「オイル漬け」にして保存しても便利です。みじん切りかスライスにしたにんにくを、しょうゆやお好みの油に漬けるだけ。にんにくのしょうゆ漬けは、卵かけご飯やチャーハンのほか、カツオの刺身にもぴったり。オイル漬けは、ペペロンチーノなどのパスタ作りや、肉を焼くときに活躍します。いずれも消毒した清潔な容器を使い、冷蔵保存することがポイントです（保存期間は1ヶ月程度）。

※オリーブ油は白く固まることがありますが、スプーンですくってお使いください。

保存のアイデア

たくさん手に入ったら冷凍保存がおすすめ

大量のにんにくを使い切れないときは、冷凍保存するのがおすすめです。**薄皮がついたままバラバラに分けたものを、そのまま冷凍用保存袋に入れて冷凍します。**使うときには、薄皮がパラッとはがれてくれるうえ、水分が少ないのでガチガチに凍らず、包丁もラクに入ります。ちなみに、おろしたものを冷凍保存することもできますが、匂いが強く出て庫内に残りやすいのが注意点。おろしたものはなるべくその場で使い切るほうがよいでしょう。

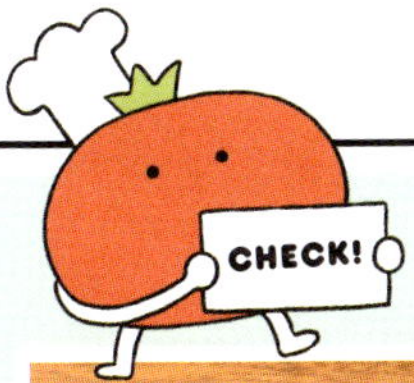

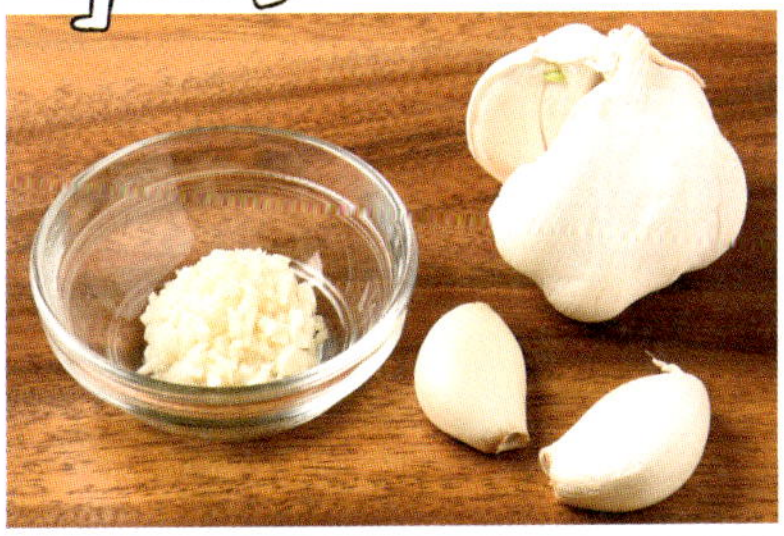

にんにくはエジプトで紀元前3000年頃からすでに栽培されていたという記録が残っています。当時は宗教儀式に用いられたようです。ピラミッド建設の労働者に食べさせていたとも言われています。

にんにくの匂いを抑えるには？

にんにくの香りが気になる場合、電子レンジ加熱で手軽に抑えることができます。皮をむかずに丸ごとラップで包み、電子レンジ（600W）で約1分30秒加熱したあと、水にさらして冷ますとよいでしょう。さらに香りを弱めたい場合は、牛乳やすりおろした生のリンゴ、リンゴジュースなどに浸します。

にんにくの食べすぎに注意！

にんにくは大人で1日に2～3片が適量とされていますが、個人の消化機能によりますので、食べすぎないようにしましょう。特に、空腹時に生のにんにくを食べるのは胃の粘膜への刺激が強すぎるため、加熱したものを少しずつ食べるのがおすすめです。

しょうがの皮には強い香りがある。まとめて下ごしらえすると時短に

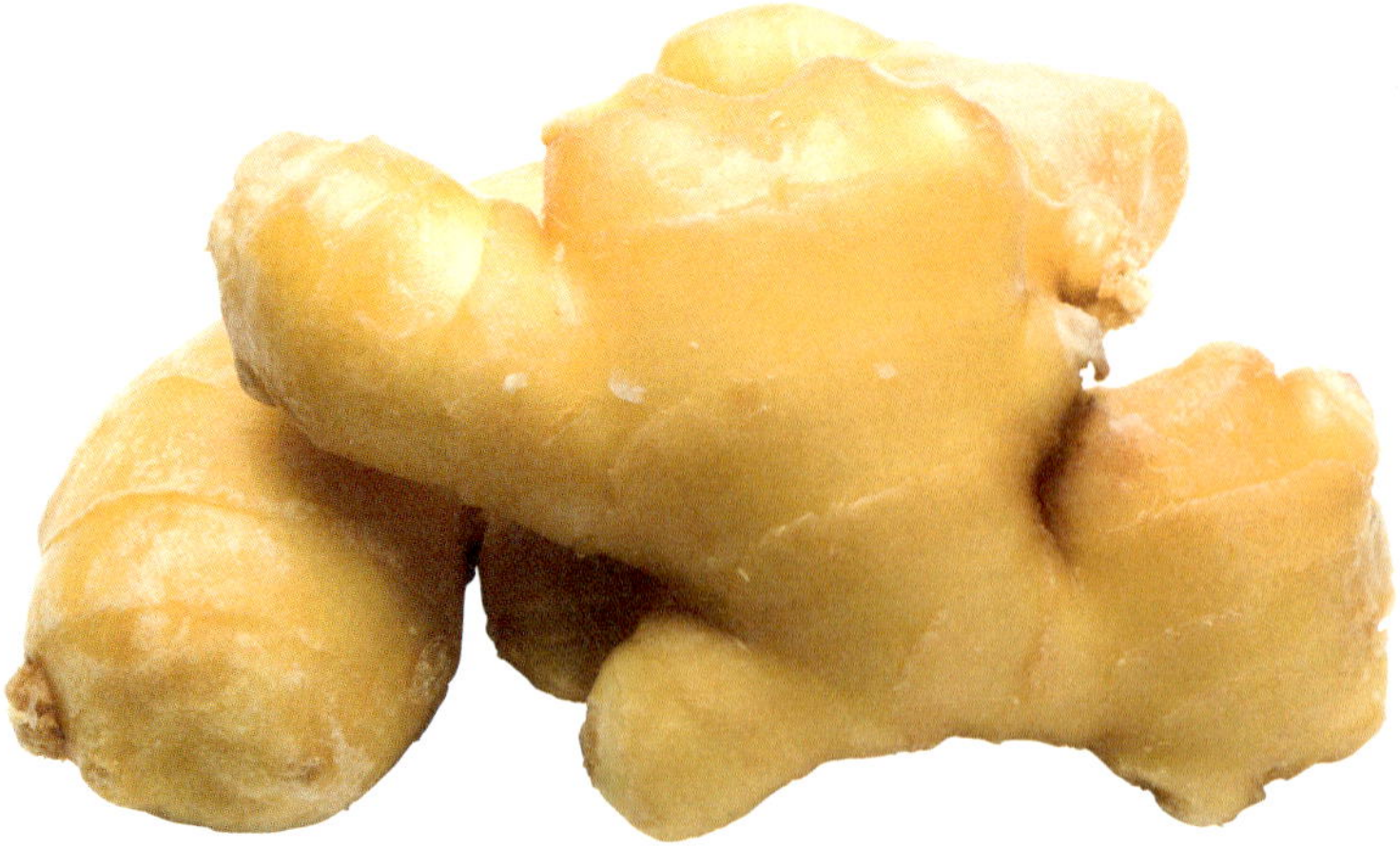

POINT

- 皮に傷がなく、全体がふっくらしているものが◎
- 薄切りは煮物、千切りは炊き込みご飯、すりおろしは漬け汁などに

しょうがのさわやかな辛みは、ジンゲロールやショウガオールと呼ばれる成分によるもの。また、たんぱく質を分解する酵素も含まれ、肉をやわらかくする効果があります。ただし、市販のチューブ入りしょうがは加熱されていて酵素の働きが期待できないので、豚肉のしょうが焼きをやわらかく仕上げたいときは、生のしょうがを使いましょう。**しょうがを買ったら、薄切り・千切り・すりおろしの3点セットを作って冷凍しておくと、すぐ料理に使えて便利です。**下ごしらえする時間がなく、かたまりのまま冷蔵保存するときは、煮沸かアルコール消毒した清潔な容器にしょうががかぶるくらいの水を入れ、2～3日おきに水を替えると1ヶ月ほど保存できます。

from 野菜と生活 管理栄養士ラボ

しょうがの辛み成分であるジンゲロールは、加熱するとショウガオールに変わります。しょうがの香りは皮にも多く含まれるので、しっかり洗って皮つきのまま使うのがおすすめ。皮は薄く口に残りにくいので、針しょうがを作るとき以外は、ほぼ皮ごと使って問題ないでしょう。生のものはにんにくと同様にかなり刺激が強いので、一度にたくさん食べすぎないように気をつけてくださいね。

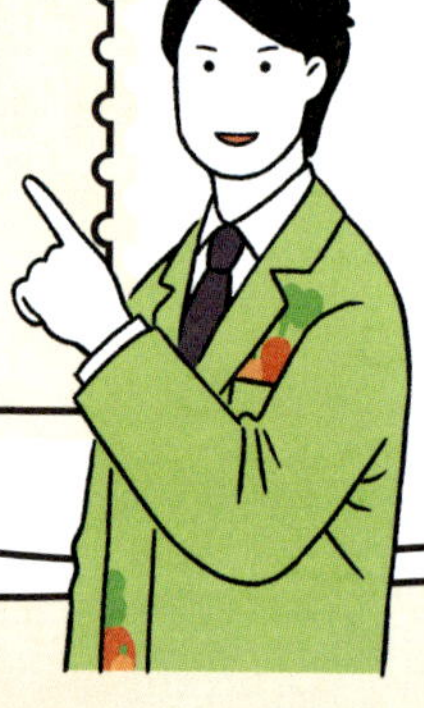

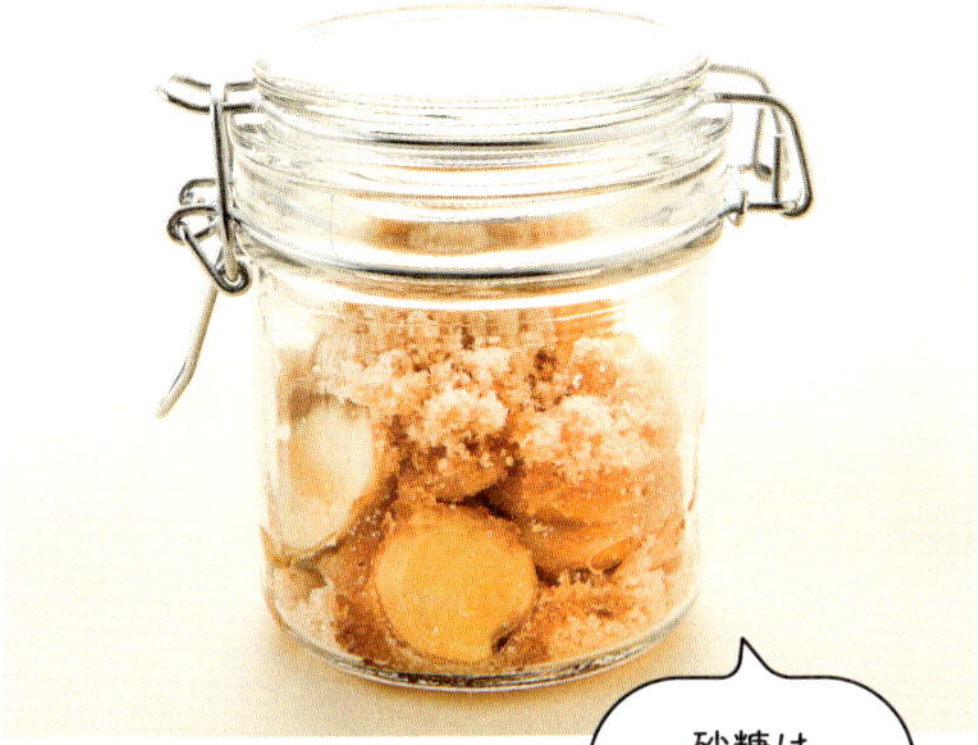

食べ方アイデア はちみつ漬けよりコスパ◎！しょうがの砂糖漬け

しょうががたくさん手に入ったときは、はちみつ漬けにすると飲み物や料理に使えて便利。ただ、**はちみつは少々値が張るので、かわりに砂糖に漬けるのもおすすめです。**消毒した清潔な容器にスライスしたしょうがと砂糖を入れ、冷蔵保存します。しばらくすると水分が出て上のほうにたまるので、ときどき混ぜながら保管すると、1ヶ月くらいは十分持ちます。**炭酸水で割ったり、料理の調味料にしたり**と、幅広く使えますよ。

※はちみつを使用する場合は、1歳未満の乳児には食べさせないでください

食べ方アイデア 葉がついている、葉しょうがの食べ方は？

まだ小さいうちに葉をつけたまま出荷されるしょうがは「葉しょうが」といわれ、なかでも谷中しょうがが有名です。一般的には、生のまま味噌や味噌マヨをつけてかじりますが、**ラボメンバーのおすすめは、葉の間から2つに割って味噌をはさみ、トースターで焼く食べ方！** 味噌が焦げる程度に焼くと、加熱によって水分が飛んでしょうがの旨味がギュッと凝縮され、辛みもほどよくやわらぐので、お子さんでも食べやすくなりますよ。

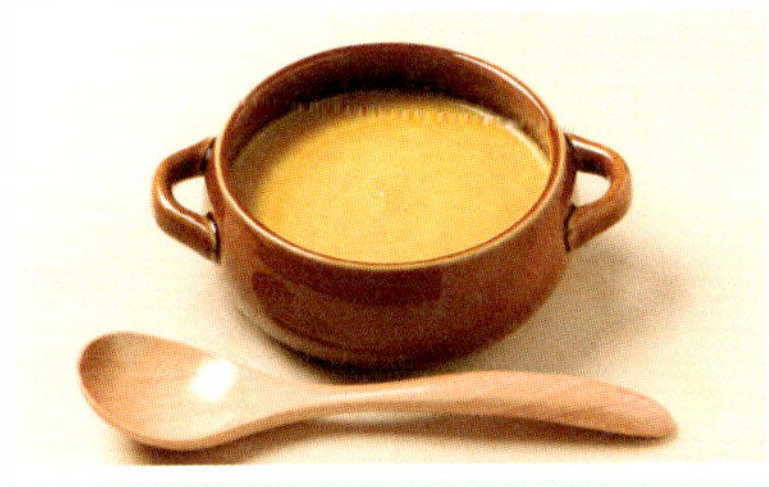

豆乳のまろやかな風味を楽しめるしょうがのスープは、気温が変わりやすい季節にぴったり。温製スープを体調維持に生かしてください。

にんじんとしょうがのポタージュ（2人分）

❶にんじん1/2本、しょうが1/2片、玉ねぎ1/4個を薄切りにする。
❷鍋にオリーブ油大さじ1/2を熱し、❶を焦げつかないように注意しながら炒める。水200㎖、固形スープの素1/4個、塩1g、こしょう少々を入れてふたをし、やわらかくなるまで煮る。
❸❷をミキサーにかけてなめらかにし、鍋へ戻す。
❹❸に豆乳70㎖を加えて、煮立つ直前に火を止めたら完成。豆乳を煮立たせると、たんぱく質が分離して口当たりが悪くなるので沸騰する前に止めて。

コラム 2

カゴメ野菜調査隊 なんでもランキング

カゴメ野菜調査隊とは？

「ニッポンの野菜不足をゼロにする」を目指して、野菜摂取の実態と野菜不足になる要因を調査分析するために結成されました。

1 子どもの好きな野菜・嫌いな野菜ランキング

2024年

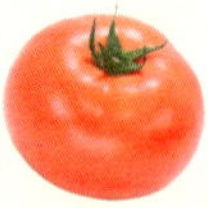

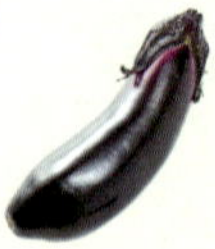

順位	好き！	嫌い！
1位	トマト	なす
2位	さつまいも	ピーマン
3位	ブロッコリー	ねぎ
4位	きゅうり	トマト
5位	じゃがいも	にら

2017年

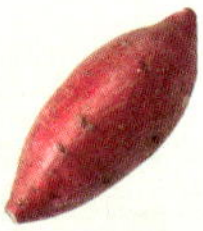

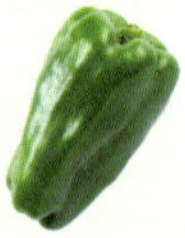

順位	好き！	嫌い！
1位	さつまいも	ピーマン
2位	きゅうり	ねぎ
3位	トマト	なす
4位	かぼちゃ	トマト
5位	ブロッコリー	にら

調査では、苦手な野菜を子どもが食べやすくするために、細かく刻んで混ぜたり、スープにしたりなど、家庭ごとにさまざまな調理法で工夫を凝らしていることもわかりました。また、クイズなどで野菜に興味を持たせている家庭もありました。

出典：第8回カゴメ野菜定点調査 2024
https://www.kagome.co.jp/statement/health/yasaiwotorou/research/teiten07/

栽培・収穫体験と「野菜好き」の関係

野菜好きの経験別割合

野菜の種植え・水やり

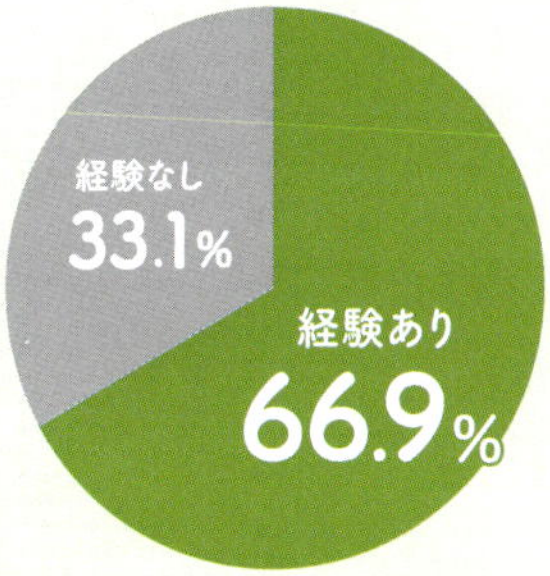

実った野菜の収穫

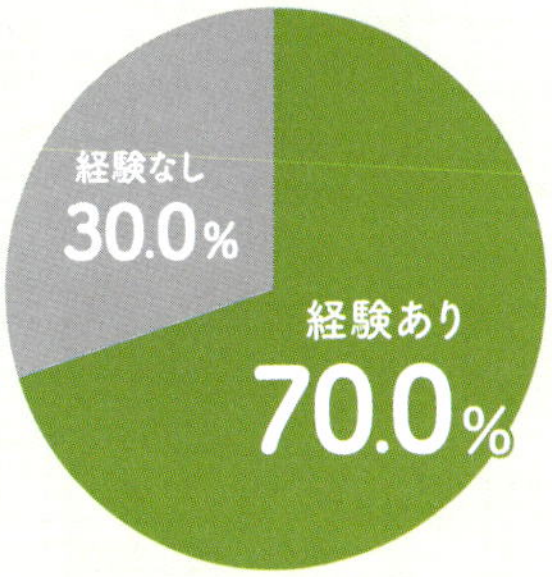

約7割の「野菜好き」の人が子どもの頃に野菜の栽培・収穫体験を通じ、接点を持っていました

野菜好きの66.9%が子どもの頃に「野菜の種植えや水やり」、70.0%が「実った野菜の収穫」を経験していると回答。また、「経験あり」の人は「経験なし」の人と比べ、野菜好きのスコアが30ポイント以上高いことがわかりました。結果として、栽培・収穫体験が、野菜を好きになる要因として大きく影響すると考えています。

2 「野菜好き」の人がこれまでに栽培・収穫したことのある野菜

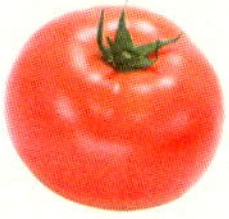

1位 トマト
2位 きゅうり
3位 なす
4位 ピーマン
5位 じゃがいも
6位 さつまいも
7位 ねぎ
8位 オクラ
9位 大根
10位 にんじん

実際に「野菜好き」が栽培から収穫までしたことがある野菜の第1位は「トマト」、第2位「きゅうり」、第3位「なす」、第4位「ピーマン」でした。これらの野菜は、生長の変化（草丈が伸びる、花が咲く、実がなる、色が変わるなど）がわかりやすく、栽培から収穫の過程の楽しさがより感じられるため、野菜好きになる効果的なきっかけになっていると考えられます。

出典：第5回カゴメ野菜定点調査2021
https://www.kagome.co.jp/statement/health/yasaiwotorou/research/teiten04/

③ 「タイパ」がよいと思う 野菜ランキング

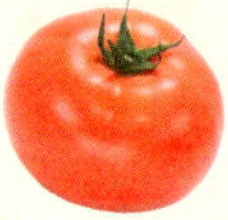

1位 トマト

2位 きゅうり

3位 レタス

4位 もやし

5位 キャベツ

「時間がかからず、調理が簡単」だと思う野菜について聞いたところ、第1位「トマト」、第2位「きゅうり」、第3位「レタス」という結果となりました。「トマト」と「きゅうり」は子どもが好きな野菜ランキングの上位にもランクインしていることから、料理を作る親にとって、とても便利で重宝な野菜といえます。

④ 「コスパ」がよいと思う 野菜ランキング

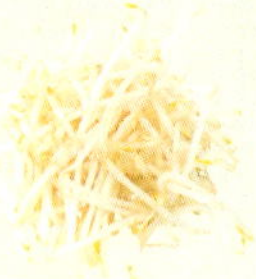

1位 もやし

2位 キャベツ

3位 玉ねぎ

4位 トマト

5位 じゃがいも

価格に対して栄養価や満足度が高いと思う野菜は1位「もやし」、2位「キャベツ」、3位「玉ねぎ」という結果となりました。野菜の価格が高くなる時期も、これらのコスパ野菜を活用して、上手に野菜を摂取したいですね。

出典：第8回カゴメ野菜定点調査2024　https://www.kagome.co.jp/statement/health/yasaiwotorou/research/teiten07/

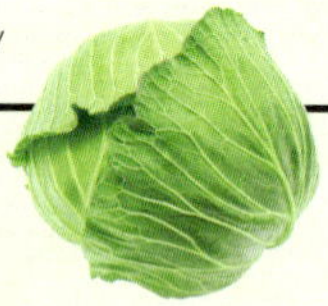

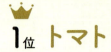

⑤ 「一度に使いきれない」「保存する際に傷ませてしまう」野菜ランキング

一度に使いきれない！

1位 キャベツ

2位 白菜

3位 大根

傷ませてしまう！

1位 もやし

2位 キャベツ

3位 レタス

どちらの項目でもキャベツが上位にランクイン。みなさんにとって、調理や保存の難しい野菜であることがわかります。葉物野菜は購入時の量の調節や長期保存することが難しいことが原因のひとつにありそうです。ぜひ本書で紹介した保存方法を活用してください。

出典：第7回カゴメ野菜定点調査2023　https://www.kagome.co.jp/statement/health/yasaiwotorou/research/teiten06/

＜調査について＞

①・③・④　調査名：野菜定点調査、調査時期：2024年8月9日～11日、調査対象：全国の男女4680人（15～69歳）、属性：男性2,340名・女性2,340名（15～19歳540名、20～29歳900名、30～39歳900名、40～49歳900名、50～59歳900名、60～69歳540名）、調査手法：インターネットリサーチ、調査委託先：QO株式会社、集計方法：エリアおよび性年代別の人口動態に応じたWB集計を実施

『栽培・収穫体験と「野菜好き」の関係』・②　調査名：野菜定点調査、調査時期：2021年10月1日～2日、調査対象：全国の男女4680人（15～69歳）、属性：男性2340名・女性2340名（15～19歳540名、20～29歳900名、30～39歳900名、40歳～49歳900名、50～59歳900名、60～69歳540名）、調査手法：インターネットリサーチ、調査委託先：株式会社H.M.マーケティングリサーチ、集計方法：エリアおよび性年代別の人口動態に応じたWB集計を実施

⑤　調査名：野菜定点調査、調査時期：2023年7月21日～24日、調査対象：全国の男女4680人（15～69歳）、属性：男性2,340名・女性2,340名（15～19歳540名、20～29歳900名、30～39歳900名、40～49歳900名、50～59歳900名、60～69歳 540名）、調査手法：インターネットリサーチ、調査委託先：株式会社H.M.マーケティングリサーチ、集計方法：エリアおよび性年代別の人口動態に応じたWB集計を実施

（書籍制作スタッフ）

監　　修　鈴木重德、河津佳子、成冨 亮、北川和正（カゴメ株式会社）

杉本優子、関根理央、井上真規子、小林宏昭、金野たかね、田代由美子、岡本彩椰
（カゴメ株式会社　野菜と生活 管理栄養士ラボ®）

企画協力　松居達也（株式会社博報堂）、株式会社インフォバーン

デザイン　マッシュルームデザイン

イラスト　森優

写　　真　深田卓馬

D T P　村岡志津加（Studio Zucca）

校　　正　みね工房

構　　成　植田裕子

編集協力　高木さおり（sand）

編　　集　仲田恵理子

ストック写真　PIXTA

（栄養成分、野菜、レシピについての出典）

文部科学省 日本食品標準成分表 2020 年版（八訂）
https://www.mext.go.jp/a_menu/syokuhinseibun/mext_01110.html
文部科学省 食品成分データベース
https://fooddb.mext.go.jp/
カゴメ株式会社　VEGEDAY
https://www.kagome.co.jp/vegeday/

監　修

カゴメ株式会社

1899年の創業以来、自然の恵みを活かしたものづくりを大切にしている業界トップの食品会社。「トマトの会社から、野菜の会社に」というビジョンのもと、おいしさや栄養を活かした野菜飲料やトマトケチャップなどのトマト加工品、野菜スープ、生鮮・冷凍野菜など、多彩な商品を製造し、健康的で豊かな食生活に貢献している。また、野菜の選び方や保存方法、栄養価に関する情報も発信し、野菜の魅力を伝えている。

KAGOME《カゴメ》の管理栄養士《かんりえいようし》さんに聞《き》く 野菜《やさい》の賢《かしこ》い食《た》べ方《かた》

2025年5月2日　初版発行

監　修／カゴメ株式会社《かぶしきがいしゃ》

発行者／山下 直久

発　行／株式会社KADOKAWA
〒102-8177
東京都千代田区富士見2-13-3
電話 0570-002-301（ナビダイヤル）

印刷所／TOPPANクロレ株式会社
製本所／TOPPANクロレ株式会社

●お問い合わせ
https://www.kadokawa.co.jp/（「お問い合わせ」へお進みください）
※内容によっては、お答えできない場合があります。
※サポートは日本国内のみとさせていただきます。
※Japanese text only

定価はカバーに表示してあります。

ISBN978-4-04-607365-5 C0077